AF500222

TRAITÉ

DES

MALADIES DE L'ESTOMAC

PARIS. — IMPRIMERIE ÉMILE MARTINET, RUE MIGNON, 2.

TRAITÉ

DES

MALADIES DE L'ESTOMAC

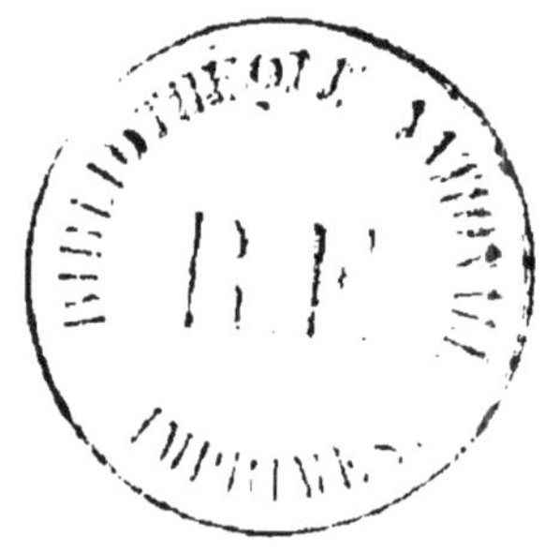

PAR

M. LEVEN

Médecin en chef de l'hôpital Rothschild, etc.

PARIS

V. ADRIEN DELAHAYE ET Cie, LIBRAIRES-ÉDITEURS

PLACE DE L'ÉCOLE-DE-MÉDECINE

1879

PRÉFACE

I

Ce livre est le fruit de plusieurs années de travail, consacrées aux expériences physiologiques, aux observations cliniques.

Aucun sujet n'était mieux fait que l'étude des organes digestifs pour provoquer de longues et patientes recherches.

Que savons-nous en effet sur les maladies du tube digestif?

Qu'est-ce que la description de la dyspepsie, de la gastralgie, de la gastrite, du catarrhe stomacal que l'on trouve dans les auteurs classiques?

Qu'est-ce que toutes ces entités morbides? Quel sens leur attribuer?

On ne s'entend même pas sur la définition à leur donner.

Ce que les uns appellent dyspepsie, d'autres le dénomment gastralgie.

La gastrite, dont quelques auteurs font l'histoire, est niée par le plus grand nombre. Il en est qui ne l'admettent que consécutive à l'ingestion d'un poison.

De clinique des maladies du tube digestif, il n'y en a point, à vrai dire.

Ces diverses espèces morbides que je viens de citer ne sont que des débris de la grande unité pathologique que le génie de Broussais avait en vain essayé de fonder, et que l'on n'a remplacée par rien de sérieux.

Si la clinique du tube digestif n'a pu être faite jusqu'ici par les médecins, c'est qu'ils ne connaissaient pas le sens, la portée des symptômes que présentent ces maladies.

La clinique ne peut seule arriver à les interpréter.

Que signifie le liquide, tantôt acide, tantôt neutre, que rejettent les dyspeptiques en quantité plus ou moins abondante?

Quelle est son origine? Vient-il des glandes muqueuses?

Est-ce un liquide muqueux, comme on le dit?

Les gaz que rend le dyspeptique flatulent, sont-ils produits par les aliments en décomposition?

On n'a jusqu'à présent aucune donnée sur ces différents points.

Je pourrais multiplier ces exemples.

Comment comprendre la maladie, si l'on n'a pas une notion claire de la nature des symptômes?

C'est à l'expérimentation physiologique à fournir l'interprétation.

Jusqu'à présent les physiologistes n'ont pas essayé d'éclairer les médecins sur ces questions fondamentales de la pathologie.

Les médecins ont cherché eux-mêmes, au moyen des données de la science expérimentale, à se rendre compte du sens des phénomènes morbides; mais ils n'arrivaient à aucun résultat.

Ce n'est pas seulement sur le terrain clinique que la physiologie leur faisait défaut.

Le rôle même de l'estomac n'a pas été exactement défini par les expérimentateurs.

II

L'estomac sert à recevoir, à emmagasiner aliments et boissons.

Les aliments lui arrivent, pour ainsi dire, à l'état brut, divisés par les dents et imprégnés de salive dont l'action physiologique est très bornée.

Le séjour des aliments dans la cavité stomacale est plus ou moins long, selon leur nature.

Liquides (œuf, lait, huile, alcool), vous ne les y trouvez plus après une heure.

Mais si vous examinez la muqueuse de l'estomac après leur passage, vous constatez que les deux premiers ont laissé la muqueuse tout à fait saine, que les deux derniers (huile, alcool) l'ont rougie, l'ont enflammée, ont rendu l'organe malade.

En tant que réservoir des aliments et boissons, il est très exposé à s'irriter, à s'enflammer au contact de certains aliments, de certaines boissons.

Ce fait a, jusqu'ici, complètement été méconnu par les physiologistes.

L'estomac n'est pas seulement un réservoir pour les aliments et boissons, ne sert pas seulement à les emmagasiner ; il a aussi pour fonction de pousser continuellement, par petites fractions, ces aliments et boissons dans l'intestin grêle.

Si les aliments sont liquides ou fractionnés (fécule), ils quittent très promptement l'estomac, sans avoir subi aucun travail de transformation, de digestion; rien, du reste, ne les y retiendrait, puisque l'organe n'est jamais fermé, ainsi que me l'ont démontré de nombreuses observations physiologiques.

Il n'en est plus ainsi quand l'aliment solide pénètre dans l'estomac par blocs volumineux (viande, œuf durci).

Il ne peut plus franchir le pylore qu'atténué dans son volume, fractionné.

La fonction de l'estomac devient plus complexe; il doit, avant de pouvoir pousser l'aliment dans l'intestin, le chymifier, pour employer l'expression des physiologistes, c'est-à-dire le fractionner.

La chymification, le fractionnement, il les produit au moyen du suc gastrique et de son muscle.

Ce rôle de chymificateur, qui était admis pas Blondlot, par Claude Bernard, paraissait trop simple aux expérimentateurs.

Ceux-ci, faisant des digestions artificielles, avec la pepsine, dans un bocal, pensèrent que l'estomac n'est qu'un bocal où se digèrent les matières azotées.

Mais ce n'est là qu'une vue de l'esprit, fondée sur un fait chimique, et non déduite de l'observation physiologique.

Il est clair que quelques parcelles de viande, ou d'albumine, ou d'un aliment azoté quelconque, que l'organe n'arrive pas à chasser dans l'intestin, peuvent y être peptonisées et même absorbées.

Mais ce n'est qu'une très minime partie du bol alimentaire azoté qui est peptonisée dans l'estomac.

La plus grande partie du bol sera arrivée dans l'intestin sans avoir subi d'autre modification que la chymification. C'est ce que prouvent les expériences sur les animaux; je l'ai maintes fois constaté.

Il est très important, au point de vue clinique, de savoir qu'il n'y a pas deux centres de digestion pour les aliments azotés, l'estomac d'abord, l'intestin ensuite.

Pour toutes les espèces d'aliments, la fonction de l'estomac est la même.

Il n'en digère, en réalité, aucun, les azotés pas plus que les fécules et les graisses.

Tout le travail digestif et le travail d'absorption sont dévolus à l'intestin.

III

La connaissance de la vraie fonction de l'estomac jette un jour tout nouveau sur la pathologie du tube digestif.

La dyspepsie n'est plus un trouble fonctionnel, une névrose de l'estomac; mais elle est caractérisée par la congestion, par l'inflammation de la muqueuse et des membranes sous-jacentes.

L'inflammation peut produire une dégénérescence des glandes de la muqueuse, la sclérose des parois des vaisseaux, l'hyperplasie du tissu cellulaire sous-muqueux.

Jamais elle ne se termine par suppuration.

Les cas de phlegmon de l'estomac, de suppuration, qui ont été décrits par les auteurs, doivent être rapportés tous à l'infection purulente, et non à une maladie stomacale.

La dyspepsie est aiguë ou chronique.

Les deux formes se distinguent par la symptomatologie.

La maladie arrivée à l'état chronique comprend la dyspepsie gastro-intestinale et la dilatation de l'estomac.

Je me suis attaché, en me fondant sur l'observation clinique, à donner une description précise des symptômes.

A la question de la dilatation de l'estomac, qui est la forme grave de la maladie, qui suffirait seule pour réfuter la doctrine de la lésion fonctionnelle, et n'a jamais été décrite, j'ai consacré de longs développements.

Cliniquement, elle confine au cancer stomacal, et le diagnostic ne peut se faire qu'à la condition de bien connaître la dilatation.

Les médecins, imbus de la doctrine de Cullen, n'ont cherché le traitement de la dyspepsie que dans les médicaments et ne se sont pas préoccupés du régime alimentaire, alors que la thérapeutique doit avoir en vue surtout le régime, l'hygiène de l'estomac, autant pour guérir la maladie que pour la prévenir; le médicament n'a qu'un rôle secondaire.

Depuis Broussais, l'unité morbide, la gastrite, a été

scindée en espèces multiples, gastralgie, ulcère, cancer de l'estomac.

En considérant la dyspepsie comme une congestion, une inflammation de la muqueuse et des membranes sous-jacentes, il ne faut pas en disjoindre la gastralgie, qui se confond avec elle, qui n'est qu'une dyspepsie avec crises de douleurs.

L'ulcère, que Cruveilhier et Rokitansky ont admirablement décrit, n'est qu'un accident, une complication de dyspepsie chronique.

Toutes les fois que la muqueuse est congestionnée depuis un assez long temps, sa nutrition imparfaite entraîne l'ulcération à des degrés divers, et de préférence sur la face postérieure de l'estomac.

Le cancer lui-même peut succéder à une dyspepsie chronique; je l'ai observé assez souvent.

Le cancer héréditaire, non précédé de dyspepsie, qui s'établit d'emblée et jette le trouble dans la fonction digestive, dans tout l'organisme, doit être séparé du cancer consécutif à la dyspepsie.

En résumé, faisant abstraction du cancer né sous l'influence de l'hérédité, on peut dire que toutes les maladies de l'estomac se réduisent à une seule espèce morbide : la dyspepsie, dont ce livre donne l'étiologie, l'anatomie pathologique, la symptomatologie, le diagnostic et le traitement.

TRAITÉ PRATIQUE

DES

MALADIES DE L'ESTOMAC

CHAPITRE PREMIER.

PHYSIOLOGIE

L'estomac est, dans toute la série animale, la partie la plus volumineuse du canal alimentaire.

Dans beaucoup d'espèces, alors que la ligne de démarcation entre l'estomac et le reste du tube digestif n'est pas bien marquée, un renflement du tube digestif indique sa présence.

Formant la partie la plus dilatée du tube digestif, il sert à emmagasiner les aliments. S'il ne comptait que comme réservoir pour les aliments, il aurait dans toutes ses parties une organisation uniforme.

Mais à droite et à gauche de l'insertion de l'œsophage, ses membranes n'ont pas la même disposition, la même structure; l'organisation de la membrane musculeuse et de la membrane muqueuse n'est pas la même dans la partie droite et gauche de l'estomac.

Si la portion gauche sert principalement comme réservoir pour les aliments, la partie droite a une fonction différente ; elle est faite pour la chymification de l'aliment.

L'estomac est composé par trois tuniques ; une première tunique séreuse qui sert à relier l'organe à la cavité où il est situé, à faciliter les mouvements de la membrane musculeuse : elle est un auxiliaire pour celle-ci ; une deuxième dite membrane musculeuse, et une troisième ou membrane interne, membrane muqueuse.

Ce sont les deux dernières qui jouent un rôle important dans la fonction stomacale. L'une et l'autre concourent à la chymification de l'aliment.

Jusqu'à présent, le mode expérimental suivi pour observer les contractions de la tunique musculeuse ne me paraît pas avoir été convenable pour les étudier sous leur vrai jour, et pour accorder à la fonction de la membrane musculeuse sa valeur réelle.

Jusqu'à présent le rôle de la muqueuse me parait avoir été exagéré, et celui de la musculeuse laissé quelque peu dans l'ombre.

Je commencerai donc par l'étude physiologique de la membrane musculeuse et des mouvements de l'estomac.

CHAPITRE II

MEMBRANE MUSCULEUSE ET MOUVEMENTS DE L'ESTOMAC

Les opinions des divers expérimentateurs sur la fonction de la musculeuse sont des plus disparates.

Les uns, Borelli, Hecquet, pensant que la digestion ne consiste qu'en une trituration de l'aliment, lui attribuent le souverain rôle.

D'autres, Benjamin Schwartz, Haller, Spallanzani, n'avaient jamais été assez heureux pour observer des contractions spontanées de l'organe.

Toujours ils furent obligés de stimuler la surface de l'estomac par des moyens mécaniques et chimiques, et alors ils arrivèrent à observer de très-faibles contractions, souvent même ils n'en purent voir aucune.

Dans cinq expériences que Spallanzani avait faites sur des chiens, deux fois il n'observa pas le moindre mouvement.

Muller ne fut pas plus heureux que Spallanzani; il était bien convaincu que les parois du viscère ne formaient pas une enveloppe flasque, et qu'elles étaient susceptibles de se contracter, mais il n'a rien observé lui-même, et il est obligé d'emprunter la description des mouvements à Magendie.

Il n'a vu que les contractions péristaltiques de l'intestin, quand il ouvrait le ventre des animaux, et elles contrastent, disait-il, avec l'immobilité de l'estomac.

M. Beaumont a pu, à travers la fistule stomacale, suivre les mouvements de l'estomac, et les admettait sans aucune hésitation.

La diversité des opinions prouve que le sujet n'était pas très-clair, et que les mouvements n'étaient pas parfaitement démontrés.

Un physiologiste crut utile, pour ne laisser aucun doute sur leur existence, d'en donner une démonstration expérimentale.

Reclam donna du lait à des chiens à jeun ; la caséine se coagulait au contact de l'acide, et le coagulum était couvert de sillons qui démontraient la propriété contractile des fibres musculaires.

Pourquoi tant d'incertitude et de contradictions sur un sujet si simple qui n'exige que de l'observation?

Pourquoi les uns n'ont-ils vu aucune contraction? et les autres n'ont-ils vu que des contractions très-faibles?

C'est que tous, pour constater ces mouvements, ouvraient le ventre de l'animal éthérisé ou non éthérisé.

L'opération détermine immédiatement des mouvements de déglutition violents qui font pénétrer une grande quantité d'air dans l'estomac, et produisent des nausées. Celui-ci se dilate, ses fibres musculaires se distendent, et les contractions sont immédiatement ralenties ou suspendues.

Il en résulte qu'ils ne pouvaient plus observer le phénomène de la contraction ou au moins très-amoindri.

Lorsqu'elles ne sont pas suspendues, elles sont toujours, par le fait même de l'expérience, tout à fait dénaturées.

Il ne faudra donc pas s'étonner si chaque auteur donne une description différente; si sous l'œil de chaque observateur le phénomène prend un autre aspect, si chacun le voit à sa façon.

Les nausées que produit l'ouverture du ventre éveillent des contractions antipéristaltiques dues à l'expérience seule, et qui n'existent pas lorsque le mode expérimental ne dénature pas le phénomène.

Aussi on trouvera décrites, depuis Wepfer, deux espèces de contractions, les unes péristaltiques, servant à pousser le bol alimentaire de gauche à droite, les autres antipéristaltiques, en sens inverse, et servant ensemble à faire faire à l'aliment dans l'estomac un véritable mouvement de circumduction.

Muller avait déjà bien reconnu que la contraction antipéristaltique ne s'observe pas quand l'animal n'est pas malade, quand il n'a pas des nausées et des vomissements, et qu'elle n'est qu'un fait pathologique.

Benjamin Schwartz n'avait vu qu'une partie des mouvements qui s'exécutent dans le viscère, ceux qui commencent au pylore, et s'arrètent à la partie moyenne de l'estomac, pour recommencer à cette partie et s'étendre jusqu'au pylore.

Magendie aussi a observé la contraction antipéristaltique qui commence au duodénum, s'étend sur l'estomac, et est suivie par la péristaltique, qui chasse le bol vers le pylore.

Les physiologistes admettant que les aliments azotés sont peptonisés dans l'estomac, ne voyaient dans cet organe qu'un vase fermé où l'aliment est promené par les deux espèces de contractions péristaltiques et antipéristaltiques.

L'expérience servait à corroborer leur idée préconçue. La façon dont elle était faite produisait la contraction antipéristaltique. Pour quelques-uns, c'est la péristaltique qu'on observe la première, et l'antipéristaltique la suit.

C'est là l'opinion de Beaumont.

Celui-ci a cherché à les étudier à travers la fistule stomacale, et il a cru observer que l'aliment suit un trajet circulaire dans l'estomac.

Il ne se fait pas le moindre accord entre eux ; chacun les décrit à sa façon. C'est que l'expérience altérait les mouvements de l'estomac, et chacun n'a décrit que ce qu'il a vu.

Schiff aussi, un des plus ardents défenseurs de la peptonisation stomacale, a étudié le sujet sur un grand nombre d'animaux, et lui a consacré, dans son traité sur la digestion, un intéressant chapitre.

Lui aussi a remarqué que l'onde antipéristaltique précède la péristaltique, et qu'elle part, comme le disait Magendie, du duodénum. Il a étudié les mouvements chez le chien, soit en ouvrant le ventre, soit au travers d'une fistule.

Dans l'un et l'autre cas, les résultats étaient différents. Il introduisait à travers la fistule une tige rigide qui était toujours repoussée à des intervalles réguliers et à toute heure de la digestion.

Il en conclut que les mouvements ne sont pas continus, mais interrompus par un repos toujours de même durée.

Lorsqu'il ouvrait le ventre des animaux, il constata bien souvent l'absence de tout mouvement de l'estomac.

Après avoir répété un grand nombre d'expériences, il finit par admettre que la contraction de l'estomac est toujours suivie de son relâchement, que ce relâchement s'étend à tout l'organe, sauf au pylore, qui seul reste contracté.

La contraction constante de l'anneau pylorique pendant tout le temps de la digestion a été admise sans preuves par tous les physiologistes. Cette occlusion est nécessaire pour leur théorie. Si en réalité la transformation des aliments azotés s'accomplit tout entière dans l'estomac, il faut que celui-ci reste fermé.

Magendie a cherché à démontrer par une expérience directe que le pylore est réellement fermé lorsque l'estomac est rempli d'aliments.

Malheureusement son expérience n'a rien de démonstratif.

Schiff a bien distingué les contractions indépendantes de la moitié gauche et de la moitié droite de l'estomac. Il les a opposées l'une à l'autre, et il pensait que la contraction de la portion cardiaque est toujours la plus énergique, et qu'elle suffit à pousser le bol du côté du pylore, si une contraction antipéristaltique de la moitié droite coïncide avec une contraction péristaltique de la moitié gauche.

Il croyait que la seule configuration conique de l'organe et la direction des fibres musculaires qui entourent le grand cul-de-sac suffit pour démontrer la prépondérance de la moitié gauche sur la moitié droite.

Or, lorsqu'on suit les mouvements de l'estomac, on se convainc bien facilement que les contractions de la portion gauche sont très-faibles par rapport à celles du côté droit.

La rareté de ses fibres musculaires, leur insertion oblique, comparée à la multiplicité des fibres de la partie droite, et à leur insertion perpendiculaire, démontrent que le côté droit est bien plus puissant que le gauche, et que s'il devait s'établir un antagonisme entre les deux, ce serait toujours vers la gauche et non vers le pylore que le bol alimentaire serait poussé.

Toutes ces contradictions entre les auteurs, cette description de mouvements que l'on ne constate pas lorsque l'on expérimente dans de bonnes conditions, n'ont pu servir jusqu'à présent à nous apprendre quel est le rôle réel de la membrane musculeuse.

Pour se mettre à l'abri des erreurs, il faut curariser les animaux et faire les observations en entretenant la respiration artificielle.

Le curare n'a aucune action sur les fibres musculaires de l'estomac, ne trouble pas leurs contractions, et nous permet de les observer après avoir ouvert le ventre..

L'animal curarisé ne fait plus de mouvements de déglutition; il ne pénètre pas d'air dans l'estomac; il n'a point de nausées, et l'on peut suivre, pendant un temps assez long, les mouvements naturels.

C'est à la 3e ou 4e heure d'une digestion que les contractions sont le plus accentuées ; c'est alors qu'il faut expérimenter.

J'ai été aidé dans mes expériences par mon savant ami le Docteur Bochefontaine, directeur adjoint du laboratoire de pathologie expérimentale.

Voici les résultats que nous avons obtenus :

L'estomac se contracte même quand il est vide d'aliments.

S'il contient un aliment liquide, les contractions sont faibles.

Elles ne deviennent énergiques qu'à la 3e ou 4e heure d'un repas fait avec des aliments solides, la viande par exemple.

Elles ne sont pas de même nature dans tout l'organe ; elles ne sont pas uniformes à droite et à gauche de l'insertion œsophagienne.

La structure de la membrane musculeuse diffère dans ces deux parties de l'estomac ; on comprend donc que le rôle physiologique diffère également.

On ne doit pas considerer l'estomac comme une simple dilatation du tube digestif ; ce point de vue a été imaginé par ceux qui n'attribuent aux fibres musculaires qu'une seule fonction ; celle de mouvoir le bol alimentaire de telle manière qu'il puisse s'imprégner de suc gastrique.

A gauche de l'œsophage, l'estomac présente une grande cavité ; c'est la portion dite cardiaque qui sert à emmagasiner les aliments.

A droite de l'œsophage il commence à se rétrécir, et ce rétrécissement va en augmentant jusqu'à la partie dite le coude, et là commence la région pylorique, longue de plusieurs centimètres ; c'est la région la plus rétrécie.

A ces modifications dans la conformation correspondent des modifications de structure, des fonctions physiologiques différentes.

En effet, à gauche, la portion cardiaque n'est munie que de fibres disséminées, fibres en anse, appliquées obliquement sur la face antérieure et postérieure de l'estomac, et de fibres longitudinales développées surtout au niveau de la grande et petite courbure.

A droite de l'œsophage, le muscle devient épais; les fibres sont condensées; elles ne sont plus insérées obliquement, mais perpendiculairement sur la face antérieure et postérieure de l'organe, et elles se continuent jusqu'au pylore en devenant de plus en plus épaisses.

Les fibres longitudinales qui vont de la partie cardiaque jusqu'au pylore, poursuivent leur trajet sur l'intestin, de manière à associer estomac et intestin. La continuité de ce dernier ordre de fibres nous explique comment, chez certains dyspeptiques, toute impression sur l'estomac peut retentir sur l'intestin; comment l'introduction de la plus petite quantité d'aliment solide ou liquide suffit pour déterminer immédiatement un besoin de défécation.

Ces fibres paraissent destinées à maintenir les courbures de l'organe et servent de point d'appui aux fibres en anse et aux fibres circulaires; nous n'aurons pas à en reparler.

Les plus importantes des fibres, au point de vue de la fonction de la membrane musculeuse, ce sont les deux espèces dont nous avons déjà parlé, les fibres en anse et les circulaires.

Si on observe les mouvements à la 3e ou 4e heure d'un repas composé de viande, on sera frappé du contraste que présentent le côté gauche et le côté droit de l'estomac.

A gauche, dans la partie où se trouvent les fibres en anse, des contractions très-faibles; c'est un véritable froncement de la surface, pour employer l'expression de Schiff; il se produit des rides que l'on n'aperçoit que si l'on regarde avec attention, et qui se transmettent régulièrement de gauche à droite, et jamais en sens opposé; ce qui revient à dire que normalement on ne voit que des contractions péristaltiques et qu'il ne s'en fait pas d'antipéristaltiques.

Si l'on se reporte aux notions que fournit la mécanique, on comprendra que les fibres en anse, placées obliquement et disséminées, ne peuvent avoir qu'un pouvoir contractile très-faible.

Elles ont surtout pour but de diminuer le diamètre de la portion cardiaque, mais ne peuvent comprimer le contenu de l'organe; elles chassent une petite portion du bol alimentaire vers le centre de l'estomac.

J'ai dit que la partie cardiaque était surtout le magasin où se groupe le bol. C'est à ce rôle de réservoir des aliments qu'est consacrée la gauche de l'organe. Là, en effet, la muqueuse est ordinairement pâle au moment de la congestion qui se produit durant la digestion. Elle présente peu de vaisseaux, peu de glandes peptiques, par rapport à la portion droite.

Dans cette dernière, les vaisseaux atteignent leur plus grand développement; les glandes à pepsine sont massées; c'est là que la muqueuse est rosée à la 3e heure de la digestion; c'est là aussi que le suc gastrique se sécrète en abondance.

Cette région où tous les éléments anatomiques apparaissent en vue de la fonction est celle où le muscle s'épaissit; la fibre musculaire s'insère perpendiculairement, son travail utile, pour me servir encore d'une expression empruntée à la mécanique, porte tout entier sur le contenu.

Il est très-fort, très-puissant; l'aliment est comprimé.

L'estomac, à ce niveau, quand cette région se contracte, semble divisé en deux parties distinctes, en deux estomacs.

Ces mouvements de contraction ne se font pas sur une grande étendue, mais en général sur un parcours d'un centimètre, et alors les régions droite et gauche sont dilatées.

C'est toujours de gauche à droite et dans le même sens que se suivent les contractions, c'est-à-dire toujours péristaltiques. Jamais elles ne sont antipéristaltiques.

Cette région droite est, au point de vue des mouvements, tout à fait indépendante de la grosse tubérosité de la région gauche, et leurs contractions se font dans le même sens, de gauche à droite.

Dans la partie droite, le diamètre se rétrécit sans cesse; on comprendra que le bol s'amoindrit continuellement et subit une pression qui va toujours en augmentant.

La région droite est suivie d'une troisième que nous appellerons la région pylorique.

Celle-ci n'est plus située dans le même axe que les deux autres; elle a environ un centimètre et demi de diamètre; une très-petite fraction du bol peut y pénétrer quand elle y est poussée par les mouvements de la région précédente, quand celle-ci en a suffisamment réduit le volume.

Dans cette région, qui commence à ce qu'on appelle le coude et se termine au pylore, la masse musculaire s'épaissit encore ; la fraction de bol est pousséo jusqu'au pylore, qu'elle dépassera si elle est assez réduite; si, au contraire, son volume est trop grand pour sortir à travers le pylore, aux contractions péristaltiques qui ont chassé l'aliment depuis le coude vers le pylore, succéderont des contractions antipéristaltiques qui ramèneront la substance vers le coude, et là de nouvelles contractions la repousseront de nouveau jusqu'au pylore.

Ainsi l'aliment subira dans sa dernière étape une série de mouvements durant lesquels son volume s'atténue et il finira par être poussé dans l'intestin.

Ce n'est qu'à cette dernière région que l'on observe nettement les mouvements antipéristaltiques ; son rôle est tout à fait distinct de celui des deux autres régions de l'estomac, et son fonctionnement en est indépendant. C'est elle qui fait subir à la matière alimentaire le travail ultime de compression, et elle n'en reçoit qu'une très-petite quantité à la fois.

Avant d'arriver à la région pylorique, et environ à deux centimètres de distance, la muqueuse est de nouveau pâle, les glandes peptiques ont diminué et sont remplacées par des glandes muqueuses; le champ vasculaire s'est raréfié, et même, quand l'estomac est en travail de digestion, est congestionné, la partie qui se rapproche du coude et la portion pylorique conservent un teint pâle dû à cette diminution de vaisseaux.

Schiff, qui a attribué à l'organe le rôle de peptonisateur, devait trouver pour ses peptones une surface absorbante. La portion centrale est celle où les peptones se font, et celle qui est rapprochée du coude ainsi que la région pylorique seraient chargées, selon lui, de les absorber.

Ce qui contredit cette opinion, c'est précisément la rareté des vaisseaux qui existent dans ces parties.

La région pylorique est celle où la matière alimentaire est poussée depuis le coude jusqu'au pylore et ramenée du pylore vers le coude ; dans cette série de voyages, le volume de la substance diminue progressivement, et dès qu'il est suffisamment petit, il franchira le pylore.

Car celui-ci est associé aux mouvements de toute cette région qui se contracte et se dilate environ 7 à 8 fois par minute ; il s'ouvre et se ferme le même nombre de fois, il ne reste pas fermé durant le temps de la digestion ainsi que le pensaient Tiedmann, Eberlé, Magendie, Schiff, et comme cela est encore admis par la plupart des physiologistes modernes.

Magendie avait fait une expérience par laquelle il voulait démontrer l'occlusion du pylore.

Cette expérience est la suivante :

Il poussait, au moyen d'une seringue, de l'air par l'œsophage dans la direction de l'estomac. Celui-ci se distendait indéfiniment.

Pour arriver à chasser l'air au delà du pylore, il était obligé d'exercer sur la seringue une pression très-forte.

L'illustre physiologiste en concluait que le pylore était clos.

Si l'air s'accumule dans l'estomac, ce n'est pas qu'il soit fermé à l'état normal.

Mais voici ce qui se passe :

L'organe ne renferme en général que très-peu de gaz, deux ou trois centimètres cubes environ.

L'accumulation du gaz par la seringue dilate l'organe, distend ses fibres musculaires, les paralyse; la cavité se sature et est incapable de se contracter pour le pousser dans l'intestin.

C'est alors qu'exerçant une pression plus forte, l'expérimentateur pourra chasser le gaz au delà du pylore.

Où est, dans cette expérience, la preuve de l'occlusion pylorique? et cependant on ne lui avait pas fait d'objection.

La peptonisation dans l'estomac avait besoin d'un bocal clos où l'aliment azoté se transforme à la température de 37 degrés.

Le bocal clos disparaît devant un examen précis : veut-on une preuve directe contre l'occlusion de l'orifice pylorique?

Je l'emprunterai à l'expérience.

Donnez du lait, un œuf, de la viande à un chien, et ouvrez une fistule duodénale, vous verrez, quelques minutes après le repas, les deux premières substances sourdre à travers la fistule d'une manière intermittente, chassées par les contractions de la région pylorique et la 3e, la viande, sortira à la troisième heure du repas, réduite en fibrilles.

Le lait et l'œuf ne sont que transformés, l'estomac ne se conduit vis-à-vis d'eux que comme organe d'expulsion.

La viande ne sort que quand elle a été suffisamment

amoindrie, mais il est facile de reconnaître ses fibrilles au commencement de l'intestin.

La description que je viens de donner de la fonction des diverses parties de l'estomac met en relief l'importance de la membrane musculaire dont le rôle n'a pas jusqu'à présent été exactement défini.

L'organe ne peut plus être considéré comme une simple dilatation du tube digestif. Il est complexe; à gauche, il est un réservoir pour les aliments ; à droite, il doit être subdivisé en deux parties, pourvues l'une et l'autre de puissantes fibres musculaires, la première de ces deux parties est celle où le suc gastrique se sécrète.

La fibre musculaire sert avec le suc gastrique à réduire la viande, à désagréger ses fibres; la deuxième, la région pylorique, est destinée à triturer l'aliment et à l'expulser définitivement hors de l'estomac.

La viande n'a pas le temps de se peptoniser dans l'estomac.

Est-ce à dire que l'action du suc gastrique est épuisée dans l'organe, et qu'elle ne se continue pas dans l'intestin ?

On a voulu faire deux milieux différents de l'estomac et de l'intestin; opposer un milieu alcalin à un milieu acide.

L'expérimentation m'a démontré que c'est là une erreur , que l'intestin grêle ne présente pas une réaction alcaline, que les deux ne forment qu'un seul milieu destiné l'un et l'autre à la digestion des aliments.

L'un aide la digestion en réduisant le volume de l'aliment, en en peptonisant une très-faible quantité, et l'autre achève la digestion de toutes les substances.

Du reste, les essais de digestions artificielles qu'on a multipliées, auraient dû mettre les physiologistes en garde contre leur théorie qui leur a fait voir dans l'estomac un organe chargé en général de la peptonisation des matières azotées.

Pour arriver à peptoniser quelques grammes seulement dans un bocal où l'on a mis de l'eau et du suc gastrique, il faut un certain nombre d'heures, trois ou quatre fois supérieur au temps du séjour de l'aliment dans l'estomac, et la quantité d'aliments azotés que nous prenons à un repas dépasse en général de beaucoup celui que l'on emploie pour une digestion artificielle.

Il ne faudrait pas en déduire qu'il ne se fait aucune peptone dans l'estomac même ; il est certain que les parcelles qui restent dans la portion gauche et qu'il n'arrive pas à pousser dans l'intestin y sont peptonisées et même absorbées.

Mais c'est là un point très-secondaire dans la fonction.

Il était important pour la clinique d'insister sur ces faits.

Si la peptonisation ne doit pas s'effectuer dans l'estomac, il n'est pas nécessaire de chercher à fournir du suc gastrique pour assurer la digestion ; il ne fera jamais défaut ; les préoccupations du praticien ne doivent pas se porter de ce côté. Il ne faudra pas y chercher les causes de la dyspepsie.

J'ai longuement insisté sur le rôle de la membrane musculaire ; car mes expériences m'ont montré qu'on ne lui a pas accordé jusqu'à présent sa véritable valeur physiologique et qu'on n'a pas reconnu exactement son importance dans la fonction de l'estomac.

Jusqu'à présent, on ne s'est occupé réellement que du suc gastrique ; c'est lui qui jouait le rôle prépondérant.

L'observation m'a prouvé qu'il ne faut pas voir dans le suc gastrique le liquide devant servir à peptoniser l'aliment dans l'estomac, mais un liquide destiné à dissocier les fibres de l'aliment azoté.

Le suc gastrique n'est qu'un auxiliaire du muscle. L'un et l'autre concourent à réduire le volume de l'aliment de manière à lui permettre de franchir le pylore et à sortir de l'estomac.

La structure même du viscère, la distribution des fibres musculaires dans la partie droite et dans la partie gauche, la situation des glandes peptiques, la vascularisation de la muqueuse dans la partie centrale de l'organe, tout démontre la simplicité de la fonction dont on a exagéré la portée. Ajoutez à cela que l'observation directe démontre nettement que le rôle de la peptonisation ne doit pas être dévolu à l'estomac, et je le démontrerai par de nombreuses expériences.

CHAPITRE III

MEMBRANE MUQUEUSE ET GLANDES GASTRIQUES

Dans la membrane muqueuse, ce qui intéresse le physiologiste, ce sont les deux éléments anatomiques, les glandes gastriques et les vaisseaux.

C'est la sécrétion de ces glandes qui a eu le privilége d'occuper toute l'attention jusqu'ici.

C'est elle qui, au dire des expérimentateurs, constitue toute la fonction de l'estomac.

Les divers états pathologiques de l'estomac ne seraient dus qu'à une insuffisance ou à la mauvaise qualité de la sécrétion.

Ils ne tenaient aucun compte des vaisseaux qui jouent un rôle si important dans la dyspepsie, de la muqueuse elle-même en tant que membrane, et des modifications qu'elle subit par les matières alimentaires de toute espèce qui entrent journellement en contact avec elle.

Il est clair qu'en ne voyant dans la muqueuse que la glande, on devait arriver à des résultats erronés.

En rétrécissant le champ des investigations, on ne pouvait arriver à voir clair dans une question aussi obscure que la dyspepsie.

Mal secondés par la physiologie, les cliniciens ne pouvaient se débarrasser des idées qui avaient cours en pathologie.

Je commencerai l'étude de la muqueuse en m'occupant d'abord du suc gastrique, et il convient de débuter par l'historique du sujet.

Ce ne sera pas inutile, pour montrer que les expérimentateurs n'ont pas été unanimes pour accorder au liquide peptique l'importance que la majorité des auteurs lui attribuent, et que ceux-ci se sont laissé guider plutôt par le raisonnement que par l'observation directe.

Historique. — Les premières recherches sur le suc gastrique sont dues à Réaumur; mais ce grand naturaliste n'a pas réalisé des expériences démonstratives.

C'est à Spallanzani qu'il était réservé d'établir d'une façon positive qu'il pouvait dissoudre les matières albuminoïdes.

Seulement il ne connaissait aucun procédé opératoire capable de lui en fournir une quantité suffisante pour analyser en détail ses propriétés physio logique.

Les preuves à l'appui du fait qu'avait énoncé Spallanzani faisaient défaut; il n'a pu convaincre tout le monde à cette époque.

Plus tard, Chaussier professait à l'école de Paris que le suc gastrique varie de composition selon l'individu, qu'il se modifie dans sa composition pour s'adapter aux aliments, et qu'il n'a rien de fixe. Que restait-il, après de pareilles assertions, de la découverte de Réaumur et de Spallanzani?

Rien. Et on ne croyait plus à l'action de la pepsine. En 1812, Montègre, qui était dyspeptique et vomissait chaque matin une certaine quantité de liquide neutre ou acide, voulut avec ce liquide réaliser les expériences de Spallanzani. Il n'arrivait à faire aucune digestion, et il conclut que le suc gastrique n'est que de la salive entraînée dans l'estomac et qu'il n'existe pas.

Montègre ignorait que le dyspeptique qui vomit du liquide ne vomit pas du suc gastrique ; que le suc gastrique provient des glandes, et le liquide des vaisseaux de la muqueuse ; que les deux ont une origine différente ; que l'un se produit à l'état normal et l'autre dans les cas de maladie seulement.

Ses déductions n'on aucune valeur, fondées sur des notions fausses ; mais elles n'en eurent pas moins leur effet. Dans l'histoire de la science on trouvera souvent que l'erreur exerce une influence prépondérante, et que de simples négations sans aucune valeur tiennent en échec les vérités les mieux établies.

C'est ce qui est arrivé pour Spallanzani.

Montègre a contribué à arrêter le mouvement scientifique, ses recherches eurent assez de portée pour qu'on ne fît pas un pas en avant jusqu'en 1825.

C'est alors que Leuret et Lassaigne, Tiedmann et Gmelin démontrèrent que les travaux de Spallanzani étaient à tort discutés, qu'ils étaient conformes à la vérité physiologique.

Tiedmann et Gmelin firent de nombreuses expériences sur les animaux et décrivirent les caractères chimiques qu'imprime à toute substance azotée le liquide peptique.

Une fois digérée, la substance ne peut plus se précipiter à la température de l'ébullition de l'eau par les acides minéraux (l'acide nitrique ou sulfurique), mais il faut traiter le liquide où est dissoute la matière albuminoïde par les sels de mercure, de plomb, par le tannin pour le précipiter.

Ils démontrèrent que la digestion n'est pas une dissolution simple de la substance comme celle du sucre dans l'eau. Quelques physiologistes à cette époque ne comprenaient pas encore la transformation par le suc gastrique que celui-ci imprime à la matière. La substance change de nature; elle est modifiée dans sa composition chimique, puisqu'elle échappe aux réactifs qui permettaient de la déceler avant la digestion.

Les propriétés du liquide digestif ne faisaient plus doute pour personne; elles étaient nettement établies par les expériences de Tiedmann et Gmelin.

Ceux-ci avaient exactement déterminé les caractères chimiques d'une albuminose, d'une peptone.

On sait que le suc gastrique se compose d'un principe organique que l'on appelle pepsine, et cette pepsine ne peut avoir un effet actif que dans un milieu acide. Toutes les fois qu'on ajoute à une solution peptique une substance alcaline qui rend la solution alcaline, la substance azotée ne se transforme pas, ne se digère pas, mais se putréfie.

A la pepsine est toujours associé un acide; la muqueuse de l'estomac présente une réaction acide, et cette réaction persiste après la mort.

Cet acide est-il combiné avec la pepsine, comme l'ont dit certains physiologistes, ou cet acide en est-il indépendant? Se produit-il avec la pepsine dans les glandes? Cela n'est pas probable.

Ce point physiologique n'a pas besoin d'être ici discuté. Toujours est-il que là où la pepsine se produit, paraît un acide qui est de l'acide lactique selon les uns, de l'acide chlorhydrique selon d'autres expérimentateurs.

C'est cet acide qui, d'après Tiedmann et Gmelin, serait doué de l'action digestive. En 1842, Bouchardat et Sandras partageaient encore cette opinion qui est complétement abandonnée aujourd'hui.

En effet, si on fait agir un acide sur l'albumine durant 4 ou 5 heures, on observe que cette albumine n'est plus précipitable à 100 degrés ; mais elle est précipitée tout entière par un acide fort, tandis que si elle a subi le contact du suc gastrique, elle n'est plus précipitable par un acide fort, il faut employer un sel de mercure ou du tannin pour précipiter l'albumine.

C'est ainsi que chimiquement, le suc gastrique se distingue de l'acide.

Physiologiquement, Cl. Bernard a montré qu'une albumine traitée par l'acide injectée dans le système veineux d'un animal, se retrouve après quelques heures dans les urines, tandis que l'albumine qui a été en contact avec la pepsine injectée dans les veines, reste dans l'organisme et ne s'échappe plus par les reins.

Il en a déduit que l'albumine qui n'a subi que l'effet de l'acide n'est pas assimilable par l'organisme, mais que celle qui a été traitée par le suc gastrique est apte à s'assimiler et à faire partie intégrante des tissus.

Les caractères de la substance azotée modifiée par le suc gastrique sont désormais bien précisés.

Soit que l'on ait fait agir sur elle le suc gastrique ou le suc pancréatique, ainsi que l'a démontré Corvisart par de nombreuses expériences, les résultats sont les mêmes.

La matière albuminoïde s'est convertie en une autre que l'on retrouve avec des réactifs particuliers.

A cette substance nouvelle on a donné une désignation différente et on l'a dénommée albuminose ou peptone.

CHAPITRE IV

DE LA DIGESTION STOMACALE

Si le suc gastrique peut transformer la matière albuminoïde en peptone, doit-on en déduire que cette transformation s'opère dans l'estomac même?

L'aliment sort-il de l'estomac à l'état pulpeux, à l'état de chyme, ou devient-il peptone dans l'organe même pour y être absorbé?

La solution de cette question est nécessaire pour le clinicien.

Si l'aliment n'est dans l'estomac que réduit à l'état de pulpe, à quoi sert de donner, comme le conseille Corvisart, de la pepsine au dyspeptique.

Au contraire, si les peptones s'y forment, sa thérapeutique a sa raison d'être.

Le médecin est réduit à traiter empiriquement le malade, s'il n'a pas des données précises sur la fonction stomacale.

Actuellement il sera dans le plus grand embarras pour arriver à se former une opinion quelconque.

Les plus grandes contradictions existent entre les auteurs.

Pour Mialhe, Lehmann, Bidder et Schmidt, Meisner,

Corvisart, Schiff, la peptonisation est complète dans l'estomac; quelques substances albuminoïdes seulement achèvent leur transformation dans l'intestin.

« L'étude de la digestion stomacale, dit Schiff, est » avant tout une étude chimique.

» Pour devenir nutriment, l'aliment subit une série » de métamorphoses qui dépendent d'un agent spécial, » le suc gastrique. »

La pensée de Schiff est catégoriquement formulée. De ce que le suc gastrique est apte à faire des peptones, il conclut qu'elles se forment et s'absorbent dans l'estomac; mais la démonstration de cette opinion n'est étayée sur aucune expérience.

Cette théorie fut précédée d'une autre, absolument différente. L'aliment n'est pas peptonisé dans l'estomac; il n'est que chymifié, réduit en pulpe, puis expulsé dans l'intestin à l'état de pulpe.

Elle a été soutenue par Blondlot et Claude Bernard.

Dans son traité sur la physiologie de la digestion, l'illustre professeur du collége de France dit « que le suc » gastrique dissout la matière unissante dans la chair » musculaire, désagrége les tissus après avoir dissous la » partie formée par un tissu susceptible de donner de la » colle. L'ébullition prolongée produit le même effet.

» Si on fait bouillir de la viande, le tissu cellulaire » seul est dissous, et il se prend en gelée par le refroidis» sement; on retrouve les fibres musculaires qui ont été » simplement dissociées; le suc gastrique n'a donc pour » effet que de dissocier les fibres musculaires et non de » les dissoudre. »

Il est certain que le suc gastrique est capable de produire plus qu'une dissociation des fibres musculaires, de les peptoniser ; cela est complétement démontré par les digestions artificielles. Mais toute la question est là. Se fait-il plus qu'une dissociation dans l'estomac? se fait-il des albuminoses ?

La diversité des opinions prouve que le sujet n'est pas résolu, que de nouvelles recherches sont nécessaires pour arriver à une solution. Longet hésite entre les deux théories, et semble admettre les deux, qui cependant se contredisent.

Ainsi, dans deux passages de son traité de physiologie, nous trouvons ce qui suit :

« Tout ce qui est réduit à l'état pulpeux est préparé à » passer dans l'intestin où l'entraînent les mouvements » péristaltiques de l'estomac.

» Après un repas mixte, la masse pulpeuse, malgré » son homogénéité apparente, se compose de particules » désagrégées dans l'estomac, de parcelles d'autre na- » ture qui finiraient par s'y dissoudre si les contractions » de cet organe ne leur en ôtaient le temps, en accélérant » leur cours vers l'intestin, de matières grasses plus ou » moins imparfaitement émulsionnées, de substances fé- » culentes très-incomplétement transformées en sucre » et reconnaissables à tous leurs caractères, enfin de li- » quides qui contiennent les produits de la digestion » complète, produits dont plusieurs pourraient déjà être » absorbés dans l'estomac s'ils y séjournaient assez long- » temps. Avec les anciens physiologistes, c'est surtout à » la partie pulpeuse du précédent composé qu'on donne » le nom de chyme. »

Longet parle de graisses en partie émulsionnées, de fécule changée en sucre, de masse pulpeuse chassée dans l'intestin.

Il se rallie en définitive à l'idée de Blondlot et de Cl. Bernard. Mais quand il parle d'émulsionnement et de production de sucre dans l'estomac, il confond ses fonctions avec celles de l'intestin.

Dans un autre passage du même traité, il cherche à réfuter Blondlot et Bernard, et il se contredit lui-même quand il dit « qu'on voudrait vainement ravir au suc gas-
» trique son importance, en prétendant qu'il se borne
» à dissoudre le tissu cellulaire de l'aliment, et que même
» jusqu'à un certain point, il peut être remplacé par la
» cuisson.

» Les matières albuminoïdes éprouvent toutes une
» transformation uniforme. Le produit ultime de cette
» transformation par l'action de la pepsine acidifiée pa-
» raît être le même quant à son essence ; ce produit ul-
» time encore assez mal défini et quelque peu diversifié
» dans ses réactions, a été désigné sous le nom d'albu-
» minose ou peptone, pour rappeler qu'il doit sa forma-
» tion au principe du suc gastrique.

» Il n'est, comme l'ont cru divers physiologistes, ni
» l'albumine proprement dite, ni aucun des autres prin-
» cipes constituants du sang ; mais, suivant Burdach, il
» est un rudiment de ces diverses substances, une sorte
» de matière neutre aux dépens de laquelle peuvent
» prendre naissance les tissus, ou encore, comme s'ex-
» prime Trulsenbacher, une masse plastique indifférente,
» soluble, endosmotique et assimilable. Cette albumi-
» nose est promptement utilisée par l'organisme, après

» avoir passé des voies digestives dans la circulation gé- » nérale. »

Il est probable que Longet lui-même n'avait pas une idée arrêtée, et qu'il aurait été bien embarrassé si on lui avait demandé d'expliquer clairement la fonction de l'estomac. Longet était hésitant.

Tantôt il pense que les aliments ne sont que chymifiés dans l'organe, tantôt il rejette cette théorie pour ne voir dans l'estomac qu'un organe peptonisateur.

Procédés expérimentaux.

Les physiologistes ont en général, pour étudier la digestion des aliments, introduit dans l'estomac, à travers une fistule, l'aliment enfermé dans un sac de mousseline. La quantité qui disparaissait du sac était considérée comme peptonisée.

Ils présupposaient la peptonisation de l'aliment comme démontrée.

Dans quel état la matière alimentaire a-t-elle quitté le sac? Est-ce à l'état granuleux ou à l'état de peptone? Ils n'en pouvaient rien savoir ; mais on a admis ce qu'il fallait démontrer, et ce qui n'est qu'une hypothèse a passé comme une vérité acquise.

C'est là une première erreur qui était inévitable quand on étudiait la digestion à travers une fistule stomacale.

Cette méthode a encore un autre inconvénient. Chaque aliment agit à sa façon sur la muqueuse de l'estomac.

Si la viande fait sécréter du suc gastrique, la graisse

en grande quantité fait sécréter de l'eau à la même muqueuse.

Ce qui revient à dire que cette membrane est impressionnée de façon différente par chaque aliment.

L'action de l'aliment sur la muqueuse a complétement échappé jusqu'à présent à l'attention de tous les physiologistes, et ils n'ont pas pu l'observer avec le procédé de la fistule.

Quand on enferme la viande ou la graisse dans un sac de mousseline, ces substances n'ont pas sur la muqueuse la même influence que si vous les laissez en contact direct avec elle et à l'état de liberté.

On comprend donc combien le mode opératoire suivi jusqu'ici est défectueux, pourquoi les recherches physiologiques n'ont pu donner jusqu'ici aucun résultat applicable à la médecine.

J'ai suivi une autre voie bien plus pénible, plus longue, mais la seule qui puisse mettre à l'abri de l'erreur et me faire voir ce qui n'avait pas été vu.

Je donne un seul aliment à la fois, et je tue les animaux à diverses heures après le repas.

De cette manière je puis suivre le travail de la digestion, peser la quantité de substance qui reste dans l'estomac ; je puis constater sous quelle forme elle passe dans l'intestin, surprendre les peptones qui se trouvent dans l'estomac aux diverses heures, si réellement elles s'y forment, suivre les modifications physiologiques de la muqueuse, mesurer son pouvoir digestif à tel ou tel moment après le repas, c'est-à-dire évaluer la quantité de suc gastrique qu'elle renferme aux diverses périodes de la digestion.

C'est ainsi que la digestion doit être étudiée.

Je puis me rendre compte non-seulement des transformations de l'aliment; mais de l'action de l'aliment sur l'estomac lui-même, et alors l'observation sera complète.

J'ai répété mes observations sur trois aliments azotés les plus intéressants parmi ceux qui entrent dans notre alimentation quotidienne : l'œuf, le lait et la viande.

Digestion de l'œuf.

L'œuf est surtout digne d'attention, parce qu'il passe, en le soumettant à une température de 100 degrés, de l'état liquide à l'état solide. Dans les deux états, chimiquement parlant, il ne change pas de composition. Pour devenir solide, il perd seulement une certaine quantité d'eau qu'il contenait avant d'être chauffé.

Mais au point de vue de la durée du séjour dans l'estomac, le passage de l'état liquide à l'état solide change absolument toutes les données.

Sous la forme liquide, il glisse très-rapidement hors de l'estomac et avec la plus grande facilité, chassé par les contractions musculaires, ne déterminant aucune congestion de la muqueuse; sous la forme solide, il pénètre plus difficilement dans la région pylorique et ne passe à travers le pylore qu'après avoir été fortement imprégné par le suc gastrique et trituré par les fibres musculaires; de plus, il produit comme la viande une véritable congestion de la muqueuse.

Ainsi les phénomènes qui se passent dans l'estomac à propos d'une seule substance susceptible de modifications dans ses caractères physiques, sont absolument différents. Je rapporterai d'abord mes expériences faites sur le chien avec l'œuf chauffé à 100 degrés. J'avais soin de laisser toujours l'animal à jeun pendant 24 heures pour que l'estomac fût vide.

Expérience I. — Je donne à un chien 88 gr. d'œuf durci coupé en petits morceaux. Il avale en même temps le blanc et le jaune et n'en laisse que 9 gram.

Il est tué après une heure par piqûre du bulbe.

On ne trouve plus qu'une très-faible quantité de jaune dans l'estomac; tout le reste du jaune est dans l'intestin.

Le blanc est tout entier dans l'estomac.

Réflexions. — Le jaune, qui est composé de graisse et d'albumine en faible quantité, se réduit facilement en granulations au contact du liquide qui se trouve dans l'estomac.

Ces granulations passent promptement à travers le pylore, qui n'est jamais fermé, ainsi que je l'ai démontré, et au bout d'une heure le jaune est dans l'intestin.

Il n'en est pas de même pour le blanc, blocs solides que le suc gastrique n'arrive pas facilement à désagréger : aussi, après une heure, on le retrouve tout entier dans l'estomac ; ce n'est qu'à la deuxième heure que le passage du blanc dans l'intestin a commencé à se faire.

Expérience II. — Je donne à un chien 25 gr. de blanc d'œuf durci.

On le tue après deux heures.

Il reste dans l'estomac 15 gr. de blanc, et on trouve épanchés une quinzaine de grammes de suc gastrique.

Expérience III. — Je donne à un chien 88 gr. de blanc d'œuf durci.

On le tue après trois heurés.

Il reste dans l'estomac 31 gr. de blanc, et les morceaux qu'il avait avalés sauf un, sont réduits en granulations.

Réflexions. — Ces diverses expériences mettent en relief les différences qui existent entre le blanc de l'œuf durci et le jaune, sous le rapport de leur migration dans l'intestin.

Le jaune passe très-rapidement, parce qu'il s'émiette facilement, il est granuleux; le blanc, au contraire, a besoin d'être réduit, et quand il aura passé à l'état granuleux à la façon du jaune, lui aussi quittera l'estomac.

Les expériences suivantes montrent le contraste entre l'œuf liquide et l'œuf durci, et suffiraient pour mettre en évidence le rôle si simple de l'estomac, que les physiologistes ont à l'envi compliqué.

Expérience IV. — Je donne à un chien 50 gr. de blanc d'œuf liquide.

Il est tué après une heure.

L'estomac est complétement vide.

Expérience V. — Je donne à un chien 130 gr. de blanc d'œuf liquide.

L'animal est tué après deux heures et demie.

L'estomac ne renferme plus de blanc d'œuf; il a passé tout entier dans l'intestin.

L'estomac contient 15 gr. d'un liquide acide. Ce liquide filtré est clair, transparent.

Traité par le nitrate de mercure, une certaine quantité d'albumine se précipite, que ni la chaleur ni l'acide nitrique n'ont pu mettre en évidence.

Cette albumine est peptonisée.

Mais ce n'est qu'une très-petite quantité du blanc d'œuf qui est peptonisée, celle qui est restée dans la grande courbure et que les contractions de l'estomac n'arrivent pas à chasser.

Tout le reste a franchi le pylore.

Pour rendre ce passage plus saisissable, j'ajoute au blanc et au jaune un morceau de coquille.

Expérience VI. — Je donne à un chien deux blancs d'œuf et un jaune avec un morceau de coquille. Il est sacrifié après trois heures.

L'estomac est vide et ne contient plus ni jaune ni blanc; le morceau de coquille est dans l'intestin.

Conclusions. — Les expériences sur l'œuf liquide et durci montrent déjà en quoi consistent les fonctions de l'estomac.

Il ne peptonise qu'une très-minime fraction du bol alimentaire, celle qui séjourne dans la grosse tubérosité et qu'il ne parvient pas à repousser.

On ne trouve jamais une quantité importante de peptone, et la digestion de quelques parcelles d'aliment ne constitue pas la fonction réelle de l'organe.

Il est facile de comprendre que l'estomac n'arrivant pas à chasser les fractions de substance qui séjournent dans sa grande cavité, doit pouvoir les transformer et même les absorber.

Mais on ne peut dire que son rôle consiste à peptoniser le bol alimentaire, puisque il est presque tout entier chassé dans l'intestin avant que la digestion ait pu s'effectuer.

Ce qui est intéressant dans ces expériences que je

viens de rapporter, c'est la comparaison des faits.

L'œuf liquide est sorti de l'estomac après la première heure.

L'œuf durci s'y trouve encore tout entier.

L'œuf liquide a un passage ouvert pour entrer dans l'intestin, le pylore ne lui faisant pas obstacle.

Il n'en est pas de même pour l'œuf dur; celui-ci ne peut sortir que s'il est réduit de volume.

Or ce sont les fibres musculaires de l'estomac avec le concours du suc gastrique qui sont chargées de la réduction.

Le suc gastrique dissocie les fibres du blanc comme il dissocie celle de la viande.

Il ne s'accumule dans les glandes que par le contact et l'excitation des substances azotées, ainsi que le démontreront mes expériences sur la viande que je citerai plus loin.

Après la première heure, les glandes sont chargées de suc gastrique, et il n'est pas encore déversé.

Aussi (*expérience I*) le blanc d'œuf est encore intact. A la deuxième heure, le 1/3 est réduit et a passé dans l'intestin (*expérience II*).

A la troisième heure, les 2/3 sont sortis de l'estomac (*expérience III*).

Le jaune se conduit tout différemment.

Il s'éparpille facilement, se réduit en granulations fines, se détache du blanc, et franchit le pylore après la première heure, comme l'œuf liquide.

Ces faits si simples montrent le caractère de la fonction, sa tendance à chasser continuellement les aliments, et à ne les garder qu'autant qu'il est nécessaire pour que leur volume réduit leur permette de franchir le pylore.

Ce rôle est essentiellement mécanique, il n'est que mécanique pour les matières liquides (l'œuf liquide), mécanique pour les substances qui s'émiettent facilement (jaune d'œuf durci) ou dont le volume est tel que le pylore ne peut leur faire obstacle.

Si le volume (blanc d'œuf durci) ne permet pas le passage immédiat à travers le pylore, c'est alors que le suc gastrique doit intervenir.

C'est l'aliment azoté qui détermine sa sécrétion. Il se déverse dans l'estomac, imprègne l'aliment, le réduit en parcelles, et quand son volume sera assez diminué, rien ne pourra plus l'arrêter dans l'organe. Il franchira le pylore à la façon des substances liquides ou granuleuses.

Il semble donc que l'on doit conclure que le suc gastrique sert surtout à aider la fonction mécanique de l'estomac avec le concours de la membrane musculeuse.

Est-ce à dire que le liquide peptique est réduit à ce seul rôle?

J'ai déjà dit plus haut qu'il sert à peptoniser la matière qui reste dans la grande tubérosité.

Mais quand il a pénétré l'aliment, et qu'il a passé avec lui dans l'intestin, il y continue son action chimique peptonisante. Rien ne l'en empêche.

Les physiologistes ont cherché à opposer le milieu intestinal au milieu stomacal, en présentant l'un comme acide et l'autre comme alcalin.

Ces considérations ne sont pas exactes, l'intestin grêle est acide comme l'estomac C'est à tort que Collin a soutenu que le suc intestinal est alcalin. J'ai reconnu que ce suc est acide, et je reparlerai plus tard des expériences relatives au suc intestinal.

Les physiologistes ont aussi dit sans aucune preuve que la bile sert à neutraliser le suc gastrique; ce qui est certain, c'est que rien n'entravera dans l'intestin l'action de la pepsine.

En résumé, dans l'estomac, le suc gastrique a plutôt un rôle mécanique que chimique ; il devient un modificateur chimique, surtout dans l'intestin.

Il ne faut pas croire que l'estomac se conduise de cette façon pour l'œuf seulement. Nous observerons le même fait pour tout aliment liquide, le lait par exemple.

Celui-ci sera rapidement repoussé dans l'intestin sans qu'il ait une opération chimique sérieuse à accomplir. Sa contractilité seule sera mise en jeu pour qu'il s'en débarrasse entièrement.

Ce premier ordre de faits expérimentaux a déjà un intérêt sérieux pour le médecin. S'il a affaire à un estomac très-irrité, endolori, pour lequel un séjour prolongé d'aliments ne peut devenir qu'une nouvelle source de contractions douloureuses, il se gardera de faire choix d'aliments qui ont besoin d'un grand effort de l'organe pour passer dans l'intestin.

Il proscrira l'œuf durci, et il conseillera l'œuf liquide, le lait, etc.

A propos de ces aliments et de leur digestion, on est habitué à employer des expressions qui ne s'accordent pas avec l'expérimentation.

On dit par exemple que l'œuf liquide est de digestion

facile parce qu'on ne le retrouve pas dans l'estomac après un temps très-court.

Cette expression de digestion facile ferait supposer qu'il est peptonisé dans l'estomac et absorbé. Or rien n'est moins exact.

L'œuf liquide se peptonise très-lentement, après un très-grand nombre d'heures, ne se peptonise pas dans l'estomac et par conséquent n'y est pas absorbé.

L'expression que je viens de citer n'a donc pas de sens au point de vue physiologique. Il faut seulement admettre que la durée de son séjour dans l'estomac est de très-courte durée.

Digestion du lait.

Le lait, au point de vue de la fonction stomacale, doit être classé dans la même catégorie que l'œuf liquide.

Il ne reste pas dans l'estomac, en est promptement balayé ; il excite peu la contractilité stomacale et n'a pas besoin d'y subir d'élaboration pour franchir le pylore.

C'est ce que démontre l'expérimentation.

Le lait contient pour cent parties 8 d'eau, 3 caséine, 4 beurre et 5 sucre de lait et sels solubles.

Expérience VII. — Je fais boire à un chien 100 gr. de lait. Il est tué après une heure.

On ne trouve plus après ce temps qu'une très-petite quantité de caséine coagulée.

Réflexions. — Dès que le lait arrive dans l'estomac, l'acide stomacal précipite immédiatement la caséine ;

c'est la seule partie solide qui se produise dans l'estomac; tout le reste du lait passe dans l'intestin; l'eau, le sucre, les sels qui y sont dissous sont en partie absorbés dans l'estomac même.

Les blocs de caséine qui se forment plus ou moins volumineux se désagrégent assez promptement par le suc gastrique qu'ils font sécréter et filer, vont dans l'intestin. Quelquefois cependant ces blocs, englobant une certaine quantité de beurre, peuvent irriter la muqueuse et éveiller un certain degré de sensibilité stomacale. C'est là probablement ce qui se passe chez les rares individus qui se plaignent de ne pouvoir digérer le lait.

Le travail stomacal qu'exige le lait se réduit à bien peu de chose, ou est le plus souvent nul.

C'est là ce qui nous explique encore pourquoi, chez le jeune enfant qui tète, la dyspepsie stomacale cède le pas à la dyspepsie intestinale; pourquoi, dans l'ulcère de l'estomac, on peut sans crainte nourrir le malade avec plusieurs litres de lait, tandis qu'il serait dangereux de lui donner un seul aliment solide.

Digestion de la viande.

Jusqu'à présent, les substances que j'ai étudiées n'ont pas exigé une intervention active de l'estomac; les phénomènes étaient réduits à leur simple expression; je n'ai eu à constater pour ainsi dire que leur sortie rapide de l'organe.

Mais il n'en est pas de même de la viande.

Substance azotée qui exige une longue élaboration pour franchir le pylore, elle a besoin du concours de la fibre musculaire de l'estomac et du suc gastrique. Celui-ci se sécrétera en quantités proportionnelles à celles de la viande avalée. Je pourrai suivre aux diverses heures les modifications de la viande, voir dans quel état elle arrive dans l'intestin.

Je pourrai, si l'estomac fait des peptones, arriver, en tuant l'animal à des heures variables, à découvrir ces peptones.

Je pourrai en même temps observer les changements imprimés à la muqueuse par l'aliment.

Rien ne doit échapper en suivant ce mode expérimental qui est très-laborieux, mais qui est aussi le seul pouvant me mettre à l'abri de l'erreur.

J'ai toujours donné au chien de la viande de bœuf cuite, et j'avais soin de laisser l'animal à jeun durant 24 heures avant le repas. Je pesais exactement la quantité de viande qui restait dans l'estomac après un nombre d'heures déterminé.

Je constatais si elle était chymifiée ou encore intacte; j'avais soin de mesurer approximativement la quantité de liquide qui était libre dans l'estomac et la quantité de suc gastrique encore accumulée dans les glandes stomacales, de me rendre compte de l'état de la muqueuse, de son degré de congestion, etc.

L'évaluation directe de la quantité de suc gastrique que contiennent les glandes n'est pas possible, comme on le comprend facilement. Pour l'apprécier, je cherchai, en suivant le procédé de Schiff, à mesurer la quantité d'albumine de l'œuf que je pouvais peptoniser avec l'infusion de la muqueuse.

Le poids d'albumine peptonisée m'indiquait le pouvoir digestif de l'estomac à une heure donnée; on obtient ainsi des chiffres qui servent à apprécier relativement le pouvoir digestif de la muqueuse.

Le procédé de Schiff est le suivant :

Il fait infuser à la température de 40 degrés, durant une heure et dans 150 gr. d'eau distillée, la muqueuse découpée en petits fragments, puis il abandonne l'infusion pendant 24 heures à la température ambiante.

Après 24 heures, il prend 25 gr. de cette infusion qu'il allonge de 100 gr. d'eau distillée ; il l'acidifie légèrement et ajoute un poids déterminé de blanc d'œuf durci à cette infusion que l'on remet à l'étuve à 40 degrés.

L'infusion est laissée au feu jusqu'à ce que toute digestion soit arrêtée.

La quantité d'œuf qui est dissoute et peptonisée représente le pouvoir digestif de la muqueuse.

On obtient ainsi des chiffres comparatifs et on peut se faire une idée relative de la puissance de l'estomac.

Si, outre cette donnée, on note l'état et la quantité d'aliment que l'on trouve encore dans l'estomac, on arrive finalement à apprécier le travail de l'organe.

C'est là la seule voie à suivre.

L'étude au moyen de la fistule ne peut rien nous apprendre. Comment peut-on en effet suivre l'évolution de la digestion à travers la fistule? Comment peut-on observer les modifications de l'aliment, l'état de la muqueuse stomacale? Toutes les expériences, toutes les observations cependant ont été faites, toutes les déductions physiologiques ont été posées par cette seule méthode.

On comprendra facilement pourquoi les résultats obtenus par les expérimentateurs concordent si peu avec ceux auxquels je suis arrivé.

Expérience VIII. — Digestion de viande (100 gr.)

Je donne à un chien 100 gr. de viande de bœuf cuite.

Il est sacrifié après une heure par section du bulbe.

Réflexions. — Le bol est déjà imprégné de suc gastrique; en comprimant le bol au moyen d'une presse, j'extrais une dizaine de grammes de suc gastrique. La muqueuse de l'estomac est rouge, congestionnée dans sa partie médiane; la portion pylorique, qui est la moins vascularisée, reste pâle. Je fais infuser la muqueuse en prenant les précautions indiquées plus haut; je reconnais qu'elle digère 6 gr. de blanc d'œuf durci.

Expérience IX. — Je donne à un chien 100 gr. de viande de bœuf cuite.

Il est sacrifié après deux heures par section du bulbe.

Réflexions. — Le bol alimentaire est pénétré de suc gastrique et réduit en filaments; ses fibres s'éparpillent aussitôt qu'on le touche, et la pulpe de viande est déjà engagée dans le pylore pour passer dans l'intestin.

La puissance digestive de la muqueuse est la même que dans l'expérience précédente.

Expérience X. — Je donne à un chien 100 gr. de viande de bœuf cuite.

Il est sacrifié après 6 heures par piqûre du bulbe.

Réflexions. — Il ne reste plus de trace de viande dans l'estomac.

La muqueuse digère 4 gr. 5 d'albumine.

On ne trouve à aucun moment de l'expérience dans l'estomac une quantité de peptone appréciable; la viande sort à l'état de fibrilles, et rien ne l'empêche de traverser la région pylorique à l'état de fibrilles.

Si, en réalité, la viande devenait peptone dans l'estomac, on devrait la retrouver à un moment quelconque à la suite d'un repas ; c'est ce que je n'ai jamais observé dans aucune de mes nombreuses expériences.

DIGESTION DE VIANDE, 200 GR.

Si on double la quantité du même aliment, les phénomènes changent complétement.

Le travail qui se fait dans la muqueuse est plus lent; on ne rencontrera pas de suc gastrique après la première heure dans le bol alimentaire; il est encore sec, la muqueuse n'a subi qu'une congestion partielle et non générale, la quantité de suc gastrique dont sont chargées les glandes est bien plus considérable ; mais il n'est pas encore excrété après la première heure, et l'aliment séjourne le double du temps dans l'estomac.

Expérience XI. — Je donne à un chien 200 gr. de viande de bœuf cuit.

Il est tué après une heure.

Réflexions. — Le bol se retrouve tout entier; son volume suffit pour distendre l'estomac; l'aliment n'est pas mouillé par le suc gastrique, qui est renfermé encore dans les glandes.

La partie moyenne de la muqueuse est très-vivement congestionnée ; la portion cardiaque est rosée et la pylorique est pâle.

La muqueuse digère 30 gr. de blanc d'œuf, une quantité cinq fois plus considérable que la muqueuse qui a reçu un bol de 100 gr. de viande.

Il est probable que c'est l'excitation de la muqueuse sur une plus grande surface, l'excitation par une plus grande quantité d'aliments, qui fait appel à une plus grande quantité de liquide digestif. L'aliment fournit-il des éléments pour la production du suc gastrique, comme l'admet Schiff? Cela n'est pas probable ; mais ce qui est positif, c'est que les glandes se chargent sous l'influence d'un aliment azoté.

Expérience XII. — Je donne à un chien 200 gr. de viande de bœuf cuite.

Il est sacrifié après 2 heures.

Réflexions. — Le bol est humecté à sa surface par le suc gastrique, l'intérieur est encore tout à fait sec ; il est pour ainsi dire encore intact; mais la muqueuse est congestionnée partout, sauf dans la partie pylorique ; on voit le suc gastrique suinter des glandes ; les fibres de la superficie du bol sont infiltrées. Il a conservé ses caractères physiques. Il y a dans l'estomac un poids d'aliments qui dépasse de 8 gr. le poids qui a servi au repas. Cet excédant est dû au suc gastrique ; il s'est fait dans l'organe une congestion bien supérieure à celle que produisent 100 gr. La puissance digestive de la muqueuse a doublé après la deuxième heure ; elle digère 60 gr. de blanc d'œuf.

Expérience XIII. — Je donne à un chien 200 gr. de viande de bœuf cuite.

Il est sacrifié après 3 heures.

Réflexions. — Le bol est encore dans l'estomac ; la seule différence qu'il présente avec celui de la deuxième heure, c'est qu'il est complétement imprégné de suc gastrique, et la surface du bol est réduite en granulations. Le liquide digestif s'est déversé; aussi on ne trouve plus qu'une muqueuse qui ne digère que 30 gr. de blanc d'œuf, c'est-à-dire une quantité moitié de celle qui se digère à la deuxième heure; le suc gastrique diminue.

Expérience XIV. — Je donne à un chien 200 gr. de viande de bœuf cuite.

Il est sacrifié après 4 heures.

Réflexions. — Le tiers externe du bol est réduit en pulpe; le travail de ramollissement se fait de dehors en dedans, et par couches successives.

La muqueuse ne digère plus que 15 grammes de blanc d'œuf, c'est-à-dire une quantité qui diminue progressivement.

Expérience XV. — Je donne à un chien 200 grammes de viande de bœuf cuite.

Il est sacrifié après 5 heures.

Réflexions. — Toute la masse alimentaire a subi l'effet du liquide peptique; il suffit de toucher la viande pour qu'elle se désagrége avec la plus grande facilité; elle est modifiée, et quand on a extrait de l'aliment au moyen d'une presse le liquide qui l'imbibe, on trouve qu'il ne pèse plus que 130 gr.

Une partie a franchi le pylore, mais on ne rencontre pas plus de peptones que dans les expériences précédentes.

La muqueuse digère encore 15 gr. de blanc d'œuf comme dans l'expérience précédente. Puisqu'elle a abandonné une grande partie de suc gastrique au bol, il en faut conclure qu'il se renouvelle à un certain degré, aussi longtemps que l'aliment est inclus dans l'estomac.

Expérience XVI. — Je donne à un chien 200 gr. de viande de bœuf cuite.

Il est sacrifié après 7 heures.

Réflexions. — Le bol est réduit en pulpe, et la quantité qui reste ne pèse que 70 grammes. Sous cette forme il peut franchir le pylore sans l'intervention d'une nouvelle quantité de suc gastrique ; aussi la muqueuse ne reste plus chargée et ne digère que 6 gr. de blanc d'œuf.

Expérience XVII. — Un chien reçoit 200 gr. de viande de bœuf cuite.

Il est tué après neuf heures et demie.

Réflexions. — Le bol qui reste pèse 90 gr. et la muqueuse digère 11 gr. de blanc d'œuf.

Si l'on compare cette expérience avec la précédente, on observera que chez un même animal, la digestion ne s'opère pas toujours avec la même rapidité, et que je trouve après neuf heures et demie une quantité supérieure à celle que renfermait l'estomac du chien précédent après 7 heures. Ces différences n'ont rien de surprenant.

Enfin dans une dix-huitième expérience, je laisse vivre le chien 13 heures après un repas de 200 gr. de viande, et je constate que le bol alimentaire a complètement disparu de l'estomac.

PARALLÈLE ENTRE LES DIGESTIONS DE 100 ET 200 GR.

Une revue comparative des expériences faites avec 100

et 200 gr. de viande me montre que les phénomènes stomacaux varient suivant la dose d'aliments.

Avec 200 gr. l'estomac est distendu ; la muqueuse se congestionne fortement ; un grand travail sécrétoire se produit dans les glandes. A la première heure, le suc gastrique n'est pas excrété ; le bol est encore sec ; mais une quantité de liquide peptique est accumulée dans les glandes, cinq fois plus considérable que celle que produit un bol de 100 gr. A la deuxième heure, cette quantité est devenue dix fois plus abondante ; il commence à s'excréter et la surface de l'aliment commence à être humectée.

L'aliment tout entier n'est imprégné de suc gastrique qu'à la troisième heure, et alors la quantité contenue dans les glandes a diminué.

Il se réduit en pulpe à ce moment, les fibrilles de la viande se séparent, seront poussées dans la région pylorique par le muscle, et rien ne les empêchera de franchir le pylore.

Ce passage se fait lentement et dure douze heures en moyenne pour 200 grammes, c'est-à-dire un temps double de celui qui est nécessaire à un bol de 100 gr., pour dépasser le pylore.

Quand la viande est devenue de la pulpe et a passé à l'état de granulations, elle sera dans les conditions de l'œuf liquide ; elle sort de l'estomac, poussée par les fibres musculaires, mais elle ne peut passer à l'état de pulpe que par l'intervention du suc gastrique.

Le rôle du liquide peptique ne paraît donc pas être d'ordre chimique aussi longtemps que l'aliment est dans l'estomac ; s'il y était retenu par l'occlusion du pylore, il pourrait, en continuant son action, aider à faire des peptones, cela ne peut être nié ; mais comme le pylore n'est fermé à aucun moment, la peptonisation n'a pas le temps de se faire ; elle s'effectue dans l'intestin.

En admettant, avec les physiologistes, que les peptones se forment dans l'estomac, j'aurais dû en rencontrer une quantité appréciable à un moment quelconque de la digestion ; or on n'en trouve jamais qu'une quantité excessivement faible, produite sans doute par quelque parcelle de viande qui a séjourné très-longtemps dans l'organe et a échappé à sa puissance expulsive.

Jamais on n'en rencontre une dose appréciable en rapport avec la quantité d'aliments qui a été prise.

Entre ma théorie, qui n'accorde à l'organe qu'un rôle presque mécanique, et la théorie classique généralement acceptée, qui considère l'estomac comme chargé de peptoniser toutes les substances azotées, on voit qu'il y a une distance immense.

A travers la fistule stomacale, les physiologistes n'ont pu rien voir de précis : tout est hypothèse, et on ne peut pas dire que les résultats qu'ils ont obtenus sont le fruit de l'expérimentation.

En suivant la route que je me suis tracée, je n'ai rien laissé à l'induction, j'ai constaté de visu les faits que j'ai rapportés.

Les propositions que j'avance ne sont que l'expression de l'observation expérimentale.

CHAPITRE V

DIGESTION DES ALIMENTS AZOTÉS, LIQUIDES ET SOLIDES.

En résumé, les substances azotées que je viens d'étudier, se divisent en deux groupes, le premier comprenant les liquides (œuf et lait), le deuxième comprenant les solides (viande). Le premier traverse l'estomac sans subir aucune modification; l'organe ne remplit, par rapport à lui, qu'un rôle purement mécanique. Le deuxième a besoin d'être réduit pour franchir le pylore. La réduction s'obtient au moyen du suc gastrique que la viande fait sécréter et du muscle, et une fois la réduction faite, le pylore donne passage aux fibrilles de la viande.

L'expérimentation me ramène à cette théorie si simple de Spallanzani, à savoir que le suc gastrique sert à réduire la viande en bouillie.

Les erreurs des physiologistes proviennent des digestions artificielles qu'ils ont faites avec la muqueuse stomacale; une fois qu'ils avaient constaté que l'on peut obtenir une peptonisation avec l'infusion de la muqueuse, ils ont conclu que la peptonisation se produit dans l'estomac même. Ils ont exagéré la participation du liquide stomacal à la fonction de la digestion. Ils se sont trompés sur le lieu où se fait cette peptonisation.

Ils ont considéré l'estomac comme un véritable laboratoire suffisant pour la peptonisation, comme un laboratoire clos où la chymification n'est qu'une première phase de la transformation, laquelle sera suivie d'une deuxième dont le but sera la dissolution et l'absorption de l'aliment une fois peptonisé.

Ils ont opposé à l'estomac l'intestin.

L'estomac est selon eux un milieu acide entièrement distinct de l'intestin, qui serait un milieu alcalin.

En passant de l'une dans l'autre, les peptones de l'estomac subiraient une nouvelle modification.

Scheyer et Frerichs pensent que sous l'influence de la bile, les peptones se transformeront de nouveau en albumine coagulable par la chaleur, de telle sorte que les matières azotées (fibrine, albumine, etc.) seraient livrées à l'absorption sous forme d'albumine analogue à celle du sang (Béclard, *Traité de physiologie*).

S'il en était ainsi, pourquoi la peptonisation servirait-elle, l'albumine redevenant coagulable par la chaleur ? La fonction de l'estomac serait annulée par les liquides sécrétés dans l'intestin. Or j'ai constaté que les peptones ne sont nullement modifiées par la bile et que l'albumine ne devient pas précipitable par la chaleur. J'ai constaté que la bile, le suc pancréatique n'ont aucune action sur les peptones, et que par conséquent, sous ce rapport, il n'y a pas lieu d'opposer le milieu intestinal au milieu stomacal : leurs rôles ne sont pas antagonistes, mais synergiques.

Ce qui a encore poussé les observateurs à voir dans l'intestin un milieu tout à fait distinct, c'est qu'ils l'ont considéré comme alcalin, tandis que l'estomac serait acide.

CRAPITRE VI

DU SUC INTESTINAL

Le suc intestinal, dit-on, est alcalin.

Le suc est sécrété par trois espèces de glandes :

1° Glandes en grappes, ou glandes de Brunner, situées dans le duodénum ; elles ont un millimètre de diamètre et ont la plus grande analogie de structure avec les glandes salivaires.

2° Les glandes en tube ou de Lieberkuhn, qui occupent toute l'étendue de l'intestin grêle.

3° Follicules clos, qui sont de petits corps sphériques de 1 à 2 millimètres de diamètre, dont le contenu consiste en globules arrondis de 1/100 à 1/60 de millimètre, ressemblant aux glandes lymphatiques. De nombreux vaisseaux s'appliquent sur l'enveloppe, pénètrent dans le follicule, en convergeant vers le centre.

Ces follicules rappellent la structure des alvéoles des ganglions lymphatiques. Ils sont disséminés dans le jéjunum et l'iléon, et constituent la partie essentielle des plaques de Peyer. Ce sont ces diverses espèces de glandes qui sécrètent un suc propre que l'on appelle suc intestinal.

Le liquide, au dire de tous les physiologistes, est alcalin.

Mes recherches m'ont prouvé que le suc intestinal est acide et non pas alcalin, que ce que l'on a considéré comme suc intestinal n'en est pas, et que les expériences ont conduit à observer un liquide complétement différent du liquide intestinal.

Si le suc intestinal est acide et non alcalin, on comprendra que l'aliment, en passant de l'estomac dans l'intestin, ne changera pas de milieu ; qu'il trouvera dans l'intestin le même liquide acide capable de peptoniser la matière azotée, de continuer l'œuvre qu'a commencée l'estomac ; que son action s'ajoutera à celle du suc gastrique, et que l'aliment trouvera dans toute la longueur de l'intestin grêle un liquide parfaitement analogue au suc gastrique, acide comme lui :

Ces données ne pourront servir qu'à confirmer l'opinion que je me suis faite à la suite de nombreuses expériences sur le rôle de l'estomac.

Pour se procurer du suc intestinal, Frerichs tire de l'abdomen d'un animal une anse d'intestin, pose deux ligatures aux deux extrémités de cette anse, l'ouvre, la nettoie par des lavages, puis la rentre dans l'abdomen, après l'avoir refermée par des sutures. Après quelques heures, l'anse est pleine d'un liquide incolore, alcalin, contenant 2 pour cent de matières solides.

Ce liquide lui servait à émulsionner des matières grasses, à transformer la fécule en glycose, et à digérer des matières azotées.

Bidder et Schmidt liaient le conduit pancréatique, établissaient une fistule biliaire, et ouvraient l'intestin grêle. Ils se procurèrent du suc intestinal au moyen de la fistule intestinale.

Colin substituait un procédé opératoire moins violent aux précédents, mais qui n'est pas non plus à l'abri des causes d'erreur. Il n'ouvre pas l'intestin. Il le tire de l'abdomen du cheval, applique un compresseur à vis sur le bout supérieur de l'anse, de manière à l'aplatir sans la léser, et à intercepter toute communication avec le pancréas et le foie ; puis il presse l'intestin avec les doigts pour faire descendre les matières qui s'y trouvent dans une longueur de deux mètres, et il applique un deuxième compresseur à vis sur le bout inférieur. Enfin, il rentre l'anse dans l'abdomen.

L'animal est tué après une heure, et il rencontre dans l'anse intestinale de 80 à 120 grammes de liquide.

Ce liquide se compose de deux parties, l'une visqueuse, le mucus; l'autre fluide, claire, de teinte jaunâtre, de saveur salée, à réaction alcaline ; ce deuxième liquide transforme la fécule en sucre, émulsionne les matières grasses, et digère les azotées.

Le liquide que par ces expériences Frerichs, Bidder et Schmidt, Colin obtiennent, n'est que du suc intestinal, disent-ils, et comme il est alcalin, ils concluent que ce suc est alcalin.

Ces divers procédés expérimentaux ne peuvent servir à faire sécréter du suc intestinal, car toutes les fois qu'on ouvre l'abdomen d'un animal et qu'on en tire un fragment d'intestin, quelque délicatement qu'on opère, on détermine une irritation de l'intestin ; il devient rouge ; il peut se produire une excrétion de liquide, ou il peut ne pas s'en produire. L'intestin renferme toujours des éléments inflammatoires.

A cette congestion, à cette irritation ne répond pas

une sécrétion physiologique, mais une excrétion qui se compose de produits pathologiques et physiologiques.

Le liquide alcalin que les expérimentateurs rencontrent dans l'anse intestinale n'est pas du suc intestinal; il peut se mêler à celui qui est produit par l'irritation de l'intestin, de même qu'il peut rester dans les glandes de l'intestin sans s'écouler au dehors. Le liquide excrété par suite d'irritation se compose surtout des divers éléments alcalins qui constituent le sérum du sang.

Il en est de l'intestin comme de l'estomac; si on applique sur la muqueuse stomacale un agent irritant, le suc gastrique contenu dans les glandes peut se déverser dans l'estomac; mais à ce suc gastrique vient s'adjoindre un liquide dû à l'irritation de l'organe et qui provient des capillaires de la muqueuse.

On ne pourrait apprécier ce liquide comme étant du suc gastrique pur, sous peine de se tromper.

Il se peut aussi que le suc gastrique reste inclus dans les glandes, et que l'on ne retrouve dans l'estomac que le produit de l'action irritante.

Les expériences que je rapporterai plus loin mettent ce fait en évidence.

Armand Moreau a répété les expériences de Frerichs, de Colin, en les modifiant.

Il lie une anse intestinale à ses deux extrémités et coupe tous les nerfs qui se rendent à cette anse. Il rentre l'anse dans l'abdomen et examine le liquide qui s'y trouve après quinze ou dix-huit heures. Il trouve 100, 200 ou 300 grammes de liquide. Pour Armand Moreau, ce liquide n'est que l'exagération de la sécrétion intestinale.

Ce liquide qui se déverse dans l'intestin n'est que celui qui se produit dans l'expérience de Colin, lorsqu'il applique des compresseurs sur l'anse intestinale du cheval, et qu'il examine le contenu de l'anse un certain nombre d'heures après cette opération.

CHAPITRE VII

PURGATIFS DRASTIQUES

Les nombreuses expériences que j'ai faites sur l'action des purgatifs drastiques m'ont fourni des preuves contre cette théorie des physiologistes.

Le mode expérimental suivi jusqu'ici n'a pu conduire à apprécier exactement les caractères du suc intestinal, et n'a pas permis de produire un suc non mélangé avec d'autres liquides. On ne fait pas sécréter 100, 200 ou 300 grammes de suc intestinal en irritant l'intestin, pas plus qu'on ne fait sécréter du suc gastrique en irritant l'estomac, en promenant un tube dans l'intérieur de l'estomac.

Qu'est-ce donc que ce liquide qu'on a trouvé dans l'intestin?

Avec le purgatif drastique, j'obtiens un liquide identique à celui que fournit la ligature d'une anse intestinale.

En effet, je fais avaler à un chien à jeun 50 centigrammes de coloquinte étendue dans de l'eau, et je le sacrifie après une heure par piqûre du bulbe.

Je retrouve dans l'estomac 30 gr. de liquide acide.

L'intestin contenait 120 gr. de liquide alcalin.

Ce liquide renferme un très-grand nombre de leucocytes, du pigment sanguin.

Chauffé à ébullition, il donne un abondant précipité d'albumine dont la quantité augmente notablement si on y ajoute de l'acide nitrique.

Traité par le nitrate d'argent, on obtient un précipité blanc qui se redissout avec l'ammoniaque. Enfin le papier rouge tournesol trempé dans ce liquide bleuit.

Ainsi le contact de la coloquinte avec l'intestin produit une diapédèse de globules blancs, une sécrétion d'un liquide alcalin contenant une quantité énorme de leucocytes, d'albumine, de chlorure de sodium. En résumé, il détermine dans l'intestin l'épanchement de la plupart des éléments du sang, sans la matière colorante.

C'est ce même liquide qui a été dénommé, à tort par Frerichs, par Bidder et Schmidt, par Colin et Moreaux, suc intestinal.

Si on cherche à se rendre compte des phénomènes physiologiques qui précèdent l'apparition de ce liquide et caractérisent les effets de tout purgatif drastique, voici ce qu'on observe. Dans la première période, la muqueuse de l'estomac et de l'intestin est pâle, les contractions des fibres musculaires de l'estomac et de l'intestin sont notablement accrues, le calibre des vaisseaux est rétréci, ils sont presque effacés, et si on touche l'intestin qui est anémié, on le trouve froid dans certains points et d'une température plus élevée dans d'autres.

Dans la 2e, période, les mouvements de l'estomac et de l'intestin sont encore exagérés; les vaisseaux sont dilatés, la muqueuse a rougi; la rougeur, c'est-à-dire la congestion, l'irritation de la muqueuse correspond à la 2e phase de l'action de la substance drastique.

En passant en revue ces divers phénomènes, augmentation des contractions musculaires, pâleur des muqueuses, puis rougeur et extravasation du liquide alcalin, on comprend que la drastique excite les nerfs sensitifs de l'intestin ; cette excitation se transmet aux nerfs vaso-moteurs et diminue le calibre des va isseaux ; à cette excitation succède la paralysie des vaisseaux et leur dilatation. Il y a entre l'anémie de l'estomac et de l'intestin et leurs mouvements accrus, une corrélation directe.

Brown-Sequard avait dit que l'anémie entraînait une abolition des propriétés des fibres musculaires ; ces expériences prouvent le contraire ; du reste Schiff et Vulpian ont soutenu avec raison que l'affaiblissement de la circulation est la cause des mouvements exagérés qui se produisent après la mort dans l'intestin.

Point n'est besoin d'admettre des nerfs d'arrêt ; un certain degré d'irritation augmente les mouvements. Si ce degré est dépassé, les mouvements sont arrêtés.

Onimus a démontré que l'expression de nerf d'arrêt appliquée au pneumogastrique est impropre, et que le cœur ne s'arrête que si l'excitation du pneumogastrique est trop forte.

Ce n'est que par analogie avec ce qui se passe dans le cœur qu'on a cru devoir supposer que les nerfs splanchniques contiennent aussi des nerfs d'arrêt.

J'ai trop longuement insisté sur l'action physiologique des substances drastiques ; il était nécessaire de montrer en quoi consiste ce liquide alcalin que l'on a pris pour du suc intestinal. On produit ce liquide toutes les fois qu'on exerce un traumatisme quelconque sur l'intestin.

Les drastiques font sur le tube intestinal le même effet que le traumatisme : du reste, devant traiter la question physiologique des purgatifs, je m'étendrai plus tard sur l'action des différentes espèces de purgatifs.

Il me faut revenir, après ces longues digressions dont le but était de prouver que c'est à tort qu'on a considéré le milieu intestinal comme alcalin et qu'on a opposé ce milieu au stomacal qui serait acide, à la question du suc intestinal qui nous intéresse.

Pour montrer qu'il est acide, je prenais des animaux en pleine digestion, que je sacrifiais quelques heures après le repas, c'est-à-dire au moment où les glandes intestinales sont chargées.

J'ai eu soin de laver la muqueuse intestinale à grand courant d'eau, de manière à enlever toute espèce de matière liquide ou solide qui pouvait modifier sa réaction.

Toutes les fois que j'appliquais sur cette muqueuse du papier tournesol rouge, je ne l'ai jamais vu bleuir. Le papier bleu devenait rouge chez un très-grand nombre d'animaux, chiens ou lapins, ou bien la muqueuse présentait une réaction neutre.

J'ai répété un grand nombre de fois l'expérience suivante.

Je coupais l'intestin en petits fragments, je le faisais infuser dans 300 gr. d'eau à la temperature de 38 degrés, durant deux heures, et j'abandonnais l'infusion à la température ambiante durant vingt-quatre heures, pendant la saison d'été. Cette infusion présentait en général la réaction acide, et avec le liquide de l'infusion j'ai pu obtenir des peptones, transformer la fécule en sucre, et émulsionner les graisses.

Il contenait donc du suc intestinal, et jamais il n'a présenté la réaction alcaline.

Cet ensemble de faits suffit pour mettre en évidence que si l'aliment trouve dans l'estomac un principe digestif acide, il n'est pas soumis à une autre espèce de réaction quand il arrive dans l'intestin.

Ils ont encore un autre intérêt, c'est de faire rejeter cette idée qui a cours en physiologie, c'est que l'estomac et l'intestin sont deux organes distincts quant à la fonction.

Les deux ne doivent être considérés que comme formant un ensemble organique, dont l'un, l'estomac, est chargé de préparer la division de la matière alimentaire, en continuant celle qui a été commencée par la mastication, de la fournir continuellement à l'intestin où l'élaboration s'achèvera.

L'organe qui sert de réservoir à tous les aliments ne peut servir à la transformation définitive d'aucune espèce. Il a un plus grand effet sur les substances azotées que sur les autres qui ne sont en aucune façon influencées par le suc gastrique; mais il n'est pas constitué pour la peptonisation.

CHAPITRE VIII

DE LA PEPTONISATION DE LA VIANDE SANS SUC GASTRIQUE DU BOUILLON

Ce qui enlève encore au suc gastrique ses caractères de spécificité que lui attribuent les physiologistes, c'est que la peptonisation peut se produire sans suc gastrique ; faites agir l'ozone sur l'albumine, elle se peptonisera comme si on l'eût mise en contact avec du suc gastrique.

La viande se peptonise dans l'eau à une certaine température, sans qu'il soit nécessaire de faire intervenir le suc gastrique ; le bouillon contient, outre une certaine quantité de sels qu'il enlève à la viande, un poids déterminé de peptones qui se forment spontanément dans la cuisson, sans le concours de la pepsine.

Il constitue un aliment immédiatement assimilable sans que l'estomac ait besoin d'exécuter aucun travail pour sa digestion.

Les médecins prescrivent aux malades le bouillon comme aliment.

Il est intéressant de se rendre compte de sa valeur nutritive, de connaître sa composition chimique.

Berzélius avait reconnu que la musculine se dissout

dans l'eau bouillante, et que c'est dans la première période de la coction que le bouillon gagne en valeur nutritive. Mais la peptonisation a été réellement observée par Schiff, Corvisart et Meisner.

Schiff avait dit que la peptone de viande se produit à la température de 50 degrés, et que la quantité de peptone augmente avec la température.

J'ai fait un certain nombre d'expériences pour rechercher la quantité d'albumine de viande qui se peptonise, la quantité de sels qui se dissolvent dans l'eau du bouillon, quelle est la température la plus convenable pour la peptonisation de la quantité maximum d'albumine, et le temps nécessaire pour obtenir le maximum de peptones.

Pour doser l'albumine, je prenais un poids déterminé de bouillon et je précipitais l'albumine avec un poids toujours le même d'acide nitrique et de nitrate de mercure. Des filtres tarés me servaient à filtrer les précipités.

J'avais soin de les laver avec une grande quantité d'eau distillée ; puis je les faisais sécher à l'étuve, et ils n'étaient pesés que parfaitement desséchés. J'obtenais ainsi le poids exact des peptones.

Pour avoir le poids des sels dissous dans le bouillon, j'en mettais un poids déterminé à l'étuve et je le laissais s'évaporer lentement.

Les expériences répétées un certain nombre de fois m'ont montré que c'est à la température de 40 degrés que la plus grande quantité de peptones se développe ; qu'aux températures inférieures et supérieures à 40 degrés, la quantité de peptones diminue et enfin qu'après 24 heures le bouillon a acquis sa plus grande valeur nutritive.

Expérience XVIII. — Je mets 45 grammes de viande de bœuf crue dans 200 gr. d'eau distillée, et je la soumets à une température de 18 degrés durant 48 heures.

50 centimètres cubes de cette infusion, chauffés à la température de 100 degrés, donnent un précipité de 155 milligrammes d'albumine.

Je le filtre après l'avoir chauffé, et le liquide filtré ne donne pas de précipité, ni avec l'acide nitrique ni avec le nitrate de mercure.

Je mets à l'étuve 50 centimètres cubes de ce bouillon que je laisse évaporer. Après l'évaporation, il reste 515 milligrammes de matières organiques, qui renferment 15 milligrammes de sels.

Réflexions. — A la température de 18 degrés, la viande ne se peptonise pas dans l'eau, la température de l'ébullition précipite toute l'albumine dissoute.

Expérience XIX. — Je renouvelle la même expérience et je soumets l'infusion de viande à une température de 40 degrés.

50 centimètres cubes de l'infusion à la température de 100 degrés ne donnent pas de précipité.

Ce même liquide traité par acide nitrique laisse précipiter 8 milligrammes d'albumine.

Je filtre ce dernier liquide et le traite par nitrate de mercure. Il donne un précipité de 210 milligrammes. Je mets à l'étuve 50 centimètres cubes du bouillon. Après l'évaporation, il reste le même poids de matières organiques et des sels que dans l'expérience XVIII.

Réflexions. — C'est à la température de 40 degrés.

c'est-à-dire à la température du corps, que les peptones se forment dans le bouillon ; mais il ne s'en produit qu'une faible quantité, comme le montre l'expérience XIX.

Les peptones se forment encore à une température plus élevée, mais en quantité moindre.

Expérience XX. — Je mets 50 gr. de viande crue dans 300 grammes d'eau distillée à la température de 100 degrés, durant 24 heures.

50 centimètres cubes de cette infusion chauffés à 100 degrés ne donnent pas de précipité. L'acide nitrique ne détermine pas de précipité. Le nitrate de mercure précipite 167 milligrammes d'albumine.

Je mets à l'étuve 50 centimètres cubes de cette infusion.

L'évaporation laisse 410 milligrammes de matières organiques contenant 82 milligrammes de sels.

Réflexions. — A la température supérieure à 40 degrés, la quantité de peptones qui se fait est moindre qu'à la température de 40 degrés.

Celle-ci est la plus favorable pour faire un bouillon riche en principes assimilables.

Si on prolongeait le séjour au feu, arriverait-on à augmenter la quantité de peptones? Produirait-on un bouillon réunissant une plus grande quantité de matières peptonisées?

Pour résoudre cette question, je prends la viande qui a servi dans l'expérience XX ; je la lave avec une grande quantité d'eau distillée pour la débarrasser de tous les éléments qui s'en pouvaient détacher facilement, et je la remets au feu durant 24 heures, à la température de 80 degrés et dans 300 gr. d'eau distillée.

Avec cette nouvelle infusion, le nitrate de mercure ne donne plus de précipité.

50 centimètres cubes de cette infusion mis à l'étuve, laissent 35 milligrammes de matières organiques contenant quelques milligrammes de sels.

Ainsi il n'est pas nécessaire de prolonger le séjour au feu pour obtenir une plus grande quantité de peptones.

Après 24 heures, l'eau se charge des matières organiques et des sels qu'elle peut dissoudre.

J'ai répété ces expériences, et quand j'ai laissé la viande 48 heures au feu, la quantité de peptones n'augmentait pas.

Enfin, la température la plus convenable est celle de 40 degrés ; une température plus élevée diminue la quantité de peptones.

En se plaçant dans les conditions les plus favorables, le bouillon ne contient qu'un millième peptonisé de la quantité de viande que l'on met dans l'eau, immédiatement assimilable, et quatre millièmes de matières organiques et de sels.

Ces expériences montrent quelle valeur il faut attribuer au bouillon dans l'alimentation.

Et cependant il est classé parmi les aliments. On le prescrit au dyspeptique, au convalescent des maladies aiguës, comme une nourriture saine et utile, et on dit qu'il est bien toléré par l'estomac.

En Angleterre, les médecins administrent un bouillon spécial que l'on appelle le thé de bœuf.

On le prépare avec un morceau de bœuf dont le gras, les tendons, les aponévroses sont séparés ; la chair musculaire est découpée en petits fragments, et arrosée d'eau bouillante; on la laisse infuser un certain nombre d'heures, après quoi on décante l'infusion. Une certaine quantité de sel est ajoutée à cette infusion décantée, et elle est prescrite aux estomacs débilités sous le nom de thé de bœuf.

Puisque le bouillon le plus riche en principes alimentaires, celui préparé avec le bœuf, bien supérieur en principes au bouillon de poulet, de veau, en contient si peu qu'il n'est pas permis de le considérer comme un aliment, présente-t-il quelques avantages à un autre point de vue? Il jouit d'une si bonne réputation parmi les médecins et les hygiénistes, que l'on doit se demander quelles sont les qualités qui lui ont valu cette réputation incontestée.

On a prétendu qu'il excite l'appétit et facilite la digestion.

Il se compose d'eau, de peptones, de matières quaternaires, créatine, créatinine, et de sels.

L'eau s'absorbe immédiatement et probablement en même temps que les peptones.

Les matières albuminoïdes ont pour effet de charger les glandes stomacales de pepsine, ainsi que l'ont démontré mes expériences sur la viande, excitent la circulation stomacale, stimulent la fibre musculaire de l'estomac, et préparent l'état congestif physiologique nécessaire aux aliments qui vont suivre le bouillon.

Quant aux sels, ils ont une action particulière que j'indiquerai plus tard.

On comprendra que pour un estomac de convalescent qui est au repos depuis longtemps, qui depuis longtemps n'a plus subi l'excitation si nécessaire à l'entretien de son bon fonctionnement, l'apport d'une petite quantité de substances albuminoïdes peptonisées et d'une autre quantité de substances non peptonisées, également azotées, qui sont si bien appropriées à l'estomac, ne peut qu'être utile à l'organe et réveiller sa vitalité.

Quand on ajoute au bouillon une fécule quelconque, du pain ou un légume, carotte, navais, panais, il ne s'agit plus d'un bouillon, mais de ce qu'on est convenu d'appeler un potage.

Le potage est placé sur le même pied que le bouillon; il est considéré également comme excitant l'appétit et facilitant la digestion; il est admis qu'il doit être le préambule de tout repas hygiéniquement composé, qu'il est utile à l'estomac.

Dans un très-grand nombre de cas de dyspepsie, j'ai observé que loin d'activer la digestion, il la ralentit, la rend plus laborieuse, et aussitôt que j'en avais prescrit la suppression, sans apporter aucun autre changement dans le régime, le malade constatait une amélioration dans son état, une diminution des phénomènes qui caractérisent la dyspepsie.

Je suis donc loin de partager l'opinion que l'on se fait généralement sur le potage; si l'on peut dire que le bouillon rend service chez certains dyspeptiques, le potage au contraire n'a que des inconvénients.

Il est facile de s'en rendre compte.

Le stimulant par excellence de l'estomac est la viande; et cette stimulation ne peut s'exercer que par un contact immédiat avec la muqueuse stomacale. Celui-ci est empêché si des fécules, du pain ou des légumes le précédent, et alors l'acte congestif qui est nécessaire au travail de l'estomac est rendu plus difficile; si le bouillon est rapidement absorbé, il produit sur l'estomac un effet analogue à celui de la viande; on n'est pas autorisé à en dire autant du potage.

C'est à tort que pour les fonctions digestives, bouillon et potage jouissent du même crédit. Ce qui est certain, c'est que le thé de bœuf des Anglais n'a pas une plus grande valeur nutritive que notre bouillon, l'eau ne se chargeant que d'une quantité fixe de peptones et ne dissolvant qu'une quantité déterminée de sels.

Muller, de Strasbourg, a essayé de démontrer que le bouillon n'a aucune valeur nutritive, mais qu'il exerce par les sels une bonne action sur l'estomac.

J'ai indiqué plus haut qu'il ne doit pas être placé parmi les aliments. Il conviendrait de le classer plutôt, à cause de ses peptones et des sels qu'il contient, comme médicament de l'estomac que comme aliment.

Stimulant, congestionnant la muqueuse, il activera la sécrétion du suc gastrique et aidera la fonction stomacale.

CHAPITRE IX

DE L'ACTION DE LA GRAISSE, DE L'HUILE, DES CHOUX, DE L'ALCOOL SUR L'ESTOMAC.

Les expériences que j'ai rapportées dans les chapitres précédents, relatives à la digestion de l'œuf, du lait, de la viande, ont montré que les deux premiers aliments ne font que traverser l'estomac, que leur séjour dans l'organe est de très-courte durée, et qu'ils le quittent sans subir aucune modification, sans déterminer de vraie congestion de la muqueuse stomacale et sans laisser derrière eux aucune altération de la muqueuse stomacale.

La viande, au contraire, ne peut quitter l'estomac sans avoir été réduite dans son volume. Elle ne peut franchir le pylore qu'à l'état de fibrilles. La réduction de la viande est due à l'action combinée des fibres musculaires stomacales et du suc gastrique.

La production du suc gastrique est subordonnée à la congestion des vaisseaux de la muqueuse, et la congestion est consécutive à l'excitation par l'aliment.

La viande est la substance par excellence qui règle le mieux le fait congestif : durant le travail de réduction auquel cet aliment est soumis, la muqueuse est rose par suite de l'injection vasculaire, et cette coloration varie d'intensité selon la quantité de viande. Mais dès que celle-ci a quitté l'estomac, l'estomac revient à sa coloration normale, toujours plus vive dans la partie médiane, parce que c'est dans le milieu de la muqueuse stomacale que le système vasculaire est le plus développé ; il reprend sa teinte bien connue de ceux qui expérimentent sur le chien.

En un mot, la viande ne laisse dans l'organe aucune trace d'irritation ; la congestion ne survit pas au passage de l'aliment.

C'est là un fait fondamental qui jusqu'ici n'avait pas été apprécié.

On n'en pourrait dire autant d'une série d'aliments que j'appelle irritants pour la membrane muqueuse de l'estomac; qui le traversent également sans être modifiés, mais marquent leur passage par des faits d'irritation, d'inflammation qu'ils produisent dans l'organe, et le rendent réellement malade, en créant une lésion qui s'effacera difficilement, lésion qui peut augmenter à chacun des repas qui suivra celui qui a été nuisible.

Ces considérations me font entrer dans le champ de la physiologie, qui a des applications directes à la clinique.

Il n'avait pas été entrevu avant mes travaux par les expérimentateurs qui m'ont précédé; il est digne de toute la réflexion des médecins.

Parmi les aliments que j'appelle irritants, j'ai étudié principalement la graisse, l'huile, le choux, l'alcool.

Il sera facile de reconnaître que tous produisent des phénomènes pathologiques chez le chien, phénomènes objectifs, identiques à ceux que l'on observe chez l'homme affecté de dyspepsie, et ainsi la physiologie pathologique nous fera comprendre ce qui jusqu'à présent est resté obscur.

On verra la dyspepsie créée expérimentalement.

Aux idées si vagues et si inintelligibles qu'on s'était faites de cette maladie, succéderont des idées claires et positives ; à cette affection que l'on a considérée comme une maladie purement nerveuse succédera une maladie qui prendra un corps, s'il est permis d'employer cette expression ; la clinique ne pouvait fournir que des impressions sur la nature et l'essence de la maladie ; c'est à la physiologie qu'il était réservé de remplacer les impressions pas des notions très-nettes que vont me fournir les expériences suivantes.

CHAPITRE X

ACTION DE LA GRAISSE SUR L'ESTOMAC

Expérience XXI. — Je donne à un chien à jeun 200 grammes de saindoux qu'il mange avidement. Cette quantité de graisse est énorme ; mais pour arriver à produire des phénomènes appréciables, il était nécessaire de forcer les doses.

Ce repas ne pouvait être que nuisible à l'estomac du chien habitué à se nourrir de viande ; sa gloutonnerie était développée par le jeûne auquel il avait été soumis durant 48 heures.

Après qu'il eut avalé cette quantité de graisse, l'animal avait perdu l'entrain qu'il avait avant le repas.

Il était immobile et semblait souffrant.

J'ai attendu cinq quarts d'heure avant de le sacrifier, et après ce temps écoulé, il est tué par piqûre du bulbe.

L'estomac, comme on le sait, n'a aucune action par son suc gastrique sur la graisse.

Celle-ci se liquéfie dans l'estomac, parce qu'elle s'y trouve à la température de 38 degrés, et si on la retire de cet organe et qu'on la place dans un milieu dont la température est inférieure à 38 degrés, elle se figera de nouveau, et on pourra constater facilement qu'elle n'a subi aucune modification.

Je trouve dans l'estomac 250 gr. d'un liquide laiteux, blanchâtre, composé surtout de graisse liquéfiée.

J'abandonne ce liquide à lui-même, à la température ambiante, durant 24 heures.

La graisse se fige de nouveau, et au-dessus de la graisse nage un liquide incolore, transparent, acide, qui pèse 45 gr.

Quant au bol graisseux, il avait déjà diminué de 40 gr. et ne pesait plus que 160 gr. Le reste avait passé dans l'intestin après cinq quarts d'heure, et il était facile de constater que les chylifères étaient remplis de graisse.

Dans quel état se trouve l'estomac qui a subi un contact de cinq quarts d'heure avec une certaine quantité de graisse?

La muqueuse de l'estomac est-elle la même après le contact de la graisse qu'après le contact de la viande?

La graisse a-t-elle un effet quelconque sur la muqueuse? L'a-t-elle laissée intacte, ou au contraire le contact a-t-il altéré cette muqueuse?

C'est là une question fondamentale à laquelle l'expérience me permettra de répondre.

La deuxième question qui se pose est celle-ci : Qu'est-ce que ce liquide dans lequel la graisse est liquéfiée? La solution de ces deux questions est du plus haut intérêt, ainsi que nous allons le voir.

D'abord la muqueuse n'est pas rosée comme après un repas de viande, elle est grise, présente une teinte cireuse.

L'estomac a perdu son volume, sa forme; il est flasque,

dilaté, ses fibres musculaires se sont allongées. L'aliment a produit des crampes qui imprimaient à la physionomie du chien l'aspect souffrant, et sous l'influence de ces crampes, la fibre musculaire s'est laissée distendre.

C'est là un fait de dilatation de l'estômac par un seul aliment.

Quelle est la nature du liquide que j'ai rencontré dans l'estomac, du liquide qui a servi à étendre le saindoux de manière à le liquéfier et à lui permettre de franchir le pylore ?

Est-ce du suc gastrique? Quand la viande est dans l'estomac elle produit du suc gastrique. La même sécrétion est-elle produite par la graisse ?

Il me faut analyser les propriétés physiologiques de ce liquide.

Il est acide, mais l'acidité se rencontre d'habitude dans les liquides de l'estomac.

Ce liquide acide peut-il peptoniser du blanc d'œuf?

Pour essayer les propriétés digestives de ce liquide, je prends 45 gr. de ce liquide auquel je mêle 200 gr. d'eau distillée que je chauffe durant 24 heures à la température de 40 degrés, et dans ce liquide je jette 5 gr. de blanc d'œuf durci. Après ce temps écoulé, je filtre l'infusion où l'œuf a séjourné.

Je chauffe à ébullition le liquide filtré.

Il se précipite une très-petite quantité d'albumine. Ce liquide chauffé qui contient le précipité est filtré de nouveau et traité par l'acide nitrique.

Un très-léger précipité d'albumine se produit encore. Ce dernier liquide est de nouveau filtré et traité par un sel de mercure.

Il reste parfaitement clair, transparent.

Il ne se fait pas de précipité.

Donc l'œuf ne s'est pas peptonisé dans ce liquide acide, sécrété par l'estomac sous l'influence de la graisse.

Ce liquide acide n'a produit comme dissolution de l'albumine que celle qu'on obtient avec un acide quelconque.

Il a agi comme liquide acide et non comme suc gastrique.

Si ce liquide ne contient pas de pepsine, il est important de rechercher si les glandes stomacales n'en contiennent pas.

Pour le savoir, je fais une digestion artificielle avec la muqueuse de l'estomac que je fais infuser dans de l'eau distillée, et j'ajoute à cette infusion du blanc d'œuf.

Je me place dans les mêmes conditions que pour l'expérience précédente.

J'arrive à ce résultat remarquable que l'infusion faite avec la muqueuse est capable de digérer 16 gr. de blanc d'œuf.

Ainsi la graisse détermine une sécrétion de liquide qui ne contient pas la moindre quantité de pepsine, et cependant les glandes de l'estomac en renferment. Elle ne produit pas la congestion physiologique de la muqueuse ; je l'ai trouvée grise et non rose, ainsi que cela arrive avec la viande.

Ses vaisseaux sont dilatés.

Le liquide que j'ai trouvé avec la graisse est clair, transparent, ne contient pas de trace d'albumine, mais des sels, et entre autres du chlorure de sodium.

Il ne provient pas des glandes de la muqueuse; ce n'est que de l'eau excrétée par les capillaires dilatés de la muqueuse. Il y a un grand nombre d'années, Mialhe a fait une expérience qui rend compte de ce qui se passe dans l'estomac lorsqu'il s'y déverse de l'eau et non du suc gastrique.

Il vide un œuf, le plonge dans l'eau par l'extrémité garnie de sa membrane et y jette du sang. Ce qui s'exosmose, c'est l'eau, ce sont les sels du sérum, mais pas un atome d'albumine ne sort à travers la membrane.

Dans le cas qui nous occupe, nous observons les mêmes phénomènes d'exosmose.

Il faut distinguer ces deux faits, excrétion d'eau, et sécrétion du suc gastrique.

Ils répondent à deux ordres de phénomènes physiologiques tout à fait différents.

S'il s'agit de suc gastrique, celui-ci s'écoule des glandes ouvertes à la surface de la muqueuse, tranquillement, sans que les vaisseaux soient irrités; ceux-ci subissent un certain degré d'expansion; leur calibre augmente, mais aussitôt que le travail exigé par l'aliment est accompli, ils reprennent leur calibre, et la muqueuse redevient pâle.

Quand de l'eau est excrétée sans pepsine, comme il arrive pour la graisse, c'est une partie des éléments du sang qui suinte à la surface de la muqueuse; la graisse irrite les nerfs et les vaisseaux, dilate ceux-ci, les paralyse et ils restent dilatés.

L'irritation se transmet aux fibres musculaires qui se laissent distendre, se convulsent et finalement se paralysent; congestion de la muqueuse, excrétion d'eau acide dans l'estomac, paralysie des vaisseaux et dilatation de l'estomac ; c'est là ce que produit la graisse par son contact avec la muqueuse.

Je répète la même expérience que la précédente XXIe, en laissant vivre l'animal cinq heures.

Expérience XXII. — Un chien à jeun mange 200 gr. de saindoux et est tué cinq heures après le repas par section du bulbe.

L'estomac contient 230 gr. d'un liquide blanc laiteux.

Ce liquide blanc n'est que du saindoux étendu dans de l'eau. Si on examine les chylifères, on constate qu'ils sont remplis de graisse.

Une partie du saindoux a donc déjà passé dans l'intestin et est absorbée par les vaisseaux.

En laissant le liquide blanc au repos durant 24 heures, on ne voit plus se séparer la graisse et l'eau comme dans l'expérience précédente.

Ici encore je trouve les capillaires de la muqueuse dilatés, la muqueuse rouge et tout l'estomac dilaté.

Les modifications de l'organe sont donc les mêmes que dans l'expérience qui précède.

Expérience XXIII. — J'introduis dans l'estomac d'un chien à jeun de la veille, 80 gr. d'huile d'olive, et je le tue au bout d'une heure par piqûre du bulbe. L'estomac ne contient plus que 50 gr. d'huile qui se sépare d'un liquide clair, transparent, acide.

Avec ce liquide acide je fais digérer du blanc d'œuf durci, et je fais des peptones.

Au contraire, si je fais infuser la muqueuse de l'estomac dans de l'eau distillée et que je laisse séjourner dans cette infusion, un certain nombre d'heures, à la température de 37 degrés, du blanc d'œuf, celui-ci ne se peptonise pas. La muqueuse a donc abandonné tout son suc gastrique, et le liquide que j'ai retrouvé dans l'estomac n'est autre que le suc gastrique que les glandes ont abandonné.

L'huile a fait déverser le suc gastrique, n'en a pas produit une nouvelle quantité dans les glandes gastriques, comme il arrive avec la viande.

Cette substance n'agit pas au point de vue de la sécrétion du liquide digestif, à la façon des substances azotées.

Les altérations que développent les graisses dans la muqueuse s'observent également avec certains légumes.

Expérience XXIV. — Je fais faire à un chien à jeun de la veille un repas de 563 gr. de choux cuits, auxquels je mêle 15 gr. d'axonge pour les faire manger plus facilement.

L'animal est tué une heure après le repas.

Le bol alimentaire pèse 773 grammes. Les vaisseaux de la muqueuse sont dilatés, l'estomac lui-même est dilaté. En mettant du blanc d'œuf durci dans l'infusion faite avec la muqueuse de cet estomac, je n'ai pas pu faire de peptones.

Les glandes ont, comme dans l'expérience XXIII, abandonné dans le liquide de l'estomac tout leur suc gastrique.

Le liquide dans lequel sont délayés les choux pèse 200 gr., c'est-à-dire qu'à la faible quantité de suc gastrique qu'ont donné les glandes est venu s'ajouter une énorme quantité d'eau provenant des vaisseaux de la muqueuse.

Si, poursuivant ce genre d'expériences, je donne à l'animal une substance plus irritante que la graisse, que l'huile, que le choux, je lui administre de l'alcool, on verra les lésions devenir de plus en plus intenses, de plus en plus profondes.

On constatera non-seulement des dilatations des vaisseaux, des excrétions d'eau, la dilatation de l'estomac, mais les glandes elles-mêmes seront frappées et leurs cellules deviendront graisseuses.

Expérience XXV. — Durant dix jours j'ai fait boire à un chien 10 gr. d'alcool à 36 degrés, étendu dans 100 gr. d'eau distillée.

Toutes les fois qu'il avait pris cette boisson, les phénomènes de l'ivresse paraissaient. Il s'endormait pendant deux heures.

Le dixième jour, je lui donne en une dose 100 gr. d'alcool mêlé à 100 gr. d'eau. Cette dose est toxique, et l'animal est mort le lendemain.

Non-seulement les vaisseaux de la muqueuse sont dilatés, mais ils sont rompus dans certains points. De distance en distance on trouve de petits foyers sanguins épanchés sur la muqueuse.

De fausses membranes sont étalées à sa surface, et les cellules des glandes sont remplies de granulations graisseuses.

Je trouve également à l'état de liberté dans l'estomac, du liquide neutre transparent, lequel ne jouit d'aucune propriété digestive.

Ce qui ressort de ces diverses expériences, c'est que les aliments ont des actions très-différentes sur l'estomac.

Avec les matières azotées, on voit la muqueuse se congestionner, le suc gastrique se déverser dans l'intérieur de l'organe, et les glandes gastriques se charger continuellement de nouvelles quantités de liquide digestif.

On constate également qu'un certain temps après le repas, tous les vaisseaux ont repris leur calibre normal, et la muqueuse redevient pâle comme avant le repas.

Il n'en est pas de même avec d'autres aliments, les graisses, certains légumes, l'alcool.

La muqueuse ne se congestionne plus physiologiquement, elle n'a plus une coloration rosée ; elle devient rouge ou bien, dans d'autres cas, elle devient grise, elle a un aspect cireux ; tantôt de l'eau chargée de chlorure de sodium est épanchée à l'intérieur de l'organe ; d'autres fois on rencontre du suc gastrique épanché dans l'estomac, et alors on n'en trouve plus de trace dans les glandes de la muqueuse.

Ce deuxième groupe de substances qui a cette action physiologique n'a pas pour propriété de refaire du suc gastrique.

Enfin, si on fait agir plus longuement une substance irritante (alcool) sur la muqueuse, ce ne sont plus seulement des excrétions de liquide, des altérations superficielles que j'observe.

Les cellules mêmes des glandes se modifient et se remplissent de graisse.

Un dernier point important à constater, c'est qu'après un repas fait avec ce genre de substance, la muqueuse ne redevient pas pâle, ne reprend pas sa coloration normale ; elle reste rouge, les vaisseaux restent dilatés, et même il peut se faire des épanchements hémorrhagiques à l'intérieur de l'estomac, ce qui revient à dire que ce deuxième groupe d'aliments ou de boissons rend l'organe malade, et crée une lésion que l'on n'observe jamais avec les matières azotées.

Quand on analyse ces différents faits anatomiques, et qu'on cherche l'explication physiologique de ces observations, on est conduit à admettre qu'à chaque repas composé d'un aliment non irritant, il se développe des phénomènes vasculaires réflexes, phénomènes qui n'ont qu'une courte durée et qui disparaissent lorsque l'aliment n'est plus dans l'estomac.

A ces phénomènes de vascularisation normale est subordonnée la sécrétion du suc gastrique.

Ils sont sous la dépendance du système nerveux de l'estomac, système nerveux très-complexe, composé de nerfs venant du pneumo-gastrique, des grands splanchniques, et du plexus cœliaque, des ganglions nerveux d'Auerbach, et enfin des centres nerveux.

Les nerfs se distribuent aux vaisseaux, aux muscles, aux glandes, etc.

Comme l'état d'activité sécrétoire des glandes, de contractilité des fibres musculaires, de congestion des vaisseaux reste physiologique, on doit en déduire que les matières azotées ont sur le système nerveux un effet proportionné, s'il est permis de s'exprimer ainsi.

Il n'en est pas de même avec les autres aliments ou boissons. Ils irritent les nerfs, et de là résulte une action réflexe vaso-dilatatrice exagérée, un trouble sécrétoire des glandes, une paralysie des muscles et la dilatation consécutive.

Tous ces phénomènes s'enchaînent l'un à l'autre.

On ne peut concevoir que l'un de ces éléments soit dérangé sans que l'autre le soit également.

Toutes les fois que l'organe est irrité, on peut être certain que tous les éléments ne fonctionnent plus physiologiquement, et c'est là ce qui nous explique pourquoi on ne trouve plus de suc gastrique dans les glandes, pourquoi les vaisseaux laissent s'exosmoser un liquide qui, à l'état normal, ne doit pas en sortir.

Jusqu'à présent on n'avait tenu aucun compte de cette immense circulation, de cette quantité innombrable de vaisseaux dont est chargée la muqueuse et que Kölliker retrace ainsi :

« Les artères, arrivées dans le tissu conjonctif sous-» muqueux, se divisent de manière à n'envoyer que des » ramuscules très-ténus dans la muqueuse, où ils se ré-» solvent peu à peu en capillaires.

» Elles s'élèvent verticalement et en grand nombre » entre les glandes, et forment autour d'elles un réseau » de capillaires qui s'étend jusqu'à l'orifice de ces » glandes.

» Là les réseaux de toutes les glandes communi-» quent ensemble, et forment dans toute l'étendue de » la muqueuse un réseau superficiel de capillaires un » peu plus gros et dont les mailles polygonales circon-» scrivent les orifices glandulaires.

» C'est de ce réseau que naissent par des radicules » multiples des veines plus larges et plus éloignées les » unes des autres que les artères.

» Elles traversent la couche glandulaire et se rendent » à la face externe de la muqueuse où elles s'abouchent

» avec un réseau veineux qui occupe le tissu sous-
» muqueux. »

C'est ce réseau dont jusqu'à présent on n'a tenu aucun compte. C'est lui qui joue un rôle si important dans la dyspepsie, aussi bien chez l'homme, lorsque l'estomac est frappé, que chez l'animal.

Il fournit ce liquide acide ou neutre qu'accompagne un très-grand nombre de dyspepsies.

50 gr. de ce liquide contiennent 170 milligr. de sels, 895 milligr. de résidus secs. Il n'a aucune qualité digestive.

CHAPITRE XI

DIGESTIBILITÉ DES ALIMENTS

Après avoir montré l'influence des diverses espèces d'aliments sur le viscère destiné à les emmagasiner et à les chymifier, et avoir retracé les traits principaux de ce que j'appelle la dyspepsie expérimentale, il convient de traiter une question qui jusqu'à présent n'a pu que rester très-indéterminée : je veux parler de la digestibilité des aliments.

On comprend qu'aussi longtemps que la physiologie n'avait pas reconnu que l'estomac peut être modifié par le contact de l'aliment, aussi longtemps on n'a pu rien dire de positif sur le sens que le médecin doit attacher au terme digestibilité.

Blondlot dit que la digestibilité n'a rien de constant, rien de général ; qu'elle ne peut exprimer une propriété absolue des matières alimentaires, mais un simple rapport entre les propriétés de l'aliment et la situation actuelle de l'organisme ; et il ajoute, après avoir développé sa pensée dans ces termes plus nets, « que des » gastrites, des gastralgies ne sont rebelles que parce » qu'on ne connaît pas l'affection générale dont elles

» sont l'expression. La digestibilité est sous la dépen-
» dance de la situation où se trouve l'organisme. »

Quand il dit que la digestibilité n'a rien de constant et qu'elle exprime un rapport entre la propriété de l'aliment et la situation de l'organisme, c'est qu'il ignorait l'impressionnabilité de l'intermédiaire, c'est-à-dire de l'estomac, c'est que les propriétés de l'aliment par rapport à l'estomac avaient complétement échappé à son attention.

Ne connaissant pas les faits, le savant physiologiste cherche dans une affection générale, dans la situation de l'organisme, pour employer son expression, les raisons de la non-digestibilité.

Lallemand veut se rendre compte expérimentalement de la question de digestibilité.

Il semble qu'il sera plus précis que Blondlot. Ayant l'occasion d'observer un malade affecté de fistule intestinale, il veut définir la digestibilité par le temps que l'aliment met à sortir de la fistule.

Ainsi, le malade mange de la viande, du pain, des haricots, des lentilles, des pommes de terre, épinards, navets, carottes, pruneaux, fruits cuits.

La viande et le pain n'arrivent à la fistule que plusieurs heures après le repas, tandis que les légumes avaient parcouru l'espace jusqu'à la fistule en une heure.

Que concluait le célèbre professeur de Montpellier? C'est que la viande et le pain sont bien plus indigestes que tous les légumes que nous venons de citer. Et cependant un médecin qui aura à traiter un dyspeptique prescrira avant tout de la viande et non ces légumes.

Ce genre d'observations ne peut donc servir à résoudre

le problème que s'était posé Lallemand. La fistule intestinale ne peut aider dans ce genre de recherches.

Blondlot, malgré le grand nombre de points intéressants qu'il nous a fait connaître en ce qui concerne la physiologie stomacale, ne nous a rien appris de neuf sur ce sujet.

« Il n'est pas possible, dit-il, de faire une règle pour
» l'alimentation ; c'est à chaque malade à se guider lui-
» même d'après un sentiment instinctif qui vient de l'es-
» tomac. Heureux celui qui sait obéir aux inspirations
» de son estomac, et sage est le médecin qui, appelé à
» seconder la nature dans les efforts qu'elle ne cesse de
» faire pour rétablir l'harmonie de nos organes, n'a pas
» la ridicule prétention de la régenter, au lieu de suivre
» humblement ses conseils. »

Aussi il abandonne le pauvre malade à lui-même, au cri de son estomac. Il conseille de suivre humblement les conseils de la nature qui s'efforce sans cesse de rétablir l'harmonie de nos organes, et de n'avoir pas la ridicule prétention de la régenter.

On pourrait demander à Blondlot quels sont les conseils de la bonne nature. Rien n'est plus triste que d'observer un dyspeptique non guidé par un médecin éclairé. Il est devenu hypochondriaque, mélancolique, réduit à ne plus manger parce que la nourriture, chaque repas, éveille de nouvelles douleurs. Il ne sait que faire, quels aliments prendre pour éviter de nouvelles crises. Sa nature ne lui donne aucun conseil ; il passe d'un régime à un autre, ne trouvant ni dans le sentiment instinctif de son estomac, ni dans les conseils de ses amis des règles qui le guident pour se choisir une hygiène alimentaire.

Point n'est besoin d'insister davantage pour montrer l'embarras du physiologiste.

En avançant dans l'historique du sujet, trouverons-nous quelque chose de plus précis sur la matière? La question de la digestibilité s'élucidera-t-elle? Cela n'est pas possible, puisque personne n'a déterminé l'un des facteurs principaux du problème, l'influence de l'aliment sur l'estomac.

On cherchera dans l'organisme, comme le voulait Blondlot, des causes de la dyspepsie; et puisqu'on n'est pas arrivé à les trouver dans l'estomac, on s'en prendra au sang; c'est lui qui sera incriminé.

Journellement j'entends associer ensemble la dyspepsie et l'anémie. Comme le médecin n'a pas une définition de la dyspepsie, il fait entendre au malade qu'il souffre de l'estomac parce qu'il est anémique.

C'est là l'idée qui a le plus vulgairement cours. Elle est dans l'esprit de la plupart des malades, inspirée par le médecin.

C'est aussi l'opinion qui a été professée par le professeur Vulpian, dans son cours à la faculté de médecine, en 1874.

Il considère l'anémie, la chlorose, comme cause de la dyspepsie; et comment explique-t-il l'intervention de l'anémie, de la chlorose pour produire la dyspepsie?

« C'est, dit-il, que le nombre des globules rouges est » diminué, c'est-à-dire le nombre d'éléments chargés » d'absorber l'oxygène, et par conséquent la quantité » d'oxygène dans le sang est diminuée. Or comme le » sang, chargé de ce gaz, doit entretenir dans tous les » éléments anatomiques, et par conséquent dans les

» cellules des glandes pepsinifères l'activité potentielle » nécessaire à leur fonctionnement, il résulte de cette » hypoxémie une langueur, une inertie relative du tra- » vail physiologique dans l'appareil sécréteur du suc » gastrique comme dans tous les autres appareils de » l'économie. Mais ce n'est pas tout. Le sang des ané- » miques et des cachectiques ne diffère pas seulement » du sang normal par la faible quantité relative d'oxy- » gène dont il se charge dans les poumons; tous les » principes immédiats sont bien certainement modifiés » quantitativement et même qualitativement. Aussi les » glandes pepto-gastriques ne peuvent plus y puiser » facilement les principes qu'elles y trouvent à l'état » normal; de là une sécrétion plus ou moins défec- » tueuse, et par suite une digestion difficile.

» Les produits de cette digestion défectueuse intro- » duisent peut-être dans le sang, lorsqu'ils sont absor- » bés, un nouvel élément d'altération.

» Et du reste, c'est ce qui a lieu dans tous les tissus » du corps, où la nutrition des éléments anatomiques » s'effectuant d'une manière anormale, verse dans le » sang des résidus différents de ceux qu'elle y fait péné- » trer dans les conditions de santé.

» Ainsi s'établit chez les anémiques une sorte de » cercle vicieux morbide dans lequel le sang s'altère de » plus en plus, et cet élément pathologique résiste sou- » vent pendant longtemps aux efforts de la thérapeu- » tique et de l'hygiène. »

En quoi la théorie de Vulpian diffère-t-elle de celle de Blondlot, disant que la gastrite est l'expression d'une affection générale?

Il force même les déductions scientifiques quand il parle de sécrétions défectueuses fournies par un sang vicié, des digestions défectueuses qui peut-être introduisent dans le sang des éléments altérés.

Vulpian admet qu'il peut y avoir des peptones de mauvaise qualité fournies par un suc gastrique impur, des peptones qui peuvent empoisonner le sang, et ainsi le sang vicié primitivement par l'anémie s'altère de plus en plus.

Ce savant physiologiste a-t-il jamais constaté qu'il peut y avoir plusieurs qualités de suc gastrique, des peptones de bonne ou mauvaise nature?

Ce ne sont là que pures hypothèses qui étaient nécessaires parce qu'il acceptait l'opinion de Schiff, à savoir, c'est le sang qui fournit les éléments du suc gastrique. Or j'ai déjà réfuté plus haut cette idée en contradiction avec la donnée expérimentale.

La cellule de la glande pepsinifère a son activité propre ; c'est elle qui fournit le suc gastrique, non pas avec l'intervention du sang, mais avec celle de l'aliment. Si le sang le fournissait, pourquoi n'en trouve-t-on pas aussi bien dans la glande quand l'estomac est chargé de graisse ou de fécule que quand il est chargé de viande.

L'intervention du sang est nécessaire pour entretenir la vie de la cellule et non pour fournir les éléments physiologiques qui caractérisent sa fonction.

Donnez au malade le plus anémié de la viande ; son estomac sécrétera du suc gastrique et le même genre de suc gastrique que celui de l'individu le mieux portant.

Entraînés par cette pensée qui est professée à l'école, chaque jour les médecins prescrivent au dyspeptique des préparations martiales pour guérir la dyspepsie, qui, dit-on, est liée à l'anémie. Il se peut que quelquefois l'anémie existe en même temps que la dyspepsie. Mais ce sont les cas les plus rares. Le plus souvent le dyspeptique est doué d'un fort embonpoint, et l'anémique est rarement dyspeptique, jouit d'un bon appétit et digère parfaitement les aliments.

C'est ce que maintes observations m'ont démontré. Mais en donnant des préparations martiales, ordinairement la dyspepsie s'aggrave; le malade arrive à ne plus manger du tout, et le médecin peut produire l'anémie là où elle n'existait pas.

Vulpian place sur une même ligne parmi les causes de la dyspepsie, l'anémie, la chlorose, les cachexies. Ces rapprochements, qui du reste sont faits par tous les auteurs, n'ont pas de raison d'être.

Je viens d'insister suffisamment sur la question de l'anémie.

La chlorose doit être tout à fait séparée de l'anémie, au point de vue de l'étiologie de la dyspepsie.

La chlorose crée de toutes pièces les lésions qui caractérisent selon moi la dyspepsie et que l'expérimentation m'a révélées.

Dans la période de la vie où les menstrues se forment, où la fonction utérine débute, les modifications de la circulation utérine réagissent sur la circulation stomacale, les vaisseaux se dilatent, il se fait des excrétions de liquide acide accompagnées de crampes, en dehors de toute influence alimentaire; quelquefois l'aliment vient même apporter du calme dans ces crises si fréquentes et si douloureuses chez les jeunes filles.

La leucorrhée, la grossesse entraînent souvent les mêmes accidents morbides; mais il n'y a pas à invoquer les modifications du sang.

Les liens qui rapprochent l'utérus de l'estomac, liens qui s'établissent par le système nerveux et la circulation, suffisent pour rendre compte de l'influence étiologique de la chlorose sur la dyspepsie.

Les erreurs des physiologistes viennent de ce qu'ils ne se sont pas rendu compte de l'influence de l'aliment sur l'estomac.

S'ils avaient eu cette notion, toute la question eût changé de face, et on aurait compris que la lésion de la dyspepsie peut être provoquée par un mauvais régime alimentaire ; qu'une maladie de peau disparaissant subitement peut faire naître la même lésion ; que des accidents hémorroïdaires peuvent en être le point de départ, aussi bien qu'une maladie des centres nerveux.

On voit combien, en introduisant l'expérimentation dans les questions cliniques, celles-ci s'éclaircissent, et cette dyspepsie qui jusqu'ici est tantôt dénommée gastralgie, tantôt gastrite, on ne sait pourquoi, et semble avoir un caractère mystérieux, devient quelque chose de simple et facile à comprendre.

Après avoir développé ces longues considérations sur la digestibilité telle qu'elle était considérée par nos prédécesseurs, après avoir réfuté ce qui, selon moi, n'est pas exact dans leur manière de voir, il faut arriver à donner une définition de la digestibilité.

La définition suppose la connaissance de la fonction de l'estomac; or je ne chercherai ni dans les altérations du sang, ni dans l'état général de l'organisme des données; je n'ai pas à abandonner le terrain du tube digestif pour la fournir.

Chaque jour le médecin est interrogé par le malade qui désire connaître quels sont les aliments de facile digestion, pouvant composer son régime alimentaire.

Le médecin est embarrassé de répondre, parce que jusqu'à présent on n'a pas défini et on n'a pu définir ce qu'on doit entendre pas digestibilité des aliments.

Certains physiologistes disent qu'un aliment doit être considéré comme digestible quand il cède ses parties chymifiables promptement, peu importe le lieu où s'opère la digestion, que ce soit dans l'estomac ou dans l'intestin.

Que peut enseigner au médecin cette définition? Longet a répété celle de Blondlot, et soutient aussi que la digestibilité n'est pas un fait absolu, et qu'elle dépend autant de l'organisme que de l'aliment lui-même.

Pour guider le malade, il faut connaître l'aptitude de l'aliment à subir l'action des sucs digestifs, la partie du tube digestif où l'aliment est élaboré, et enfin il faut surtout connaître l'effet de l'aliment sur l'estomac.

Cette dernière notion prime toutes les autres, et est indispensable quand on veut tracer une ligne de conduite au malade.

C'est elle qui doit être exactement connue par le médecin, et sur laquelle je dois insister spécialement. L'aptitude de l'aliment à subir l'action des sucs digestifs dépend de ses qualités physiques, de sa dose, de son degré de coction, etc. Admettant que l'estomac n'est chargé que de réduire l'aliment à un volume tel qu'il puisse franchir le pylore, on comprendra que la difficulté qu'aura le suc gastrique avec le muscle gastrique à dissocier les fibres de l'aliment, lui imprimera une digestibilité plus ou moins grande. Ainsi l'albumine coagulée de l'œuf se laissant difficilement pénétrer par le suc gastrique, et bien plus difficilement que la viande, séjournera plus longtemps dans l'estomac que la viande. J'ai observé une femme dyspeptique qui avait vomi ce que l'on appelle un œuf sur le plat 24 h. après l'avoir mangé.

Dans les diverses espèces de viande, les fibres musculaires ne se séparent pas avec une égale facilité : ainsi celles d'un poulet se séparent plus vite que celles du bœuf. Pour cette raison, on doit dire que le poulet est plus digestible que le bœuf, il est plus apte à subir l'action du suc gastrique.

Ces développements suffisent pour montrer comment il faut comprendre que la digestibilite dépend des qualités physiques de la substance.

La dose de l'aliment a également une très-grande influence sur la digestibilité. Si le suc gastrique qui se sécrète en assez grande quantité pour chymifier 200 gr. de viande, que l'estomac en reçoive 500 gr., il en peut résulter que la digestion soit enrayée, et qu'un aliment reconnu comme de facile digestion devienne la source de l'indigestion.

Le degré de coction a une réelle importance au point de vue de la digestibilité. La chymification sera plus facile pour une viande dont les fibres se séparent promptement que pour celle qui a ses fibres fortement serrées. Les vieillards le savent bien et préfèrent une viande très-cuite à la viande saignante qui est recherchée par les jeunes gens.

Ce n'est pas seulement parce que pour eux la mastica cation est devenue pénible.

La viande crue est réputée par les médecins de digestion plus prompte que la viande promptement cuite.

C'est là une erreur.

La viande crue est d'un séjour plus long dans l'estomac, je l'ai maintes fois vérifié par l'expérience ; elle congestionne davantage la muqueuse stomacale, excite plus ses fibres musculaires et détermine une plus grande activité stomacale à laquelle se prête l'estomac d'un homme jeune, mais à laquelle l'estomac du vieillard, dont le système musculaire et circulatoire sont plus inertes, est généralement rebelle.

Aussi convient-il mieux de prescrire à l'homme âgé une viande bien cuite.

Il n'est pas moins utile de savoir dans quelle partie du tube digestif l'aliment est élaboré pour donner des indications dans certaines maladies.

Est-il élaboré dans l'estomac ou dans l'intestin? Si l'on a affaire à un dyspeptique dont l'estomac est habitué à rejeter toute espèce d'aliments et est doué d'une irritabilité très-grande, on choisira de préférence des aliments qui n'y font pas un long séjour, des aliments facilement chymifiables.

A-t-on affaire à un estomac frappé d'ulcération et qui a déjà rendu une certaine quantité de sang, on se gardera d'y introduire une substance comme la viande, qui y reste longtemps, provoque de fortes contractions musculaires, stimule la circulation et pourrait provoquer de nouvelles hémorrhagies. On choisira le lait, qui laisse l'organe au repos, qui glisse doucement à travers le pylore sans grand effort.

Ces exemples démontrent pourquoi il faut connaître le lieu où l'aliment est élaboré.

Enfin la notion, ai-je dit plus haut, qui prime toutes les autres, qui doit être toujours présente à l'esprit du médecin s'il veut donner un conseil, est celle de l'effet de l'aliment sur la muqueuse stomacale.

Rappelons les expériences que j'ai citées dans un des chapitres précédents sur l'huile, sur la graisse, etc. Ces expériences ont montré que l'huile glisse comme le lait dans l'estomac, qu'elle n'a pas besoin d'être chymifiée, d'être réduite; que le suc gastrique n'agit pas sur l'huile.

Et cependant l'huile doit être considérée, ainsi que toutes les graisses, comme un aliment essentiellement indigeste.

Ce n'est pas à cause de son inaptitude à subir l'action du suc gastrique. Mais elle détermine une véritable irritation de la muqueuse, ne fait pas sécréter de suc gastrique.

Elle quitte rapidement l'estomac, n'y fait qu'un séjour extrêmement court, mais elle lèse l'organe malade si elle a été prise à haute dose.

L'huile, les graisses doivent être classées dans le groupe des aliments d'une digestibilité très-mauvaise; ce n'est pas parce qu'elles ne sont pas attaquées par le suc gastrique et qu'elles sont rebelles à l'action de l'estomac; c'est parce qu'elles-mêmes sont nuisibles à cet organe.

On en pourrait dire autant des fruits qui sont riches

en tissu cellulaire, du vin, etc. Ce point de vue de l'influence de l'aliment nous permet de comprendre pourquoi les médecins sont si embarrassés quand ils veulent juger la question de la digestibilité, et pourquoi ils sont à la merci du malade qui se croit capable de leur fournir des indications.

Le malade a-t-il pris un mets indigeste à son repas, son action sur l'estomac ne se fait sentir souvent qu'après 24 heures; il a laissé de l'irritation stomacale qui peut ne se percevoir que quand il fera un nouveau repas; celui-ci est-il composé de l'aliment le plus innocent, de lait par exemple, il incriminera le mets innocent qui lui fait constater un mal préparé par le repas précédent, et il aura soin de dire à son médecin qu'il ne digère pas le lait, alors qu'il n'est pas l'auteur de son infortune.

Chaque jour je constate des erreurs de ce genre de la part des malades qui ne sont pas tenus de connaître la physiologie de l'estomac; mais il est indispensable pour le médecin de l'apprendre, s'il veut régenter son malade.

L'influence de l'aliment sur la muqueuse introduit dans le fait de la digestibilité d'autres éléments qui doivent être tenus en considération si on veut la juger exactement.

Ainsi il ne suffit pas de tenir compte des qualités physiques, de la quantité, du degré de coction.

Le mode de préparation culinaire joue aussi un très-grand rôle. Une même substance d'une parfaite digestibilité peut la perdre si elle n'est pas préparée selon certaines règles.

Ainsi la viande doit être placée au rang des substances le mieux adaptées à la fonction stomacale, au rang des substances de la plus parfaite digestibilité.

Qu'elle soit assaisonnée et préparée sous la forme de ragoût, elle deviendra alors une substance très-indigeste, et l'abus des ragoûts est une cause fréquente de dyspepsie.

Ce n'est pas que le suc gastrique dissocie plus difficilement ses fibres, les réduise plus péniblement à l'état de chyme.

Mais c'est elle qui par ses épices, le poivre et les condiments de tout genre qui composent la sauce, devient une source d'irritation pour la muqueuse de l'estomac; elle devient une cause de maladie alors que, si elle eût été simplement rôtie, elle n'eût fait aucun désordre.

Je me suis étendu longuement sur la question de la digestibilité, parce qu'il fallait en faire ressortir toute l'importance, parce qu'il était nécessaire de montrer à combien de conditions diverses est assujettie l'expression exacte de la digestibilité d'un aliment, et combien on a dû se fourvoyer jusqu'ici quand on a cherché à l'apprécier.

Elle n'a un intérêt réel qu'au point de vue de l'estomac; c'est lui qui est le plus souvent victime de tous les écarts de régime, il est toujours le premier affecté.

L'intestin est heureusement bien mieux abrité que l'estomac contre l'influence mauvaise des aliments. Ceux-ci ne lui arrivent qu'en très-petite quantité à la fois; il est prêt à les recevoir tous par sa fonction. Si les graisses nuisent à l'estomac par leur contact, dans l'intestin, au contraire, elles rencontrent le liquide qui servira à les émulsionner, et elles auront perdu toute nocuité.

C'est surtout pour ménager l'impressionnabilité stomacale qu'il faut bien connaître la digestibilité.

Si l'estomac devient malade, il compromettra bientôt à sa suite l'intestin, avec lequel il ne forme qu'un tout organique.

Mais la dyspepsie intestinale est toute différente de la stomacale, et par ses symptômes et par sa durée, et elle est d'ordinaire consécutive à celle de l'estomac.

Jusqu'à présent on n'a pas distingué exactement ces deux formes de la dyspepsie ; nous verrons que la physiologie nous sera d'un grand secours pour délimiter exactement le terrain qui appartient à l'une ou à l'autre.

La forme la plus commune est la dyspepsie stomacale, et il faudra en général commencer par la traiter ; l'intestinale guérira consécutivement.

CHAPITRE XII

DIGESTION DES FÉCULES ET DU SUCRE

Mes expériences ont montré comment l'estomac se conduit par rapport aux diverses espèces de substances azotées, combien son rôle est borné pour la transformation de ces substances, et combien les physiologistes l'avaient exagéré, en sorte qu'il est impossible actuellement à un médecin chargé de traiter un estomac malade de savoir à quel ordre de médication il doit recourir.

Aussi le voit-on parcourir le plus souvent tout le champ de la matière médicale sans trouver le remède au mal.

Mes expériences m'ont fait voir ce qui était connu pour la graisse : c'est que le suc gastrique ne peut rien sur la graisse ; mais elles ont fait voir en même temps que si l'estomac ne peut rien sur la graisse, celle-ci a une action mauvaise sur la muqueuse stomacale.

La graisse est placée dans la classe des aliments respiratoires, à côté des fécules, des gommes, des sucres.

Il importait d'étudier les fécules au même point de vue que les graisses.

Comment se digèrent-elles, et ont-elles une influence

sur la muqueuse du tube digestif comparable à celle de la graisse ?

Digestion de la fécule.

Expérience XXVI. — Je donne à un chien à jeun 30 gr. de fécule crue délayée dans 150 gr. d'eau distillée.

Il est tué une heure après le repas.

Toute la fécule a quitté l'estomac, sauf quelques parcelles délayées dans un liquide acide.

La fécule a passé dans l'intestin.

Le liquide acide que je trouve dans l'estomac ne contient pas trace de sucre.

Le liquide contenu dans l'intestin ne renferme pas non plus trace de sucre.

Ainsi, au bout d'une heure la transformation de la fécule en sucre n'est pas effectuée.

La muqueuse de l'estomac et de l'intestin est parfaitement normale et ne présente pas de signe d'irritation.

Trouve-t-on après ce temps du sucre dans le sang de la veine porte? La fécule a-t-elle pénétré en partie sous la forme de glycose? C'est ce que l'analyse seule me permettra de reconnaître.

Je prends le sang de la veine porte et je coagule les matières albuminoïdes par le sulfate de soude ; puis, ce précipité obtenu, je filtre le liquide sanguin que je décolore au moyen de noir animal.

Ce liquide ainsi préparé est traité par la liqueur de Fehling, on ne découvre pas trace de sucre.

La fécule traverse donc le tube digestif sans le modifier, sans l'altérer, et, après une heure, sa transformation en sucre n'est pas commencée.

Je fais une nouvelle expérience du même ordre, pour rechercher au bout de combien d'heures la fécule est modifiée.

Expérience XXVII. — Je donne à un chien 80 gr. de fécule étendue dans 150 gr. d'eau distillée.

Il est sacrifié cinq heures après le repas.

La fécule est tout entière à la fin de l'intestin grêle et dans le gros intestin ; on en retrouve environ 75 gr.

L'estomac est normal et ne contient plus de trace de fécule.

Le liquide de l'intestin grêle filtré et traité comme dans l'expérience précédente, par la liqueur de Fehling, contient du glycose. Il n'y en a pas dans les parois de l'intestin. Mais le sang de la veine porte en renferme une quantité très-abondante.

C'est sous l'influence du suc pancréatique et du suc intestinal que la fécule devient sucre.

Le sucre se retrouve dans le liquide intestinal, puis dans le sang ; mais les parois de l'intestin n'en sont pas imprégnées.

Il est probable que l'absorption se fait immédiatement, dès que la réaction chimique est accomplie.

Ce que cette expérience montre d'intéressant, c'est l'énorme quantité d'aliment qui échappe et passe dans le gros intestin sans servir à la nutrition.

Il doit en être ainsi de la plupart de nos aliments ; ils glissent le long du tube digestif, et ce n'est qu'une minime fraction qui subit l'action des sucs digestifs, et ce n'est qu'une minime fraction qui sert à réparer nos déchets.

Le reste passe dans les matières excrémentitielles.

Si la fécule est dans l'estomac avec d'autres aliments, elle y est retenue et ne sortira qu'avec les autres qui l'entraînent.

Expérience XXVIII. — Je donne à un chien, avec de la viande, 60 gr. de fécule délayés dans 80 gr. d'eau distillée.

Il est sacrifié après une heure.

Dans l'expérience XXVI, la fécule avait disparu tout entière dans l'estomac au bout d'une heure; dans l'expérience XXVIII, toute la fécule s'y retrouve au milieu de la viande, retenue par elle et non modifiée.

Le liquide qui est dans l'estomac ne réduit pas la liqueur de Bareswil.

Réflexions. — Ce que cette série d'expériences prouve, c'est que le suc gastrique ne peut servir à former le glycose, c'est que les fécules n'ont aucune propriété irritante sur la muqueuse du tube digestif, et qu'ainsi on peut les prescrire sans crainte à un dyspeptique.

Mais on doit se demander si le suc gastrique ne pouvant faire du glycose, ne modifie nullement la fécule.

Ce que j'ai reconnu, c'est que le suc gastrique change la fécule en dextrine, et qu'elle prépare la transformation ultime qui est réservée à l'intestin, de même qu'il prépare la peptonisation de la viande en la réduisant de volume et en continuant son effet sans doute dans l'intestin.

La production de dextrine est instantanée. Pour le démontrer, je verse dans un liquide où a infusé une muqueuse d'estomac, de l'amidon; immédiatement il a perdu la propriété de bleuir par la teinture d'iode.

Ce changement n'est pas dû à l'acide stomacal, mais à la pepsine.

En effet, si on met de l'amidon dans de l'eau en présence de l'acide lactique, l'amidon continue de bleuir par la solution de l'iode.

Mais si on ajoute de la pepsine, l'amidon ne bleuit plus par l'iode.

L'expérimentation directe en dehors du tube digestif permet de reconnaître que le suc gastrique n'agit pas autrement sur la fécule, fait de la dextrine et non du sucre.

Je chauffe 2 grammes d'amidon à 37 degrés, durant trois heures, avec 25 grammes d'une infusion d'estomac et 100 grammes d'eau distillée et filtrée.

Ce liquide, chauffé avec la potasse, reste clair, transparent, il ne réduit pas la liqueur de Bareswil, et il ne bleuit pas par l'iode.

Digestion du sucre.

Le rôle de l'estomac vis-à-vis du sucre de canne n'est pas plus important qu'il ne l'est pour la fécule.

Il peut bien changer le sucre de canne en glycose, mais ce n'est qu'après un temps très-long, et en général le sucre de canne n'y séjourne pas le nombre d'heures nécessaire pour cette réaction.

Il faudrait qu'il y restât une quinzaine d'heures. Ce n'est qu'après ce temps que le liquide de l'estomac contient du glycose.

Et ce n'est pas à la pepsine qu'est due la réaction chimique, ce n'est pas au liquide digestif de l'estomac qu'on peut attribuer la transformation, mais c'est l'acide du suc gastrique qui la détermine.

Au bout de trois heures, j'ai reconnu que le sucre de canne n'a pas encore passé à l'état de glycose.

Je suis donc autorisé à conclure que l'action de l'estomac sur le sucre de canne est à peu près nulle.

Les médecins craignent souvent de permettre le sucre au dyspeptique; mais il est parfaitement innocent vis-à-vis du tube digestif et ne lui est pas nuisible.

C'est l'intestin qui est chargé de transformer le sucre de canne en glycose.

Dès que celui-ci est produit, il est absorbé par la veine porte et n'a pas le temps de se décomposer en acide lactique comme le prétend Lehmann.

Ce savant expérimentateur soutenait que l'acidité du liquide intestinal provenait de l'acide lactique qui résultait de la décomposition du glycose.

J'ai suffisamment insisté plus haut sur ce fait que l'acidité du liquide intestinal ne venait pas d'une réaction chimique, mais était due à l'acidité du suc intestinal en même temps qu'au suc gastrique qui avait passé dans l'intestin.

L'influence de l'estomac sur le sucre de canne, qui n'est en réalité que très-simple et se réduit à l'influence d'un acide quelconque sur le sucre de canne, a été diversement interprétée par les expérimentateurs.

Ils n'ont pas pu se mettre d'accord.

Blondlot et Frerichs ont soutenu que l'estomac ne peut pas changer le sucre de canne en glycose. Bouchardat, Sandras, Longet, Schiff ont soutenu le contraire.

Opinions diverses sur la digestion du sucre dans l'estomac.

Il est étonnant qu'on ne se soit pas entendu sur une question aussi facile, qui ne consiste en réalité qu'en une question chimique.

Le désaccord tient à ce que les uns n'ont pas laissé le sucre de canne en contact avec l'infusion d'estomac le nombre d'heures nécessaire pour l'opération, et à ce que le procédé expérimental a été singulièrement compliqué par Blondlot.

Il n'est besoin que de citer son expérience pour comprendre qu'il a obtenu des résultats différents des autres.

« Je donne, dit-il, à un chien 100 grammes de sucre » pur qu'il mange avec avidité. Examinant l'estomac au » bout d'une demi-heure, je trouvai qu'il renfermait » une grande quantité d'un liquide blanchâtre, de con- » sistance sirupeuse, d'une saveur douce et d'une aci- » dité très-prononcée.

» J'ai mis de côté 10 à 12 grammes, et l'animal avale » de nouveau le reste. Une demi-heure après, je trou- » vai que l'estomac renfermait encore une très-grande » quantité d'un liquide qui ne différait du premier que » par son mélange avec de la bile ; il était aussi moins » acide et renfermait une plus forte proportion de mucus » écumeux.

» Une heure plus tard, l'estomac ne contenait plus » qu'une petite quantité de mucus, mélangé à du suc » gastrique très-acide.

» Les dix à douze grammes de liquide retirés de l'es-

» tomac furent exposés dans un flacon fermé pendant » plus de douze heures à une température de 40 degrés, » après quoi, le liquide fut partagé en deux parties, dont » l'une fut mélangée avec de la levûre de bière et l'autre, » après avoir été saturée exactement avec de la potasse, » reçut une membrane animale propre à déterminer la » métamorphose en acide lactique, et sous l'influence » d'une légère température, la fermentation alcoolique » ne tarda pas à se développer d'une manière éner- » gique, dans le premier vase; et dans le second, l'acide » lactique apparut au bout de quelques heures, d'où il » suit que le sucre ne subit aucune altération de la part » du suc gastrique, soit dans l'estomac, soit hors de ce » viscère. »

Si Blondlot n'avait pas compliqué l'expérimentation, il aurait certes reconnu qu'une longue intervention du suc gastrique peut, grâce à l'acide, produire la métamorphose du sucre de canne en glycose.

Du glycose.

Le glycose est absorbé tel quel dans le tube intestinal et n'a aucune modification à subir de par les liquides digestifs.

Quand il est en petite quantité et délayé dans une quantité suffisante d'eau, il disparaît rapidement du tube digestif,

Expérience XXIX. — Je donne à un chien à jeun cinq grammes de glycose étendus dans trente grammes d'eau distillée.

Il est sacrifié après une demi-heure.

Je ne trouve dans l'estomac que 6 grammes de liquide acide sans trace de sucre.

Le liquide intestinal n'en contient pas la moindre trace.

Si la quantité de glycose est double et étendue dans la même quantité d'eau, l'absorption est bien plus longue, c'est ce que démontre l'expérience suivante.

Expérience XXX. — Je donne à un chien 10 gram. de glycose étendus dans 30 grammes d'eau. Il est sacrifié après une demi-heure.

Le liquide de l'intestin renferme une très-petite quantité de glycose.

Le glycose se retrouve presque tout entier dans l'estomac ; l'absorption est bien plus lente quand sa dose est plus grande et diluée dans une même quantité de liquide.

Son absorption n'est subordonnée à aucune réaction chimique, mais dépend des conditions physiques. C'est dans l'estomac et l'intestin que l'absorption se fait, et ces organes ne sont sollicités à aucun travail physiologique par cet ordre de matières qui leur arrivent telles qu'elles peuvent pénétrer directement dans la circulation.

J'ai actuellement passé en revue les principaux types des substances alimentaires qui sont destinés à composer notre régime alimentaire habituel. J'ai essayé de montrer comment leur digestion se fait, dans quelle partie du tube digestif elle s'accomplit, et quelle est son influence sur la muqueuse de l'estomac.

CHAPITRE XIII

FONCTION DE L'ESTOMAC

Il résulte de cette série de faits qu'il faut voir dans l'estomac surtout un réservoir pour les aliments, réservoir chargé de fournir à l'intestin par fractions ces substances, et c'est dans l'intestin qu'ils trouveront un terrain favorable à la digestion et à l'absorption.

L'estomac prépare les matières, en les divisant et en les distribuant à petite dose dans l'intestin, à être facilement élaborées dans ce dernier milieu où elles trouveront les liquides de deux grandes glandes indépendantes, de glandes annexées à l'intestin et où le suc gastrique coopérera à l'action de ces différents liquides et facilitera la métamorphose définitive.

Les réactions sur la graisse sont instantanées ; aussitôt que le suc pancréatique sera sécrété et que le suc intestinal sera produit par le contact des aliments, l'émulsionnement se fera.

La transformation de la fécule est plus longue, et enfin celle de la viande, de l'œuf est plus lente encore.

La durée nécessaire pour la digestion n'implique pas la difficulté de la digestion.

Que la viande séjourne longtemps dans l'estomac et

ne fasse pas un séjour moins long dans l'intestin, il n'en résulte pas que la digestion soit plus laborieuse. Nous n'avons aucune donnée sur le temps nécessaire à la peptonisation de la viande, à la peptonisation de l'albumine de l'œuf, mais peu importe : ces substances ne sont jamais nuisibles dans l'état de santé au tube digestif.

Le tube intestinal supporte sans souffrir le contact de tous ces aliments pour les raisons que j'ai indiquées ; nous voyons que le travail digestif consiste en réalité en une pérégrination des aliments à travers le tube digestif; que dans cette pérégrination la plus grande partie échappe aux liquides digestifs et passe dans le gros intestin sans servir à notre alimentation ; que dans tout ce trajet ils rencontrent cependant le suc intestinal qui cumule les fonctions dévolues au suc gastrique, au pancréas pour la digestion.

La nature voulait utiliser pour nous la plus grande somme des substances alimentaires, et celles qui n'ont pas été touchées par le suc pancréatique et la bile, trouveront le suc intestinal qui les remplacera et transformera l'aliment.

Arrivé au gros intestin, toute digestion aura cessé, et on ne peut plus produire avec les membranes du gros intestin aucune des transformations que j'ai obtenues avec la muqueuse de l'intestin grêle.

Dans cet acheminement de l'aliment à travers l'intestin grêle on ne rencontre jamais qu'une petite quantité de l'aliment à la fois, et il est continuellement chassé ; la pérégrination est lente, dure des heures, mais elle est continue, en sorte que l'aliment ne nuit jamais par sa masse, et ne peut devenir nuisible à l'état de santé.

La longueur de l'intestin grêle s'explique par sa fonction ; elle a pour but surtout de favoriser l'alimentation.

Mais l'estomac se présente dans des conditions toutes différentes.

Toute la masse alimentaire lui arrive en une seule fois et vient peser sur sa face postérieure, en sorte que l'aliment, par son seul poids, peut déjà lui faire dépasser le degré de congestion physiologique, l'irriter ; mais ce n'est pas seulement par son poids qu'il agit, c'est aussi par sa nature.

Mes expériences sur la graisse, l'alcool, le chou, etc., ont montré que ces aliments sont une cause d'irritation. Le contact prolongé de ces substances, la masse de ces aliments, leur arrivée dans l'estomac à l'état pour ainsi dire brut (car le travail des glandes salivaires a bien peu d'importance au point de vue de la modification des aliments) le placent dans une situation bien inférieure à celle de l'intestin qui a été protégé par la nature.

Que l'estomac reçoive des fruits crus, des graisses, des pâtes cuites et même des fragments d'os, il est forcé de les réduire pour les pousser dans l'intestin ; le suc gastrique ne peut rien pour la digestion de ces aliments ; il est alors obligé de les ramollir en les faisant infuser dans une grande quantité de liquide acide. Il appelle à son secours tous ses vaisseaux qui se dilatent pour fournir cette eau ; c'est elle qui est chargée de balayer ce bol alimentaire rebelle.

Quand cet immense travail se produit, l'estomac est irrité, est devenu malade et peut rester malade. C'est ainsi que j'ai vu des dyspepsies se produire à la suite d'un seul repas et durer des années.

Ces considérations suffisent pour faire comprendre pourquoi la dyspepsie stomacale est si facile à se produire, pourquoi elle peut disparaître vite, mais aussi durer indéfiniment si on ne la corrige par une thérapeutique convenable.

Ces considérations serviront aussi à faire sentir au médecin qu'il lui faut abandonner les idées que les physiologistes modernes lui ont inspirées sur la fonction de l'estomac, idées avec lesquelles il ne pourra être que dérouté s'il veut traiter un malade.

En mettant en relief l'infériorité de l'estomac par rapport à l'intestin, on perçoit facilement qu'on ne peut plus lui attribuer le rôle de peptonisateur que lui ont accordé les physiologistes.

Si l'intestin peut pourvoir à toute la fonction, il n'y a pas de raison pour que les azotés aient un organe spécial à leur dévotion.

Du reste, chacun sait combien une occlusion du pylore compromet rapidement la vie, parce que l'intestin ne reçoit plus d'aliments, et s'il était possible de trouver dans l'estomac un peptonisateur, comme Schiff le dit dans son traité sur la digestion, on pourrait espérer de prolonger l'existence en donnant des substances complexes, le lait.

Son rôle d'absorbant est même extrêmement limité. En admettant la théorie actuelle, on ne peut pas se rendre compte pourquoi le suc gastrique traversant toute la masse alimentaire, les fécules, graisses, sucres, azotés, pourrait, par une espèce d'instinct, arriver aux azotés pour les élaborer et les peptoniser.

Bien souvent le suc gastrique doit toucher, imbiber

plus fortement tous les aliments non azotés, que les azotés.

En restant dans cette théorie plus simple et moins savante de simple désagrégation des aliments pour leur permettre le passage à travers le pylore, on se rend compte de l'utilité de l'intervention des fibres musculaires, dont personne, je crois, n'a décrit avant moi la fonction réelle, très-importante, qui combine son action avec celle du suc gastrique.

Suc gastrique et fibres musculaires concourent à un but unique ; si le suc gastrique ne peut rien sur l'aliment, la nature nous en débarrasse souvent en provoquant un vomissement ; mais si elle ne fait pas rendre l'aliment par le vomissement, l'aliment qui est irritant fait excréter de l'eau qui le ramollit, et facilite son passage dans l'intestin.

C'est d'abord l'estomac qui est frappé dans sa structure, qui est enflammé, l'intestin restant sain ; mais si cette inflammation persiste, elle s'étendra jusque dans l'intestin, qui ne présentera dans son état pathologique aucun trait de ressemblance avec celui de l'estomac. Les symptômes de l'irritation intestinale seront absolument différents de ceux de l'irritation stomacale.

Dyspepsie intestinale et dyspepsie stomacale ne présentent pas de trait commun; intestin et estomac n'ont pas plus de ressemblance à l'état pathologique qu'ils n'en offrent comme organes physiologiques.

Ils tendent vers un même but, la digestion de l'aliment; ils sont unis par leur système musculaire, vasculaire et nerveux ; l'état pathologique de l'un réagit facilement sur l'autre ; on ne peut voir en eux qu'une unité organique, mais quand ils deviennent malades, ils présentent des symptômes différents.

Ce point de vue est important pour comprendre bien des questions de la pathologie gastro-intestinale.

CHAPITRE XIV

De la digestion dans la fièvre et le catarrhe stomacal.

J'ai prouvé que la cellule peptique est toujours chargée de liquide digestif quand elle est en contact avec une matière azotée, que l'aliment azoté entretient dans la cellule une quantité de suc gastrique proportionnée à la masse de l'aliment, et qu'elle n'est jamais dépourvue de liquide digestif.

Au contact d'un aliment irritant, la cellule peut se décharger de son suc digestif, et celui-ci ne se renouvellera pas, ou bien il reste dans la glande pepsifère sans s'excréter.

Un des caractères qui peuvent servir à différentier ces deux ordres d'aliments, c'est leur action sur la cellule peptique.

Quand le suc gastrique ne se sécrète pas ou même s'il est sécrété sous l'influence d'un aliment que j'appelle irritant, il s'excrétera en même temps de l'eau acidulée, et tous les éléments de l'estomac participent à cette irritation.

La solidarité des phénomènes qui se produisent dans toute digestion existe toujours. S'il y a un trouble dans la sécrétion du suc gastrique, on peut être certain que la contraction des fibres musculaires de l'estomac est troublée et que la vascularisation de la muqueuse l'est également, tous les trois dépendant d'un système nerveux qui est primitivement affecté dans l'état dyspeptique.

Les médecins savent qu'on peut alimenter un malade atteint de fièvre typhoïde avec du lait, des potages, au grand profit du malade que l'on nourrit suffisamment pendant toute la durée de la maladie et chez qui on empêche l'inanition.

On ne lui donne pas des aliments solides, d'abord parce qu'ils seraient vomis, et ensuite parce qu'ils pourraient compromettre la vie.

Il est clair que le lait, pour pénétrer dans la circulation, a besoin d'être digéré aussi bien qu'un aliment solide, que la caséine a besoin d'être peptonisée, que le beurre doit être émulsionné pour devenir absorbable. Il faut donc qu'il rencontre tous les liquides digestifs qui existent à l'état de santé.

Schiff a dit que le ferment digestif n'existe pas quand il y a fièvre. S'il n'y en a pas dans l'estomac, il n'y a pas de raison pour qu'il s'en trouve dans le pancréas ou dans les glandes intestinales, et alors pourquoi le lait serait-il assimilé dans le cas de fièvre typhoïde.

Il y a donc contradiction entre l'observation du physiologiste, et les faits.

Il est intéressant pour le médecin de savoir ce qui se passe dans l'estomac quand la fièvre est allumée, et jusqu'à quel point il peut alimenter le malade sans le compromettre. D'abord, que devient le suc gastrique dans la fièvre?

Du suc gastrique dans la fièvre.

Expérience XXXI. — J'ouvre l'abdomen d'un chien et j'applique une ligature au pylore, puis je referme l'abdomen avec quelques points de suture. Cette opération détermine promptement la fièvre chez le chien; l'animal ne survit que vingt-quatre heures. La muqueuse de l'estomac est rouge et couverte de fausses membranes.

En faisant infuser la muqueuse dans de l'eau distillée, je fais digérer avec le liquide de l'infusion 15 grammes d'albumine. L'état fébrile n'empêche donc pas les glandes gastriques d'être chargées d'une certaine quantité de suc gastrique.

Du catarrhe stromacal.

La digestion se fait-elle, si l'estomac est atteint de catarrhe, de la même manière que si l'estomac est à l'état sain, et en quoi la digestion stomacale diffère-t-elle d'une digestion par l'organe sain?

Pour développer le catarrhe chez le chien, je l'alimente comme d'ordinaire, et j'ajoute à son régime 40 grammes d'alcool étendus dans 100 grammes d'eau, durant quatre ou cinq jours. Au bout de ce temps, la muqueuse stomacale est fortement congestionnée, recouverte d'un mucus plus ou moins épais, et nous pouvons observer ce qui se passe dans l'estomac, comparativement à ce que j'ai observé dans l'estomac sain.

Pour faire ces observations, je lui fais faire un repas, et je le sacrifie après un nombre d'heures déterminé ; cela me permet de comparer le poids d'aliment qu'on retrouve dans l'organe malade, à celui qu'on trouve dans l'organe sain.

Expérience XXXII. — Je donne à un chien durant quatre jours, 50 grammes d'alcool à 36 degrés, étendus de 150 grammes d'eau, et le jour où je vais le sacrifier, je lui fais faire un repas de 100 grammes de bœuf cuit.

Cinq heures après le repas, il est tué par piqûre du bulbe.

La muqueuse de l'estomac est fortement congestionnée, d'un rouge foncé, et recouverte de fausses membranes.

Il reste dans l'estomac 60 grammes de viande.

Réflexions. — Avec la muqueuse de l'estomac affecté de catarrhe je puis faire digérer 16 grammes de blanc d'œuf, c'est-à-dire la même quantité qu'avec un estomac normal.

Et cependant il reste dans l'organe, après cinq heures, 60 grammes de viande, alors qu'après ce temps un estomac normal s'est débarrassé presque entièrement d'un bol de 100 grammes de viande (voir expériences ci-dessus).

La muqueuse de l'estomac malade contient donc la même quantité de suc gastrique que celle de l'estomac sain.

Si une petite partie de la viande seulement est chymifiée par l'estomac atteint de catarrhe, c'est que la sécrétion de suc gastrique est enrayée, c'est que la fibre musculaire ne se contracte plus comme à l'état physiologique, que la circulation de la muqueuse est troublée. Tous ces désordres résultent de l'irritation de la muqueuse, ralentissent la chymification.

Une autre expérience de même genre donne les mêmes résultats.

Expérience XXXIII. — Je donne à un chien, durant quatre jours, 50 grammes d'alcool étendus de 200 gr. d'eau, et le dernier jour je lui fais faire un repas de 100 grammes de bœuf cuit.

Six heures après le repas, il est sacrifié.

Il reste 25 grammes de viande dans l'estomac.

Réflexions. — Après six heures, un estomac sain est entièrement débarrassé d'un bol de 100 grammes de viande (voir expérience ci-dessus), tandis qu'il reste dans cet estomac malade le quart en poids de l'aliment.

Enfin, dans une dernière expérience, les faits sont encore plus saillants; l'usage de l'alcool est continué durant onze jours, et il ne l'était précédemment que durant quatre jours.

L'estomac est plus fortement atteint.

Expérience XXXIV. — Je donne, durant onze jours, à un chien 40 grammes d'alcool étendus de 100 grammes d'eau, et le onzième jour je lui fais faire un repas de 100 grammes de bœuf cuit.

Six heures après le repas, il est sacrifié par piqûre du bulbe.

Je retrouve dans l'estomac 70 grammes de viande. La muqueuse de l'estomac présente la coloration terne d'un rein gras.

Les glandes pepsifères ont leurs cellules chargées de granulations graisseuses.

Les fibres musculaires de l'estomac sont contracturées, l'organe est diminué de volume et rétracté.

Réflexions. — Dans un estomac sain, après six heures, on ne trouve plus de viande si le bol est de 100 grammes, et dans ce cas il en reste encore 70 grammes.

La sécrétion du suc gastrique est fortement diminuée parce que les cellules sont chargées de graisse, l'action des fibres musculaires est amoindrie parce qu'elles sont fortement convulsées; il en résulte un ralentissement fonctionnel qui se manifeste très-clairement dans l'expérience XXXIV.

De la digestion par un estomac malade comparée à la digestion par un estomac sain.

Les données expérimentales font bien nettement ressortir le contraste entre la digestion à l'état de santé et à l'état pathologique.

Ces expériences nous montrent que, toutes les fois que l'estomac est irrité, le travail de chymification est amoindri, et, pour les raisons que je viens d'indiquer, le travail de digestion est plus long à se produire, l'estomac fournit plus lentement à l'intestin les éléments du bol alimentaire destinés à être peptonisés.

Ces expériences nous permettent de nous rendre compte de ce qui se passe quand il est irrité, c'est-à-dire quand il y a dyspepsie.

Les physiologistes ont admis que les divers éléments

anatomiques qui composent l'estomac pouvaient être isolément troublés, et être le point de départ d'espèces de dyspepsies différentes.

« Ainsi Corvisart a distingué dans les dyspepsies celle due à l'insuffisance de suc gastrique, ou à une mauvaise qualité de suc gastrique, une deuxième provoquée par l'altération de fonction du muscle, enfin une troisième qui aurait son origine dans les modifications du système nerveux de l'estomac. »

On pourrait penser que c'est sur l'expérimentation physiologique que sont fondées ces divisions. Il n'en est rien.

C'est d'après la clinique et les divers symptômes que présente le malade, que le savant physiologiste a institué ces formes diverses.

« Quand le malade vomit avant la deuxième heure de la digestion, et si le vomissement est fade, neutre ou alcalin, on est fondé, dit-il, à rapporter ces symptômes au vice de sécrétion du suc gastrique, et on en peut être certain si, quoique pris en petite quantité, l'aliment est rendu après la première heure. A cette forme de dyspepsie, Corvisart rattache comme symptômes la céphalalgie, le malaise après le repas, le sentiment de pesanteur à l'estomac, le gonflement épigastrique douloureux et une tendance au sommeil.

» La dyspepsie due à l'irritation du muscle est celle que l'on observe chez la femme enceinte ou à l'époque de ses règles, quand elle vomit, le matin à jeun ou dans l'intervalle des repas, une certaine quantité de liquide.

» Le suc gastrique n'est plus en jeu, d'après Corvisart; tout est en bon état, sauf le muscle. »

C'est de la donnée clinique qu'il part pour établir ces déductions physiologiques.

J'ai suffisamment insisté sur l'impuissance de la clinique pour nous faire comprendre, quoique ce soit dans les phénomènes pathologiques dont l'estomac est le siége.

J'ai prouvé par l'expérience que les divers éléments qui composent l'organe fonctionnent toujours ensemble; que toutes les fois que l'un d'eux est atteint, tous le sont en même temps, et qu'il n'est pas possible d'attribuer l'état pathologique à la déviation fonctionnelle de l'un d'eux isolément.

Du reste, lorsque Corvisart veut expliquer les vomissements de liquide chez la femme enceinte par la simple irritation du muscle, il nous rend bien compte du vomissement, mais non du vomissement de liquide, qui n'est évidemment pas expliqué par le seul fait de la convulsion musculaire.

Les expériences que j'ai rapportées à propos du catarrhe de la fièvre, montrent que le suc gastrique continue de se produire en moindre quantité, il est vrai, mais en quantité suffisante pour nous permettre d'alimenter un malade affecté de fièvre.

Dans l'état fébrile, il ne conviendra pas de donner des aliments solides, parce que si le suc gastrique est diminué, la contractilité du muscle stomacal est aussi amoindrie, et les vaisseaux ne fourniront pas la quantité d'eau nécessaire pour entraîner la pepsine.

La fonction de l'organe étant atteinte d'une manière générale, elle ne pourra pas suffire pour chymifier la substance alimentaire.

Dans la fièvre typhoïde, il y a encore d'autres raisons pour ne donner aucun aliment solide.

Mais on entretiendra le malade avec des potages, du lait, qui exigent un travail complet de digestion, puisqu'ils contiennent des matières azotées, des graisses, des fécules et du sucre.

La nature nous a mis à l'abri de l'inanition, car même quand notre organisme est affaissé par la maladie, nous pouvons suffisamment digérer pour entretenir la vie.

La fonction stomacale est toujours sauvegardée, aussi bien que celle de l'intestin.

La cellule peptique conserve une certaine activité, et même après la mort, puisque l'on peut faire des digestions artificielles avec la membrane muqueuse de l'estomac de l'animal mort.

Quelle que soit la durée de la diète, la cellule peptique est toujours chargée de pepsine.

Schiff et Corvisart l'avaient parfaitement constaté.

J'ai laissé durant deux jours un lapin à une diète absolue, sans lui donner ni aliment ni boisson, et j'ai pu faire digérer avec la muqueuse de son estomac sept grammes d'albumine d'œuf, c'est-à-dire la même quantité qu'avec l'estomac d'un lapin bien nourri.

La pepsine se produit spontanément dans la cellule peptique sous la seule influence de la vie.

Après avoir donné à un petit chien 700 grammes de viande, c'est-à-dire une quantité d'aliment qui décharge la muqueuse, j'ai trouvé, trente-six heures après ce repas, assez de suc gastrique pour faire digérer 25 gr. d'albumine d'œuf.

Le suc gastrique se refait continuellement; l'aliment ne sert qu'à en augmenter la quantité, c'est l'aliment azoté qui le fait sécréter.

La sécrétion est subordonnée à des causes diverses que j'ai indiquées; elle est tarie ou accrue, selon l'aliment ou la boisson que l'on fait agir sur la muqueuse.

Schiff a soutenu que les aliments, pour que la glande gastrique contienne de la pepsine, devraient transmettre au sang certains de leurs principes, et qu'en retour le sang envoyait aux glandes les éléments devant servir à former le liquide digestif. Tous les aliments n'ont pas, d'après ce distingué expérimentateur, le pouvoir de fournir au sang les principes constituants de la pepsine.

Quelques-uns seulement jouissent de ce privilége, et il les a dénommés peptogènes.

Il a cru devoir démontrer que certains aliments sont peptogènes et d'autres ne le sont pas.

Il a institué une série d'expériences très-ingénieuses dans un intérêt clinique, pour apprendre aux médecins les aliments qu'il convient de prescrire en vue de guérir les dyspeptiques. C'est le suc gastrique qui seul fait défaut pour Schiff, il importe de charger les glandes gastriques de ce suc digestif autant que possible, et de rechercher quels sont en réalité les aliments capables de produire le suc gastrique.

Toute la fonction de l'estomac s'accomplissant par la pepsine, le médecin doit, d'après lui, ne se préoccuper que des moyens pouvant servir à charger les glandes gastriques du principe digestif.

C'est cette idée qui l'a conduit à faire une série de

recherches expérimentales en vue de démontrer que la théorie des peptogènes est exacte, et de découvrir les principales substances qui doivent être classées dans ce groupe.

Des peptogènes.

Corvisart avait observé qu'à la fin d'un repas copieux, la pancréatine a perdu la propriété de digérer l'albumine, et qu'il est nécessaire d'introduire dans l'estomac de nouveaux aliments pour que le pancréas se charge de nouveau de liquide digestif efficace.

Corvisart interprète ce fait de la manière suivante. Il est nécessaire qu'une certaine quantité de peptones résultant de la digestion gastrique soit absorbée, passe dans la circulation pour livrer au pancréas les éléments de la pancréatine.

Je n'ai pas à discuter l'exactitude de ce fait que Schiff considère comme démontré.

L'éminent professeur de Genève s'est demandé si l'estomac n'est pas dans les mêmes conditions que le pancréas, et s'il n'est pas nécessaire que l'estomac aussi ait absorbé une certaine quantité de peptones pour qu'il se produise une quantité notable de suc gastrique.

Schiff pense avoir démontré expérimentalement que la condition, pour que l'estomac se charge du liquide digestif, est que l'aliment azoté ait pénétré dans le torrent circulatoire, lequel envoie en retour aux glandes gastriques les éléments de la pepsine.

Voyons en quoi consistent ces expériences.

Il commence par faire faire aux animaux ce qu'il appelle un repas préparatoire.

Un repas préparatoire est celui dans lequel les animaux absorbent une telle quantité d'aliments, qu'ils utilisent pour la digestion tout le suc gastrique de l'estomac : il leur fait manger jusqu'à 2 kilogrammes de viande.

Quand ce repas est fini, Schiff admettant que la muqueuse ne contient plus de suc gastrique, introduit à travers la fistule de l'estomac préalablement faite, un sac de tulle dans lequel il renferme de l'albumine d'œuf coagulé.

Le sac de tulle est attaché à la canule fixée dans la fistule, et le chien est maintenu dans une cage, ou bien on le fait promener.

Après 6 heures de séjour du sac de tulle dans l'estomac, il retrouve la même quantité d'albumine; par conséquent il ne s'est rien digéré.

Il a répété cette expérience un grand nombre de fois, et le résultat a toujours été identique.

Dans ces conditions expérimentales, l'albumine ne se modifie pas, demeure intacte.

L'auteur conclut que s'il n'y a pas de digestion, c'est qu'il n'y a pas de suc gastrique.

Nous verrons plus tard ce qu'on doit penser de cette conclusion.

Poursuivons la description de l'expérience.

Si, avec le sac d'albumine, il introduit dans l'estomac 100 grammes de pain à l'état de liberté, ou 200 grammes de viande, ou 100 grammes de fromage, ou 20 grammes de dextrine, il ne retrouve plus l'albumine intacte après 6 heures ; mais 5 grammes, 4gr,8, 4gr,1 d'albumine auront disparu du sac.

Sous quelle forme l'albumine a-t-elle disparu du sac? Était-elle peptonisée ou en granulations ? Schiff ne le dit pas et ne peut l'observer à travers une fistule.

Il ne se laisse pas arrêter par ce fait qui est très-important cependant.

Observant, dans une première série d'expériences, que l'albumine renfermée dans un sac est seule dans l'estomac, n'abandonne pas le sac et qu'il est nécessaire d'introduire dans l'organe du pain, de la viande, du fromage pour que l'albumine disparaisse, il conclut ainsi :

L'albumine n'engendre pas la pepsine dans une muqueuse qui n'en contient pas, n'est pas peptogène ; tandis que les autres aliments sont peptogènes, puisque avec leur concours le sac se vide d'albumine.

Ces expériences ne font pas doute pour l'auteur, et il cherche immédiatement à en tirer des conclusions pratiques.

Il applique le principe des peptogènes à la curation de la maladie ; il a prescrit du pain et du bouillon un certain temps avant le repas, et dit avoir obtenu de l'amélioration chez quelques dyspeptiques.

Il est donc nécessaire de discuter ce genre d'expériences point par point pour savoir leur valeur.

Et d'abord le repas préparatoire qu'il fait faire aux animaux peut-il épuiser la pepsine de telle manière qu'elle ne se produise qu'avec le concours d'un autre aliment ?

J'ai montré, dans des expériences précédentes, que

quelle que soit la quantité d'aliments donnés à un animal un certain nombre d'heures après le repas, le suc gastrique se refait de lui-même ; l'épuisement de la muqueuse par un fort repas, qui est la base de cette expérience, ne peut donc se démontrer.

J'ai retrouvé dans la muqueuse un certain nombre d'heures après un fort repas, de quoi faire digérer une vingtaine de grammes d'albumine.

L'introduction du nouvel aliment n'est donc pas nécessaire pour avoir du suc gastrique.

L'estomac se prépare de lui-même à une nouvelle digestion, quelque abondant qu'ait été le repas précédent.

Pourquoi, demandera-t-on, s'il y a du suc gastrique dans la muqueuse, l'albumine reste-t-elle entière dans le sac?

C'est que l'albumine est emprisonnée dans un sac fixé en un point de la muqueuse ; c'est qu'il n'y a pas entre elle et la muqueuse un contact immédiat ; c'est qu'elle ne la stimule pas, et le liquide digestif reste inclus dans les glandes.

Que l'albumine soit laissée libre dans l'estomac, et elle fera sécréter le suc gastrique aussi bien que le pain, la viande ; et elle est aussi bien peptogène que le pain, la viande, le fromage ou toute autre substance azotée.

L'expérimentateur n'aurait eu qu'à intervertir son expérience et à emprisonner le pain ou le fromage dans le sac de tulle, en laissant l'albumine libre. Il en aurait déduit que l'albumine est peptogène et que le pain et le fromage ne le sont pas.

La pepsine ne se sécrétera qu'à la condition que l'aliment exerce une pression contre la muqueuse; celui-ci devient alors un agent stimulant pour la muqueuse; toutes mes expériences sur la viande l'ont amplement démontré : tous les aliments azotés accroissent la quantité du suc gastrique dans les glandes.

Il n'était pas besoin de cette longue série d'expériences que l'ingénieux physiologiste a faites pour établir la théorie des peptogènes. Du reste, son expérience principale, sur laquelle il se fonde pour rechercher si une substance est peptogène, n'est pas exacte. Schiff ne sait pas si l'albumine qui quitte le sac est peptonisée, ou en sort, ce qui est certain, à l'état de granulation.

Cependant il a continué ses recherches pour les autres aliments, en se servant de cette même expérience qui ne peut rien apprendre.

Il en a examiné un très-grand nombre, en se plaçant au même point de vue qui, pour lui, était parfaitement exact.

Ainsi il introduisait dans l'estomac à l'état de liberté de la purée de pommes, du marc de café, du sucre, du sel de cuisine, et comme avec ces substances l'albumine restait entière dans le sac, il concluait qu'elles n'étaient pas peptogènes. Il est certain que toute espèce d'aliments ne fait pas sécréter de la pepsine, j'ai démontré que ce sont les matières azotées qui seules jouissent de cette propriété.

Schiff est arrivé aux mêmes conclusions, mais par une voie indirecte et une expérimentation de laquelle l'on ne peut tirer aucune déduction légitime.

Pour moi, le seul contact de l'aliment azoté avec la

muqueuse me paraît suffisant pour que la glande peptique se charge de suc digestif.

Mais pour Schiff, il est nécessaire que l'aliment qui doit exercer une action peptogène soit absorbé, passe dans le sang, et celui-ci donnera en retour de la pepsine. Pour passer dans le sang, il faut que l'aliment puisse fournir un extrait aqueux; on en peut obtenir avec la viande, le pain, et, pour cette raison, d'après Schiff, ils sont peptogènes, et comme on n'en peut obtenir avec l'albumine, celle-ci n'est pas peptogène.

Comment démontre-t-il que l'aliment doit avoir passé dans le sang pour qu'il se forme de la pepsine?

Comment démontre-t-il que le sang est le véritable véhicule de la substance peptogène, que c'est lui qui le porte aux glandes?

Peu importe, dit-il, par où celle-ci entre dans le sang; qu'on l'introduise par l'estomac, par le rectum, par le tissu cellulaire sous-cutané, par les veines, elle arrivera toujours aux glandes stomacales pour former de la pepsine.

Il fait l'expérience suivante : Il donne de la dextrine qu'il a reconnue peptogène en lavement, à doses croissantes, et il constate qu'une dose croissante d'albumine quitte le sac.

Quand il l'injecte sous la peau, quand il l'injecte dans les veines, il obtient toujours le même résultat, et il voit toujours l'albumine diminuer dans le sac. Il conclut que le sang apporte toujours la substance peptogène, n'importe la voie par où il l'a reçue.

Il ne se contente pas d'injecter de la dextrine, il injecte dans le tissu cellulaire sous-cutané du pus, et l'albumine diminue encore dans le sac ; le pus est donc aussi peptogène.

C'est là en vérité une bien singulière conclusion, injecter du pus pour faciliter la digestion !

Au lieu d'injecter du pus, il irrite les nerfs sensitifs chez un animal, l'albumine diminue encore dans le sac.

Ainsi irriter le nerf sensitif, cela équivaut à l'injection du pus sous la peau, cela équivaut à l'introduction de la dextrine dans le sang.

On voit où peut conduire une expérience fautive. L'expérience fondamentale de l'albumine ne disparaissant du sac que quand on introduisait du pain, de la viande, de la dextrine à l'état de liberté dans l'estomac, n'était pas juste. Schiff arrive à cette déduction que le pus fait secréter de la pepsine, que pour faire secréter du suc gastrique il suffit d'irriter un nerf sensitif. Ce qui manque à l'expérience fondamentale, c'est qu'il ne nous dit pas si l'albumine est devenue peptone, ou si elle a quitté l'estomac à l'état granuleux.

Schiff ne peut répondre à cette question, et par conséquent toute sa théorie ne peut se soutenir.

J'ai insisté à dessein sur cette question, des peptogènes que l'auteur a longuement développée, question qui paraissait pouvoir intéresser la clinique.

Vulpian semblait accepter les résultats de Schiff. Il a répété quelques-unes de ses expériences, qui, dit-il, ne sont pas en désaccord avec celles de Schiff. Il importait donc de savoir ce qu'il y a de fondé dans cette théorie soutenue par des physiologistes aussi distingués.

Cependant le professeur de la Faculté de Paris n'a fait que très-peu d'expériences pour vérifier ces théories, et il a traité incidemment ce sujet dans son cours de l'école.

En résumé, toute la théorie des peptogènes est établie sur une série d'expériences qui toutes prêtent à la discussion, depuis la première qui lui sert de base ; j'ai montré ce qu'il y a de singulier dans les dernières expériences dont Schiff déduit que le pus est un peptogène, que l'irritation d'un nerf sensitif produit le même effet sur l'estomac qu'une substance peptogène ; enfin quand il arrive à conseiller des peptogènes aux dyspeptiques, je constate qu'il ne les guérit pas. Rien ne démontre mieux que la théorie est entachée d'erreur.

CHAPITRE XV

NERFS DE L'ESTOMAC.

On sait que tous les éléments anatomiques de l'estomac, glandes, muscles, vaisseaux, reçoivent des nerfs d'origine très-diverse et que ces nerfs règlent le fonctionnement régulier de ces différents éléments.

On ne connaît pas leur distribution exacte. Toutes les opérations s'exécutent dans l'estomac à l'état de santé, à notre insu, comme il arrive pour tous les phénomènes de la vie végétative Mais dès que l'organe devient malade, nous percevons des sensations douloureuses, auxquelles se rattache le désordre de toutes les parties de l'estomac. L'impression morbide ne reste pas limitée aux nerfs. Les différentes parties qui constituent les membranes sont immédiatement atteintes.

Ce qui serait intéressant à connaître, c'est l'action exacte des nerfs sur les vaisseaux et les muscles.

Ce qui serait intéressant à savoir, c'est la voie par laquelle les différents nerfs de la vie organique communiquent avec les centres nerveux.

Ces notions complexes supposent des données positives sur l'origine des nerfs de l'estomac, sur le trajet qu'ils parcourent, sur leur mode de terminaison.

Or toutes ces données nous manquent absolument, et toutes les recherches faites jusqu'ici par les physiologistes n'ont pas servi à nous les faire connaître.

On sait que les glandes, le muscle, les vaisseaux reçoivent des nerfs ; mais on n'est pas parvenu à les suivre. On sait que l'estomac étant le siége de congestions périodiques qui se répètent à chaque repas, que des actions vaso-dilatatrices se produisant aussitôt que l'aliment est en contact avec la muqueuse, ces actions sont provoquées par des centres qui sont situés dans le tissu sous-muqueux et dans la tunique musculaire et que l'on appelle ganglions d'Anerbach.

C'est par induction, c'est en se fondant sur les analogies de ces ganglions avec les autres ganglions nerveux, qu'on a été conduit à leur attribuer un rôle analogue à celui des autres ganglions nerveux ; mais aucune expérience physiologique n'a pu être faite pour appuyer cette idée.

Si nous passons en revue les différents nerfs qui se distribuent à l'estomac, les nerfs pneumo-gastriques, les nerfs splanchniques, les nerfs émergeant des plexus cardiaques, on peut au moyen de quelque procédé constater un effet de ces nerfs sur le muscle de l'estomac, sur les vaisseaux.

Ainsi, en électrisant le nerf pneumo-gastrique, on observe des contractions assez fortes de l'estomac ; en électrisant les nerfs splanchniques, le plexus cardiaque, on voit que la muqueuse stomachale pâlit.

L'expérimentation et l'observation clinique ont également prouvé l'influence du système nerveux central sur les vaisseaux de l'estomac.

En sectionnant les couches optiques, les pédoncules cérébraux, Brown Séquard, Schiff ont constaté des ulcérations de la membrane muqueuse. Tous les physiologistes ont pu répéter ces expériences.

Les pathologistes depuis Andral et Rolitansky ont pu observer les mêmes faits.

Il n'est pas contestable que la notion de l'influence du système nerveux central sur la circulation de l'estomac, de l'action des courants électriques appliqués au pneumo-gastrique et aux différentes branches du grand sympathique, a un intérêt réel ; mais de ces connaissances partielles à celles du rôle des nerfs stomacaux, il y a une bien grande distance.

On n'a aucune donnée positive sur leur agencement, et comment pourrait-on en connaître l'action physiologique.

L'anatomie est trop incomplète et trop vague pour que l'on puisse actuellement demander à la physiologie plus qu'elle n'a donné.

Nous sommes réduits à ne faire que des hypothèses. Nous avons observé les phénomènes qui se produisent à propos de toute digestion dans l'estomac ; nous ne pouvons faire que des conjectures sur l'intervention des nerfs dans les phénomènes vasculaires sécrétoires et musculaires.

On ne peut que formuler des espérances qu'un jour l'anatomie viendra faciliter la tâche de la physiologie et qu'elle l'aidera à débrouiller cette question complétement insoluble dans l'état actuel de la science.

CHAPITRE XVI

GAZ DU TUBE DIGESTIF.

Avant d'aborder le terrain de la pathologie, une dernière question qui intéresse la clinique au plus haut point attendait une solution ; je veux parler des gaz du tube digestif ; ce n'est pas la nature de ces gaz qui nous importe. Les chimistes, il y a longtemps, en ont fait l'analyse, mais à quoi ont servi ces analyses ?

Chevreul, Jurine, Chevillot nous ont appris que l'on trouve de l'oxygène, de l'azote, de l'acide carbonique, de l'hydrogène, de l'hydrogène carboné et de l'hydrogène sulfuré, c'est-à-dire tous les gaz de l'air auxquels il faut ajouter les trois derniers que je viens de citer.

La connaissance du genre de gaz n'a donné aucun moyen de guérir le malade atteint de ce que l'on appelle la dyspepsie flatulente : toutes espèces de médicaments ont été appliquées à la curation des gaz sans aucun résultat ; on a proscrit certains aliments comme se décomposant facilement et donnant lieu à une émission plus ou moins abondante de gaz.

Mais toutes les tentatives de thérapeutique, tous les efforts pour régler le régime alimentaire sont restés infructueux, parce qu'ils étaient fondés sur des théories empiriques.

On a cru jusqu'à présent que ce sont surtout les aliments qui provoquent les gaz, que ce sont eux qui en sont la source.

Les médecins comprenaient bien qu'il fallait connaître cette source, et que la question physiologique s'imposait à la clinique. Cette opinion sur l'influence des aliments était purement hypothétique, déduite d'une observation superficielle.

De ce que l'on voyait une grande quantité de gaz émis à la suite de repas faits avec certains aliments, on concluait que ces aliments étaient cause de leur production en se décomposant, en fermentant dans le tube digestif.

Une fois entré dans le champ des hypothèses, il n'y a pas de raison pour se limiter à une seule.

Ce n'est pas seulement l'aliment qui est incriminé; les liquides digestifs sont considérés comme participant à cette formation.

Les carbonates des aliments, a-t-on dit, au contact de. l'acide du suc gastrique, abandonnent leur acide carbonique.

Ils sont provoqués, selon Magendie, par la décomposition du chyme au contact de la bile, du suc pancréatique.

Si les gaz sont en excès chez certains individus et point chez d'autres, c'est que l'acidité du suc gastrique est excessive chez les uns et insuffisante chez les autres.

Pour expliquer la présence de l'acide sulfhydrique, on a dit qu'il doit sa production au contact des matières organiqnes et des sulfates des aliments.

Des arguments ont été cherchés de tous côtés pour se rendre compte de la présence des différents gaz.

Il n'y a pas de supposition qui n'ait été faite pour donner quelques éclaircissements au sujet. Les médecins aussi bien que les chimistes considèrent le tube digestif comme un grand laboratoire, une cornue où se passent sans cesse des réactions chimiques, des combinaisons et des décompositions : et, comme il faut des éléments pour les produire, c'est aux aliments, aux liquides digestifs qu'on s'en est pris.

Ce sont eux qu'ils ont accusés de faire tous ces gaz qui tourmentent les malades. Le tube digestif n'est que le récipient qui est sans cesse agité et transmet ses impressions.

C'est l'aliment, ce sont les sucs digestifs qui sont en jeu dans ce récipient, et par conséquent ce sont eux seuls qui sont cause de tous nos malaises, de toutes nos souffrances.

Personne ne s'était posé cette question si simple :

En réalité l'aliment produit-il les gaz, ou viennent-ils d'une autre source?

Planer avait bien publié (t. I, canstatt. 1860) des expériences dont les conclusions paraissaient bien nettes et donner raison à la théorie de la fermentation de l'aliment.

A chaque repas, disait-il, il se fait une fermentation dans laquelle il se dégage de l'acide carbonique et de l'hydrogène à volumes égaux et chaque espèce d'aliment fournit des quantités de gaz variables; ainsi un régime végétal donne bien plus de gaz qu'une nourriture animale.

C'est là une formule très-simple qui paraît juger la question.

C'est l'aliment qui fermente, c'est lui qui est la source des gaz.

Mais je dois déclarer qu'aucune de mes analyses eudiométriques ne m'a fourni des résultats concordants avec ceux de Planer. Je n'ai pas trouvé des volumes égaux d'acide carbonique et d'hydrogène.

Toujours le volume d'acide carbonique était supérieur à celui de l'hydrogène et la quantité fournie par un régime végétal n'est pas supérieure à celle que donne une nourriture animale : elle était même inférieure à celle que je rencontrais quand j'avais nourri un animal avec de la viande seulement.

La question reste donc entière, malgré les expériences de Planer dont je n'ai pu vérifier l'exactitude.

Ce n'est pas seulement l'aliment qui a été mis en cause, le récipient lui-même a été incriminé, et on a prétendu qu'il n'est pas étranger à la génération des gaz, que s'il est malade ceux-ci paraissent en bien plus grande quantité que quand il est à l'état sain.

Baumès (Traité des maladies venteuses) soutenait qu'une irritation de la muqueuse du tube digestif suffisait pour les provoquer, que l'on doit admettre un flux gazeux comme on admet un flux séreux ou muqueux, que le flux gazeux peut succéder à une irritation de la muqueuse, à une diarrhée, à des hémorroïdes.

Il ajoutait que la production de gaz peut annoncer l'issue d'une inflammation et que s'ils paraissent après une inflammation du tube gastro-intestinal, on peut être autorisé à porter un pronostic favorable sur l'issue de la gastro-entérite : « Les gaz, ajoute-t-il, sont souvent résorbés par les lymphatiques et les veines arrivent à enrayer la circulation et à causer la mort. »

Il se fonda pour énoncer de tels faits sur l'autorité de Morgagni qui en a cité plusieurs exemples.

Inutile d'insister sur ces dernières déductions de Baumès. Mais il faut remarquer qu'il ne voit dans le flux gazeux suivant une irritation de la muqueuse qu'une excrétion vasculaire, c'est le sang qui les rejette dans le cas d'inflammation de la muqueuse.

Cette dernière source n'est pas contestable, mais point n'est besoin que la muqueuse soit irritée pour que les vaisseaux en laissent échapper une plus ou moins grande quantité.

Nous avons beau poursuivre les recherches bibliographiques et parcourir les divers auteurs qui ont écrit sur la matière, la lumière ne se fait pas, pathologistes, chimistes, physiologistes ne nous apportent aucun éclaircissement.

Quelles sont les origines des gaz? Il est bien certain, comme nous le verrons plus loin, qu'ils viennent de l'air atmosphérique, des vaisseaux. Mais l'aliment en donne-t-il également, c'est là le côté du problème qui a besoin d'être élucidé, et doit-il être considéré comme la source principale des gaz du tube digestif?

Analyse des gaz

Ce que l'on observe chaque jour, c'est que si un malade affecté de dyspepsie flatulente prend certains aliments, comme e haricot, la lentille, il est bien plus tourmenté par les gaz que s'il se nourrit de lait ou de viande.

C'est cette observation superficielle qui a porté les médecins à dire que c'est le haricot, la lentille qui fermentent dans le tube digestif, tandis que le lait et la viande ne fermentent pas.

Observation erronée, car j'ai vu chez des dyspeptiques flatulents, l'ingestion d'une seule cuillerée d'eau ou de lait suivie d'excrétion de gaz durant plusieurs heures.

On ne peut pas évidemment dire que l'eau s'est décomposée, a fermenté, car son absorption suit de bien près son ingestion.

J'ai vu qu'après un repas de viande, il pouvait se former autant de gaz qu'après un repas de haricots ou de lentilles.

La clinique seule ne peut rien nous apprendre, livrée à ses propres ressources.

C'est à l'expérimentation qu'elle devait en appeler pour savoir si en réalité c'est l'aliment qui donne les gaz.

Or il est impossible de résoudre ce problème d'une façon directe; il fallait suivre les voies détournées pour en trouver la solution.

Si l'aliment est une cause principale des gaz, il s'ensuit qu'on en doit trouver bien moins chez un animal à la diète que chez un animal nourri.

Si l'aliment est une des sources principales des gaz, il faut que l'on trouve des quantités à peu de chose près équivalentes de gaz chez des animaux soumis à une même ration.

Il faut encore que, mis à la diète, ils donnent la même quantité de gaz, et que dans les diverses conditions où je les ai placés, la nature des gaz offre les plus grandes analogies.

Or il n'en est rien.

Dans l'état de diète, je trouve chez les animaux des quantités très-variables, et supérieures souvent à celles que présente l'animal nourri.

Chez des animaux nourris de la même manière, la quantité et la qualité des gaz est sujette aux plus grands écarts, ainsi que vont le montrer les chiffres que j'ai déduits de l'expérimentation.

Si l'aliment produisait les gaz, il faudrait qu'ils fussent proportionnés à la quantité d'aliments qu'ont pris les animaux, il ne faudrait plus en trouver du tout chez celui mis à la diète depuis un certain temps.

Aucune de ces déductions ne se vérifie.

Si l'on donne à l'animal un repas de choux durant plusieurs jours, un de ces repas qui produit une irritation du tube gastro-intestinal, et crée ce que j'appelle la dyspepsie expérimentale, je trouve moins de gaz que chez le chien alimenté avec la viande et dont le tube digestif est sain.

Que deviennent donc les données de Planer sur l'influence du régime végétal.

Le chou a une réputation bien méritée de donner lieu à une émission de gaz énorme, de produire de la dyspepsie. Mais j'en trouve moins chez le chien qui a mangé cinq jours de suite des choux que chez celui qui n'a eu que de la viande.

Ce n'est donc pas le chou lui-même qui fermente ;

son ingestion est suivie d'une formation de gaz, mais il n'en est pas une cause directe, il fait appel aux gaz qui viennent d'une autre source ; il n'est, pour employer une expression que j'emprunte à la pathologie, qu'une cause prédisposante, mais non une cause efficiente.

Il fait appel à un autre élément qui entre en jeu pour les donner, et j'aurai à revenir sur cet autre élément quand je traiterai la question clinique.

Je n'ai à établir pour le moment que ce fait que les aliments ne donnent pas le gaz en se décomposant. Je ne rapporterai que quelques-unes de mes expériences pour mettre en lumière ce point de vue nouveau.

De la diète. Quantité de gaz.

Je laisse quatre chiens de même taille et de poids à peu près uniforme à la diète durant quarante heures et je les sacrifie par piqûre du bulbe.

L'intestin renferme, comme on le sait, la plus grande quantité des gaz du tube digestif ; l'estomac n'en contient qu'une très-faible quantité qui varie de 1 à 3 ou quatre centimètres cubes.

L'intestin du premier chien avait 2 centimètres cubes de gaz ; celui du deuxième en contenait 32 centimètres cubes ; les deux autres en présentaient 7 et 14 centimètres cubes.

Qualité des gaz.

La qualité ne varie pas moins que la quantité. Il y a 6 p. 100 d'acide carbonique chez l'un et 8 p. 100 chez l'autre, 6 chez le troisième et 9 chez le quatrième. Il y a 2 p. 100 d'azote chez l'un, et 8 p. 100 chez un autre, et 9 p. 100 chez un troisième.

De l'influence du régime.

Si le chien est fortement nourri avec du pain et de la viande, je trouve 3 centimètres cubes de gaz dans l'intestin, tandis que le tube intestinal de l'animal à la diète en a jusqu'à 32 centimètres cubes. Un autre chien nourri de la même manière, avec pain et viande, avait un intestin chargé de 88 centimètres cubes de gaz, c'est-à-dire d'une quantité 29 fois supérieure à celle du premier, chez un troisième l'intestin en présentait 2 centimètres cubes, chez un quatrième 5 centimètres cubes.

La qualité des gaz est également variable malgré l'uniformité du régime : 31 p. 100 d'acide carbonique, 36 p. 100 d'hydrogène chez l'un, 57 d'acide carbonique, et point d'hydrogène chez un deuxième. On voit donc qu'il n'y a aucun rapport entre les gaz et la composition du régime alimentaire, que ces gaz varient de quantité et de qualité chez des animaux mis à la diète, ou uniformément nourris.

Comment donc peut-on dire, après ces faits expérimentaux, que c'est l'aliment qui est une source principale de gaz?

Du régime végétal.

J'ai également institué quelques expériences pour vérifier cette donnée de Planer, que tous les médecins acceptent comme un fait démontré, à savoir que les végétaux donnent plus de gaz et que, pour un dyspeptique flatulent, il est dangereux de le nourrir d'épinards, de chicorée, etc.

Je ne rapporterai qu'une seule de ces expériences:

Je nourris pendant cinq jours un chien avec des choux et de la graisse.

Son estomac contenait 3 centimètres cubes de gaz et l'intestin grêle n'en contenait que 5 centimètres cubes. La muqueuse stomacale était congestionnée, rouge, couverte d'arborisations vasculaires et présentant des hémorrhagies sous-muqueuses.

La muqueuse de l'intestin grêle était chargée d'arborisations vasculaires et couverte de petits foyers hémorrhagiques.

Ainsi moins de gaz à la suite d'une alimentation avec des végétaux, dans un tube digestif irrité, malade, qu'à la suite d'une alimentation avec de la viande et dans un tube digestif sain.

Il ne reste donc rien de toutes ces idées préconçues sur l'influence des aliments, sur l'influence du régime végétal ou animal.

Les gaz ne sont pas formés par les aliments; c'est là la conclusion de ces expériences nombreuses et variées que j'ai faites sur les relations du milieu gazeux du tube digestif avec les aliments.

Si ces conclusions sont exactes, la clinique doit en chercher la vérification, et elle la donne en réalité. Il n'y a point de contradiction entre la physiologie et la clinique; dans cette question comme dans toutes les autres, elles se prêtent un mutuel appui et nous verrons qu'en réalité les gaz ne viennent pas des aliments.

De l'origine des gaz.

D'où viennent les gaz, si les aliments n'en donnent pas, si les liquides digestifs n'en produisent pas, si l'irritation du tube digestif ne participe pas à leur génération?

Leur origine est multiple; si leur quantité et leur qualité sont si variables, c'est qu'ils ne sont pas dus à des réactions chimiques.

De la déglutition des aliments.

Il est clair que la déglutition des aliments en entraîne une certaine quantité; cela ne fait doute pour personne; Willième, qui était dyspeptique et a écrit un traité sur la dyspepsie, a dit qu'il pouvait déglutir des gaz même sans prendre d'aliments et les rendre, les expulser à volonté; bon nombre de dyspeptiques ont fait les mêmes observations.

Origine vasculaire.

Les vaisseaux en fournissent également une grande quantité.

Les capillaires de la muqueuse du tube digestif exhalent des gaz, absolument comme ceux du poumon.

L'exosmose gazeuse a été démontrée il y a longtemps par Magendie au moyen d'une expérience qui est devenue classique, et qui est consignée dans tous les traités de physiologie.

Il tirait de l'abdomen du chien une anse intestinale, la vidait, appliquait une ligature aux deux extrémités, après quoi il la rentrait dans l'abdomen, qu'il fermait au moyen de sutures. L'animal était sacrifié après trois heures, et l'anse intestinale était chargée de gaz qui ne provenaient que des vaisseaux.

Breunton, qui n'était pas physiologiste, contestait cette origine en se fondant sur la présence de l'acide sulfhydrique et de l'hydrogène carboné, qu'on ne rencontre pas dans le sang.

Le deuxième argument qu'il invoquait était le suivant: la quantité d'azote et d'acide carbonique dans le tube digestif est bien supérieure à celle que l'on trouve dans le sang.

Évidemment l'acide sulfhydrique et l'hydrogène carboné ne sont pas fournis par les vaisseaux; l'acide carbonique et l'azote, l'oxygène se trouvent dans des proportions telles que le sang ne peut les excréter toutes, mais cela veut-il dire qu'il n'en excrète point.

L'air atmosphérique en accumule sans cesse dans le tube digestif dans des proportions non définies; entre les gaz du tube digestif et ceux du sang, il se fait des échanges continuels; l'oxygène est repris, et l'acide carbonique est rendu par les vaisseaux.

Aux quantités de gaz venant de l'air ambiant s'ajoutent celles qui viennent du sang, et ainsi l'atmosphère du tube digestif est sujette à des variations continuelles, incessantes, qui ne sont soumises à aucune loi capable d'être définie.

Cette atmosphère est différente pour chaque animal, est indépendante de son genre d'alimentation; elle est souvent plus chargée quand il est à l'état de diète que quand il est nourri. Les deux gaz acide sulfhydrique et hydrogène carboné ne viennent évidemment ni de l'air ambiant ni du sang.

Quelle est donc leur origine? Où se forment-ils? Ce n'est qu'exceptionnellement qu'on en rencontre dans l'estomac et seulement dans les grandes indigestions, alors que des contractions anti-péristaltiques violentes les ont chassés du gros intestin et de la fin de l'intestin grêle dans les parties supérieures du tube digestif.

Car, selon moi, ils ne naissent que dans le gros intestin et à la fin de l'intestin grêle. Dans ces régions les liquides digestifs deviennent de plus en plus rares, et disparaissent.

Avec les membranes du gros intestin, on ne peut plus pratiquer de digestion artificielle.

Les matières alimentaires qui étaient garanties dans l'estomac et les parties supérieures de l'intestin grêle, contre la fermentation par le suc gastrique et les autres liquides digestifs, ont échappé à toute modification digestive vers la fin de l'intestin grêle et dans le trajet du gros intestin.

Elles deviennent excrémentitielles. Les matières organiques, au contact d'autres gaz, d'une température de 37° soustraites en quelque sorte aux influences vitales, subissent des réactions chimiques, et c'est là que se forment ces derniers gaz.

Ils proviennent des matières excrémentitielles, des matières fécales.

En résumé, les trois sources du gaz sont l'air, le sang,

les matières fécales; l'aliment ne joue aucun rôle dans leur production.

C'est là une donnée importante confirmée par la clinique. Si les médecins ont été égarés jusqu'ici dans la question de la flatulence, c'est qu'ils attribuaient toute responsabilité à l'aliment qui, d'après mes recherches physiologiques est parfaitement innocent.

Si l'aliment n'intervient pas, d'où viennent donc tous ces gaz qui se produisent chez certains malades.

J'éclaircirai ce point quand je traiterai la question clinique.

CHAPITRE XVII

PHYSIOLOGIE PATHOLOGIQUE.

Les diverses questions physiologiques que j'ai traitées dans ce livre ont été étudiées toutes en vue de la clinique.

Les physiologistes s'étaient préoccupés surtout du suc gastrique, de sa composition chimique, de ses éléments essentiels, de son mode d'action sur les divers principes alimentaires; ils ont fait des digestions artificielles nombreuses : mais les résultats qu'ils ont obtenus n'ont été d'aucune utilité pour le médecin. C'est à un tout autre point de vue que je me suis placé.

Si le suc gastrique joue un rôle important dans la fonction de l'estomac, il est facile de comprendre qu'il ne représente qu'un des éléments de cet organe si complexe.

Ils ont étudié le problème de la digestion stomacale par deux procédés, en effectuant des digestions artificielles et en introduisant des aliments dans l'estomac à travers des fistules.

L'un et l'autre sont insuffisants pour nous apprendre ce qui se passe dans l'estomac et arriver à comprendre son fonctionnement.

Je n'ai atteint le but que je me suis proposé, d'étudier la physiologie, qu'en faisant faire des repas aux animaux avec un aliment et en les sacrifiant à diverses heures après le repas.

L'estomac est un des organes dont on peut suivre le fonctionnement ; on peut surprendre les modifications de l'aliment à chaque instant, non pas au moyen des fistules, qui sont une fenêtre ouverte, mais à travers laquelle on ne voit rien et on ne peut rien suivre.

Il est impossible de dire sous quelle forme l'aliment migre de l'estomac dans l'intestin, quelle modification il subit dans l'estomac même, en n'observant qu'à travers une fistule.

La digestion artificielle nous apprend quelle est l'action chimique du suc gastrique, elle peut présenter de l'intérêt sous ce rapport, mais elle ne peut nous fournir aucune donnée générale sur le rôle de l'organe.

L'insuffisance des procédés suivis par les expérimentateurs, leurs recherches, qui se sont bornées surtout au suc gastrique, sont cause qu'ils n'ont pas pu embrasser la question de la physiologie générale.

En voyant comment le lait, l'œuf, la viande, la graisse, l'alcool, etc., se conduisent dans l'estomac, j'ai pu arriver à comprendre son rôle.

Mes expériences m'ont permis d'observer le travail de la digestion et en même temps l'action des aliments sur l'organe.

J'ai pu reconnaître comment les diverses espèces d'aliments se comportent dans l'estomac, et comment celui-ci est modifié par ces aliments. L'un et l'autre ordre d'observations ont un grand intérêt pour le physiologiste. En même temps ils nous mènent directement à une solution de la question clinique.

Au point de vue physiologique, deux faits saillants ont été mis en évidence par mes recherches.

C'est que les aliments doivent être divisés en deux groupes, le premier groupe servant à la sécrétion du suc gastrique (aliments azotés), le deuxième ne produisant qu'une excrétion d'eau acide ou non acide, chargée de chlorure de sodium provenant du sang des capillaires de la muqueuse.

Quand cette eau s'excrète, on peut être certain que les vaisseaux de l'estomac sont dilatés pour un temps plus ou moins long ; en même temps les fibres musculaires se convulsent, s'allongent, se paralysent et l'organe peut rester dilaté plus ou moins longtemps.

Ce deuxième groupe d'aliments rentre dans la classe des aliments que j'appelle indigestes.

On avait bien reconnu ce caractère de certaines substances alimentaires ; mais jusqu'à présent le terme indigeste n'avait qu'un sens vague sans aucune valeur physiologique.

Mes expériences leur donnent un sens déterminé, précis ; il correspond à une modification dans l'état anatomique de l'estomac, laquelle peut n'être que passagère, mais qui aussi peut durer indéfiniment si la thérapeutique n'intervient pas.

C'est en général parmi les aliments non azotés qu'on les rencontre.

Le suc gastrique n'a aucune action sur eux, il ne peut

amoindrir leur volume de manière à leur permettre de franchir le pylore.

La nature vient au secours de l'estomac; celui-ci fournit une quantité plus ou moins considérable d'eau, de manière à les imbiber, à les ramollir, et, avec le concours des fibres musculaires, ils finissent par être réduits suffisamment de volume pour ne plus trouver d'obstacle à passer à travers le pylore.

C'est ainsi que ce passage devient possible, mais ce travail ne peut s'effectuer sans que l'estomac soit devenu malade.

Sécrétion de suc gastrique, ou excrétion d'eau, c'est-à-dire congestion physiologique de la muqueuse stomacale ou irritation de cette muqueuse : ce sont ces deux espèces de faits physiologiques que déterminent toutes espèces d'aliments; l'un rentre dans la classe des phénomènes physiologiques proprement dits, le deuxième est d'ordre pathologique.

Le premier ne s'observe que dans l'état de santé de l'estomac; le deuxième est la manifestation de l'état morbide; il est le premier degré de l'état inflammatoire; il ne consiste encore qu'en une congestion simple de l'organe, mais qui pourra s'élever peu à peu, si cet état n'est pas combattu, jusqu'à la phlegmasie vraie.

L'estomac, tel que me le montre l'expérimentation directe, n'a aucune ressemblance avec celui que nous ont fait connaître les travaux des physiologistes.

Toute l'attention s'est concentrée sur le suc gastrique, et c'est le seul qui ait servi à définir la fonction.

De ce que, avec le suc gastrique, on est arrivé à peptoniser les substances azotées, on en a déduit que la peptonisation se fait dans l'estomac et qu'il peptonise toutes les matières azotées. Ce qui est en contradiction absolue avec ce que l'on voit, si l'on suit les modifications de l'aliment depuis l'estomac jusqu'à l'intestin.

Si réellement le suc gastrique devait achever la peptonisation, à quoi serviraient le suc pancréatique et le suc intestinal?

L'estomac, qui est chargé de toute la masse alimentaire, des graisses, des fécules, des végétaux, sur les quels il n'a aucune action chimique, est matériellement incapable d'achever la peptonisation.

Son rôle se limite à la chymification des aliments azotés, comme l'ont admis avant moi Blondlot et Cl. Bernard.

C'est à cette théorie plus simple, confirmée par l'observation, par la clinique, qu'il faut revenir. Il est temps d'abandonner la théorie chimique, qui est en désaccord avec les faits, qui ne tient aucun compte de ce qui n'est pas la glande peptique, des vaisseaux, de la membrane musculeuse dont la fonction ne le cède en rien à celle de la glande au point de vue de la physiologie.

Quand on ne considérait dans l'estomac que les glandes, on était porté naturellement à les incriminer pour se rendre compte des phénomènes de la dyspepsie, et on a imaginé de dire qu'elles sécrétaient du suc en quantité insuffisante, ou un suc de mauvais aloi.

On s'est laissé aller à emprunter de la pepsine aux animaux pour en fournir à l'homme qui en manquait.

Viendrait-il à l'esprit d'un médecin aujourd'hui de dire que tel malade manque de salive ou de bile? On n'a jamais démontré que dans la dyspepsie le suc gastrique est de mauvaise nature ou en quantité insuffisante.

C'est la lésion de l'estomac qui a échappé jusqu'ici à l'attention des physiologistes, lésion qui se produit avec la plus grande facilité dans l'organe aussi vascularisé, lésion qui est le point de départ de tous les autres désordres, de la diminution de sécrétion du suc gastrique, du flux aqueux qui accompagne la plupart des congestions exagérées de l'estomac, des douleurs de l'estomac, des troubles dans la contractilité de la fibre musculaire.

Aussitôt que cette lésion aura disparu, le suc gastrique se reformera en quantité physiologique, l'eau cessera de s'excréter, les douleurs stomacales disparaîtront, et la fibre musculaire reprendra sa contractilité normale.

La lésion tient sous sa dépendance le dérangement fonctionnel de tout l'organe.

Ces longues considérations me portent à conclure que la fonction ne peut pas être primitivement altérée, mais que son altération est consécutive aux modifications des membranes de l'estomac, à la lésion.

Lorsque les médecins soutiennent que la dyspepsie ne consiste qu'en une lésion de fonction et non en une lésion anatomique, ils sont fidèles aux principes que leur a enseignés l'ancienne physiologie, en désaccord avec les principes de la physiologie générale.

Toute lésion de fonction suppose une lésion anatomique, aussi bien pour l'estomac, qui est très-facilement attaquable par la maladie, que pour les autres viscères.

Cette physiologie, consistant en une simple lésion de fonction, date de Cullen; elle doit être actuellement abandonnée.

Elle est aussi peu démonstrable si l'on se place sur le terrain pur de l'expérimentation, qu'elle est inintelligible si l'on veut l'appliquer à la clinique.

Depuis que Broussais a soutenu, avec des exagérations qui ont fait le plus grand tort à sa doctrine, mais aussi avec un sens d'intuition que l'on ne peut ne pas admirer, que l'estomac s'enflamme comme tous les organes, que la dyspepsie n'existe pas sans lésion, il s'est produit une réaction en sens opposé, et cette réaction dure encore aujourd'hui.

Cette réaction a été provoquée par un médecin qui s'est contenté d'opposer à la clinique de Broussais sa propre clinique.

L'une et l'autre sont parfaitement incapables de nous aider à débrouiller la vérité dans ce chaos des maladies de l'estomac.

Barras, avec ses deux volumes sur la gastralgie, a fait école; il a substitué à la gastrite la gastralgie, et tout le monde était satisfait, parce que l'on croyait qu'il avait définitivement renversé les idées broussaisiennes et que celles-ci ne pourraient plus renaître après l'échec qu'il leur avait fait subir.

A-t-il édifié sur ces ruines quelque chose de positif, de vrai?

Personne ne s'est posé cette question.

A-t-il donné à la pathologie de la clarté là où tout était obscurité?

Les réactions ne sont pas exigeantes, et quand la

passion se mêle à la science, on peut être bien sûr qu'elle ne progressera pas.

C'est ce qui est arrivé pour la clinique de l'estomac.

La définition de la dyspepsie considérée comme pure lésion de fonction est restée dans les esprits des médecins. Ce principe vague, lésion fonctionnelle, a été considéré comme quelque chose de démontré.

On avait abandonné les termes hydropisie, paralysie, en les rattachant à la maladie qui les développe. La dyspepsie a eu une meilleure fortune ; elle a survécu dans la nosologie, et alors qu'on s'était défait de tous les symptômes qui avaient été décrits par les anciens comme des entités morbides, la dyspepsie était maintenue comme le signe d'un pur désordre fonctionnel, ne se rattachant à aucun désordre de structure.

L'estomac était une exception dans tous les viscères, dans tous les organes de l'économie.

Il reçoit chaque jour des aliments de tout genre, les uns qui n'ont aucun mauvais effet sur lui, d'autres qui le troublent toujours.

On a prétendu qu'il reste toujours intact ; chaque repas provoque une congestion qui dure quelques heures.

Et les médecins ont cru jusqu'aujourd'hui que cette congestion ne dépasse jamais les limites d'une congestion physiologique, que celle-ci disparaît toujours, n'importe l'aliment, n'importe la substance qui entre dans l'estomac, et que cet organe a le privilége de ne jamais s'enflammer, de ne jamais s'irriter au contact des aliments même les plus irritants, qu'en un mot il est invulnérable. C'est avec ces idées singulières, que

Barras a développées, que tous les médecins font la thérapeutique des maladies de l'estomac.

Ce qui avait convaincu les médecins que la dyspepsie existe sans lésion, c'est qu'elle peut ne durer que quelques jours, et que par conséquent il est impossible qu'elle soit liée à une lésion quelconque.

Mais pourquoi une congestion exagérée ne pourrait-elle disparaître en quelques jours, si l'organe est laissé au repos par la diète ou un régime approprié, ou en quelques heures ?

On ne pouvait avec la clinique constater ce qui se passait dans l'organe, alors qu'il y a indigestion. C'était à la physiologie à rendre compte de l'influence des aliments sur la muqueuse stomacale.

Elle ne laisse aucun doute.

Qu'importe que la lésion soit passagère ou durable ; l'expérimentation m'a prouvé qu'il suffit d'un seul aliment pour faire la lésion, pour irriter l'organe.

« Les traités de pathologie générale (Bouchut) définissent [la dyspepsie] difficulté ou lenteur de la digestion; une maladie nerveuse essentielle ou idiopathique, et elle s'observe comme simple trouble de la digestion, indépendamment de toute maladie appréciable de l'estomac, chez un grand nombre de personnes. »

Que peut signifier ce trouble de la digestion, indépendant de toute maladie appréciable de l'estomac, cette maladie nerveuse essentielle ou idiopathique ?

Est-il possible d'admettre, après toutes les expériences que j'ai citées, ce trouble sans maladie de l'estomac ?

On peut se mettre l'esprit à la torture sans arriver à comprendre cette maladie nerveuse essentielle.

A mesure que la médecine progresse, les maladies essentielles disparaissent.

L'essentialité pour l'estomac n'a survécu que parce qu'on n'a pas étudié la question.

La physiologie a arrêté tout progrès en médecine.

On a persévéré dans la voie ouverte par les successeurs de Broussais. Les médecins se contentaient de données physiologiques insuffisantes.

La science expérimentale ne s'était pas placée sur le terrain de la clinique. Elle n'a point travaillé en vue de la clinique. Ses recherches n'ont visé que la simple curiosité scientifique, mais elles n'ont jamais eu pour but le côté pratique.

C'est ce qui est cause que la lacune physiologique n'avait jamais été comblée.

Il manquait au médecin tout un champ de faits expérimentaux qui seuls lui permettraient d'aborder franchement la question de la dyspepsie et de la comprendre.

Le médecin prétendait avec la seule clinique arriver à en donner une définition : mais l'observation clinique était impuissante pour lui en fournir les éléments.

Il constatera, dans l'historique de la question, les efforts infructueux des médecins pour débrouiller le sujet.

Quelque éminents qu'ils aient été, quelque profonds observateurs qu'ils se soient montrés, la lumière n'a jamais pu se faire pour eux.

J'ai repris la matière depuis plusieurs années, j'ai réétudié la pathologie stomacale avec les données de la physiologie ; c'est en me fondant sur la physiologie que j'ai refait toute la thérapeutique, qui actuellement est empirique.

C'est au lecteur à juger si mes efforts m'ont conduit à débrouiller la question clinique de la dyspepsie, la plus intéressante de toutes à connaître, parce que le médecin est à chaque instant aux prises avec elle et qu'il est bien embarrassé s'il n'en a pas une notion claire.

CHAPITRE XVIII

DYSPEPSIE. — HISTORIQUE.

A toutes les époques de l'histoire de la médecine, on définissait la dyspepsie : la difficulté ou l'impossibilité de digérer les aliments ; ce que l'on exprimait encore par les mots dyspepsie, bradypepsie ou apepsie.

On confondait ainsi un symptôme et une maladie ; les médecins n'étaient tourmentés que du sort réservé à l'aliment ; selon eux il se digérait mal, ou bien il ne se digérait pas du tout.

L'estomac ne les occupait pas ; ils ne se demandaient pas si le symptôme pouvait se rattacher à une maladie de l'organe, ou s'il en était indépendant.

Les symptômes se modifiant selon l'individu, ils arrivent à faire autant d'espèces morbides qu'une même unité morbide peut avoir d'expressions variées ; c'est ainsi que furent créées l'anorexie, la cardialgie, la gastrodynie, les nausées, la flatulence.

On trouvera dans les nosologistes du XVIIIe siècle la description de toutes ces variantes de la dyspepsie.

CULLEN.

Cullen avait compris que ces divisions correspondaient à une description de symptômes et avaient servi à obscurcir la pathologie. Il avait édifié une théorie sur les maladies en général qu'il cherchait à expliquer par le spasme des petits vaisseaux circulatoires ou sécrétoires de la périphérie et l'atonie, dont il établit le siége primitif dans le cerveau et le siége secondaire dans les fibres musculaires de l'estomac.

Je n'ai pas à insister sur ces idées physiologiques.

Mais elles le menèrent à une vue plus nette de la question pathologique.

Il admit que la fibre musculaire de l'estomac était affaiblie, que sa contractilité était diminuée, et que par conséquent le fluide particulier dont est doté l'organe pour la solution des aliments devait être modifié, altéré, toutes les fois qu'il y a dyspepsie.

Pour lui, le changement de ton de la fibre musculaire de l'estomac, la faiblesse de la contractilité musculaire et le changement de composition du suc gastrique se produisent simultanément.

C'est ce trouble physiologique qui est toujours cause de la dyspepsie.

Cette conception physiologique, imparfaite il est vrai, le porta à mieux comprendre la maladie. Il fait table rase des divisions de Sauvages ; la cardialgie, la gastrodynie, les vomissements, etc. disparaissent sous la plume de Cullen et sont décrits dans un seul chapitre : *la Dyspepsie.*

Il reconnaît à cette maladie deux ordres de causes : des causes locales et des causes générales. Parmi les causes locales, il reconnaît celles qui agissent directement sur la fibre musculaire et en produisent l'atonie, comme le thé, le café, les liqueurs, les excès d'aliments, les médicaments, l'opium, etc.

Dans les causes générales, il fait rentrer toutes celles qui n'atteignent l'estomac qu'après avoir troublé tout l'organisme.

Ce sont les chagrins, la vie indolente, les excès de travail, les abus vénériens, l'alcoolisme, l'air froid et humide, etc.

Il y eut cependant un symptôme, le pyrosis, que l'on observe journellement dans la dyspepsie dont Cullen ne put arriver à comprendre la portée.

Il l'en avait détaché et lui avait consacré un chapitre spécial.

« Cette sensation de chaleur, de brûlure, comparable à celle que détermine l'application d'un acide, qui se manifeste sans qu'il y ait de symptôme de dyspepsie, cette douleur qui se fait sentir le matin au creux de l'estomac, alors qu'il est vide, cette sensation de constriction suivie d'une éructation d'une quantité notable d'eau claire, quelquefois acide, mais presque toujours insipide, il déclare qu'il lui est impossible d'en déterminer la cause, et l'explique par un spasme des fibres musculaires de l'estomac, spasme qui se communique aux vaisseaux sanguins, et il considère la cure du pyrosis comme aussi difficile à établir que la théorie de l'affection. »

Sa thérapeutique est inspirée par la théorie physiologique.

C'est la fibre musculaire qui est affaiblie ; il faut lui redonner de la force, la stimuler et il conseille des médicaments stimulants ou toniques, des plantes aromatiques, des amers, etc.

BROUSSAIS.

Entre Cullen et Broussais, l'histoire n'a à enregistrer aucune idée nouvelle qui ait un intérêt quelconque.

Pour Broussais, toute dyspepsie est l'effet d'une gastrite.

Un abîme sépare ces deux auteurs ; le premier n'admet qu'un trouble fonctionnel, le deuxième trouve toujours une lésion, c'est-à-dire une inflammation des membranes de l'estomac.

Il ne recherche pas en quoi consiste cette inflammation spéciale, qui reste le plus ordinairement bornée à une simple congestion ; mais entraîné par sa théorie physiologique, il y voit l'origine de l'irritation du poumon, du cerveau, l'origine de la phthisie, de la manie, de l'apoplexie, de toutes les maladies en un mot.

A l'inflammation, Broussais oppose les antiphlogistiques, la saignée, les sangsues, la diète; et il n'arrivait pas à guérir la gastrite.

Il était imbu encore de ces idées de nosologie qui divisaient les écoles. L'humorisme, le vitalisme, le nervosisme, le brownisme, etc., se partageaient les esprits. Broussais ne voit dans toutes les maladies, que des irritations, des inflammations et les conséquences de l'inflammation.

Qu'il s'agisse de l'estomac ou d'un autre organe, c'est toujours le même principe pathologique qui affecte l'économie, et il comprend la gastrite comme la phthisie, ou la goutte ou l'apoplexie.

Ce sont ces tendances à généraliser sans principe

physiologique, c'est cette métaphysique médicale qui a inspiré tous les médecins qui ont précédé l'époque actuelle de l'anatomie pathologique et de la physiologie, et qui les a conduits à des exagérations.

Broussais avait bien la notion d'une entité morbide dans la dyspepsie, mais il n'en comprenait pas la portée ; il lutte vaillamment pour sa théorie ; n'ayant pour l'appuyer que des données vagues et les arguments insuffisants que pouvait lui fournir la clinique, il ne se fit pas comprendre.

Les excès de sa thérapeutique, qui était en rapport avec le principe de l'inflammation lui créèrent avec raison un grand nombre d'adversaires, qui eurent hâte de battre en brèche ses doctrines et de s'en débarrasser.

On n'attendait qu'une occasion pour substituer à la gastrite une autre entité morbide qui n'eût plus rien de commun avec l'inflammation, car on ne trouvait aucun des caractères de l'inflammation dans les estomacs que Broussais considérait comme enflammés.

BARRAS.

Barras la fournit avec son livre sur la gastralgie. Il n'avait jamais trouvé la muqueuse stomacale rouge et enflammée comme l'avait prétendu Broussais ; elle était toujours pâle.

Comment peut-on alors accepter la gastrite?

Ce n'est pas seulement l'anatomie pathologique qui lui donnait tort ; la thérapeutique aussi s'inscrivait en faux contre sa doctrine ; on ne guérit rien avec la saignée et les sangsues; ce sont les toniques au contraire qui guérissent la maladie, disait-il.

La gastrite disparaît et est remplacée par la gastralgie, c'est-à-dire par une névralgie de l'estomac sans lésion, sans congestion, sans irritation.

Barras répond à Broussais par l'anatomie pathologique et la thérapeutique, mais celles-ci ne lui fournissent en réalité que des arguments spécieux.

Barras ne connaissait ni l'anatomie pathologique, ni la thérapeutique de l'estomac. .

Du reste on n'a qu'à relire le traité de Barras pour se convaincre qu'il confond tout, gastralgie, dyspepsie, gastrite et qu'il n'a pas une idée nette du sujet.

Quelle différence y a-t-il entre Cullen et Barras?

L'un explique par un trouble de la fibre musculaire et l'autre par un trouble nerveux tous les faits de la dyspepsie.

L'un et l'autre se contentent d'une hypothèse, hypothèse qui n'éclaircit rien. La science n'avait pas fait un pas en avant, mais tout le monde s'était rallié à l'ouvrage de Barras; on semblait croire qu'il avait donné une solution du problème.

La foule suivait le courant nouveau, on ne parle plus de gastrite; il est vrai qu'on parlait sans se comprendre, et que la clinique des maladies de l'estomac n'était pas plus claire qu'auparavant; mais Broussais avait fait tant de bruit autour de sa doctrine qu'on était heureux de rentrer dans le repos, de retrouver du calme.

On ne s'occupa plus de la question pendant un assez grand nombre d'années et si on en reparlait, ce n'était que pour rappeler les erreurs du médecin du Val-de-Grâce.

ANDRAL.

Andral citait cependant dans sa clinique médicale (t. II) quelques cas de gastrite, et cet illustre médecin n'arriva que tardivement à se rallier aux opinions modernes.

On continua d'étudier la pathologie de l'estomac.

De nombreux ouvrages parurent en France, en Angleterre et en Allemagne; Chomel, Beau, Nonat, Guipond, Bayard, Trousseau, Dick, Johnson, Child, Todd, Budd, Chambers, Furster, Brunton, Bamberger, Willième publièrent des traités sur la dyspepsie.

CHOMEL.

Chomel déclare dans le livre qu'il publia à la fin de sa carrière, que la question de la dyspepsie l'intéressait au plus haut degré, que depuis vingt-huit années passées dans l'enseignement clinique, il avait saisi toutes les occasions pour appeler l'attention des élèves et des jeunes médecins sur les dyspepsies.

Chomel avait observé un grand nombre de faits, était un clinicien attentif et cependant il s'est fourvoyé dans la classification.

C'est qu'il était imbu des principes de Cullen et de Barras, c'est qu'il n'avait que les notions physiologiques de son époque, qui ne pouvaient pas lui servir pour la clinique. Les travaux des expérimentateurs sur le suc gastrique ne pouvaient éclairer le médecin, et toute la pathologie se ressent des travaux insuffisants des physiologistes.

Chomel fonde sa classification sur les symptômes, à la façon de Sauvages, et il décrit une dyspepsie gastralgique, une dyspepsie boulimique, une dyspepsie acide, une dyspepsie alcaline, une dyspepsie des liquides et une dyspepsie flatulente.

Pourquoi ces formes diverses de la maladie? L'intensité de la douleur, le phénomène boulimie, la production de liquides acides donnent-ils à la maladie un caractère spécial qui autorise ces divisions? Qu'importe que la douleur soit plus ou moins vive? Imprime-t-elle à la dyspepsie un caractère distinctif?

La boulimie, cet appétit désordonné qui se produit après le repas immédiatement ou dans le cours même du repas, ou à une heure quelconque de la journée, cette modification de l'appétit peut s'observer aussi bien que la diminution de l'appétit ou la perte de l'appétit dans la dyspepsie et ne constitue pas un symptôme qui autorise une classification à part.

Lorsque l'on aura soin de traiter la dyspepsie avec boulimie, on verra ce symptôme disparaître peu à peu avec les autres et la maladie se guérir, qu'il y ait boulimie ou inappétence.

L'excrétion d'un liquide acide est un autre phénomène fréquent qui paraissait avoir aux yeux du savant médecin de l'Hôtel-Dieu une importance suffisante pour que toutes les fois qu'elle existait, il se crût fondé à établir une forme nouvelle de l'entité morbide.

Il n'était donc pas plus avancé que Cullen qui lui avait consacré un chapitre spécial.

Chomel ne connaissait pas la provenance de ce liquide acide, ne savait pas quelle valeur clinique il fallait lui attribuer.

Ces malades, disait-il, ont la bouche remplie d'acide; leur salive devient acide et ils répandent autour d'eux une odeur acide.

Ce liquide acide éveille des sensations très-pénibles de brûlure et il essaye de les débarrasser en neutralisant l'acide; il leur conseille le bicarbonate de soude, la chaux, la magnésie.

Neutraliser un acide par une base, c'est faire de la chimiatrie, et cette chimiatrie dévoile ses errements en ne donnant pas la guérison.

Passer de la dyspepsie acide à la dyspepsie alcaline, cela paraît bien simple pour un chimiste; ce n'est pas faire un long chemin pour un chimiste, mais ce trajet conduit le clinicien à un abîme.

Qu'est-ce, en effet, qu'une dyspepsie alcaline? Où a-t-on jamais constaté de liquide véritablement alcalin excrété par l'estomac dans la dyspepsie simple? Un médecin a le droit de n'être pas physiologiste, mais il n'a pas celui d'imaginer des faits physiologiques ou chimiques.

Chomel a une thérapeutique pour la forme alcaline, comme il en a une pour la forme acide.

Il conseille l'usage des boissons acidulées, des fruits rouges, de l'oseille, des légumes au vinaigre, que le malade, dit-il, réclame par instinct.

Chomel a encore imaginé une autre espèce de dyspepsie, c'est celle des liquides, et aujourd'hui j'entends un grand nombre de médecins se servir de cette donnée et appliquer l'idée de ce savant professeur.

Ils défendent à certains dyspeptiques l'usage de tout aliment liquide, de toute boisson, mais ils seraient bien embarrassés d'en donner une raison plausible.

Qu'est-ce qui avait porté Chomel à décrire cette espèce de dyspepsie jusqu'à lui inconnue? Il nous l'explique dans son ouvrage.

Ayant un jour observé chez un dyspeptique, qui n'avait pas pris de boisson depuis dix-sept heures, un bruit de clapotement, de glouglou, dans l'estomac, il pensa que le clapotement était dû à la présence du liquide qu'il avait ingéré dix-sept heures auparavant, et il conclut que le liquide n'était pas digéré, et que cet estomac digérait mal les liquides.

La thérapeutique à opposer à ce genre de mal lui paraissait bien simple; s'abstenir de liquide, substituer aux boissons des bains qui donneront à l'organisme l'eau nécessaire.

Tous les traités classiques ont répété à l'envi cette nouvelle division qui est reproduite encore de nos jours.

Si Chomel avait été imbu de notions physiologiques exactes, il n'aurait pas dit que le liquide n'était pas digéré après dix-sept heures.

Le liquide n'est pas digéré dans l'estomac et n'a pas besoin d'être digéré; il est absorbé très-rapidement, non modifié, non digéré.

Le liquide qu'il a rencontré dans l'estomac de son malade après dix-sept heures n'était pas le liquide ingéré, mais du liquide excrété par l'estomac malade, comme cela s'observe si fréquemment, et j'aurai à revenir, dans de nombreuses observations que je rapporterai, sur ce flux stomacal que Chomel ne connaissait pas et qui est un phénomène très-fréquent dans certaines formes de dyspepsie.

Enfin, pour terminer la description des diverses espèces de dyspepsie, il me reste à citer la dyspepsie flatulente que Chomel définit une distension épigastrique avec émission ou rétention de gaz.

Ici encore il est peu sûr de son fait. Il est difficile de s'expliquer une distension épigastrique avec rétention de gaz.

Bien-souvent la distension se produit sans qu'elle soit développée par le gaz, et souvent aussi, des malades rendent des quantités énormes de gaz par la bouche ou l'anus sans qu'il y ait la moindre trace de distension.

Cette définition peut donc être très-fortement discutée. Il lui oppose des médicaments absorbant les gaz, le charbon, la chaux, la magnésie ; mais il se hâte de dénoncer lui-même l'insuffisance de ces remèdes, qui bien souvent, dit-il, ne diminuent pas le volume du ventre, pas plus qu'ils ne diminuent la quantité du gaz.

TROUSSEAU.

Trousseau, qui était un observateur doué d'une grande justesse d'esprit, avait bien senti qu'on avait fait à la doctrine de Broussais une guerre qui n'avait pas tout à fait sa raison d'être, et que dans cette guerre la passion s'était substituée au raisonnement. Il avait l'habitude de citer ce vers d'Horace : *In vitium ducit culpæ fuga si caret arte.* Il savait se tirer d'affaire avec une citation heureuse.

Il est vrai que ce vers d'Horace ne nous apprend pas quelle était la doctrine de Trousseau. C'est qu'en réalité il n'en avait pas, il était hésitant.

Il comprenait bien la faute qu'avait commise Chomel de nier la gastrite.

Il y a des cas où, disait-il, la dyspepsie est liée à la gastrite, à l'inflammation de l'estomac; et il cite une autopsie de Honfield Jones, dans laquelle cet observateur avait constaté la dégénérescence de l'épithélium des glandes stomacales, une atrophie partielle des follicules et une hypergenèse des éléments du tissu sous-muqueux.

En présence de ces données positives de l'anatomie pathologique, qui accusent, sans pouvoir laisser de doute, la gastrite, Trousseau ne pouvait pas ne pas la reconnaître.

Il cherche, et c'est là que commence l'erreur, à formuler une symptomatologie propre à la dyspepsie liée à la gastrite.

Inappétence, enduit saburral de la langue, pituite, vomituritions, éructations nidoreuses, vomissements acides : voilà, selon lui, les phénomènes d'une dyspepsie de cette nature.

Or dans toute dyspepsie, si elle dure un certain temps, vous trouverez ces phénomènes.

Il est, comme Chomel, entraîné par l'étude symptomatologique.

Lorsqu'il a donné la description de cette forme morbide qui tient de l'inflammation, lorsqu'il a payé son tribut au passé, dont il n'ose pas absolument se séparer, parce qu'il sent bien qu'il pourrait y avoir quelque chose de vrai dans la vieille théorie pour laquelle tout le monde classique professait le plus profond mépris, Trousseau rentre sur le terrain commun, et il se demande comment définir la dyspepsie si elle n'est pas une gastrite, si elle n'est pas une inflammation, mais une maladie nerveuse, une maladie essentielle.

C'est ici que l'embarras de cet illustre médecin commence.

Et cet embarras se dessine suffisamment dans ses premières lignes.

« La dyspepsie, dit-il, est un phénomène commun à un grand nombre de maladies, bien plutôt qu'une maladie, et si ce phénomène, en raison de sa prédominance, semble constituer une espèce, il est subordonné à une foule de conditions morbides. »

Ainsi la dyspepsie ne constitue pas une maladie; elle est un symptôme, et ce symptôme consiste pour lui, comme cela est répété depuis Hippocrate, en une digestion incomplète, une élaboration imparfaite de l'aliment.

Que signifie cette définition? La définition a besoin, pour être comprise, d'une clarté parfaite, et on peut dire sans être injuste qu'elle est absolument obscure.

Une fois qu'elle est posée, il faut chercher à se faire comprendre de ceux à qui on s'adresse. Voici les développements qu'il donne pour la rendre intelligible.

Qu'est-ce qui produit la digestion incomplète de l'aliment?

Trousseau, qui se trouvait dans le plus grand embarras, cherche à s'en tirer en rappelant ce principe général posé par Récamier, principe qui n'a rien de scientifique : pour qu'une fonction s'accomplisse régulièrement, il faut qu'il y ait proportion entre le stimulus et le support du stimulus.

C'est l'aliment qui est le stimulus et l'estomac en est le support.

L'un et l'autre peuvent être dérangés, l'un et l'autre ont le droit d'être anormaux, mais si leur dérangement est proportionnel, la fonction peut se faire normalement et il n'y a pas dyspepsie.

C'est ce qu'il appelle une relation accidentelle, fortuite, compatible avec la santé.

Un estomac excité peut recevoir un aliment irritant et continuer de bien fonctionner.

Si au contraire l'estomac est habitué à un régime irritant, à l'alcool par exemple, aux épices, et que tout d'un coup on supprime ces aliments et qu'on le mette à un régime doux, l'équilibre est rompu et la dyspepsie commence.

Armé de ce principe qui paraît emprunté à la scolastique, il revient à la physiologie, à laquelle il l'applique.

Un stimulus exagéré accroît la sécrétion du suc gastrique.

Introduisez un tube de verre dans l'estomac, et vous faites pleuvoir à la surface de la muqueuse une grande quantité de suc gastrique, et si l'excitation est excessive, il ne se sécrète plus du suc gastrique, mais du mucus.

Mes expériences ont démontré l'inexactitude de ce fait physiologique.

Il rappelle encore que la section des nerfs pneumogastriques arrête la sécrétion du suc gastrique, et que l'irritation des ganglions du grand sympathique ou une névralgie de l'estomac peut l'augmenter.

Si la section des pneumogastriques arrête la production du suc gastrique, il n'est pas vrai que l'irritation des ganglions ou une névralgie de l'estomac l'augmente.

Il cherche dans la physiologie des données pour appliquer le principe général de Récamier, et il passe du suc gastrique au muscle de l'estomac.

Si son excitabilité est diminuée, les contractions seront insuffisantes et l'alimentation mal transformée.

Si l'excitabilité est accrue, les contractions seront trop fortes, l'aliment passera trop vite de l'estomac dans l'intestin et il sera incomplétement digéré.

Il conclut que le suc gastrique peut être en quantité insuffisante, que le muscle peut être affaibli, enfin, il fait intervenir l'acidité du suc gastrique ; elle peut être exagérée ou n'être pas suffisante.

Il ne répète en un mot que ce qu'en avait dit Cullen, et il édifie une partie des dyspepsies qu'il appelle idiopathiques.

Après les dyspepsies idiopathiques, il décrit celles qu'il appelle sympathiques.

C'est la constipation, ce sont les maladies du foie, des reins, de l'utérus qui les provoquent.

La constipation en est une cause fréquente, et il cherche à s'en rendre compte physiologiquement. « Le plan musculeux de l'intestin étant affaibli, n'agit plus sur le plan musculeux de l'estomac, qui devient paresseux, ralentit la digestion et est cause de dyspepsie. »

Il adopte toutes les vues de Chomel ; mais il sent bien qu'il marche sur un terrain où il ne trouve aucune sécurité.

La nosologie, vague et indéterminée, le laisse dans la plus grande perplexité, et quand il arrive à la thérapeutique, toutes ses considérations philosophiques, toutes ses notions physiologiques lui sont d'un bien faible secours.

« Le médecin, dit-il, doit s'en remettre à ses inspirations ; il doit marcher en tâtonnant à la recherche des indications. »

C'est là la conclusion du professeur, il apprend à ses élèves qu'aucun principe ne peut leur inspirer les indications, qu'ils doivent tâtonner.

La thérapeutique est le reflet exact de sa théorie.

« C'est le régime qui doit occuper le premier rang ; il ne convient de donner que peu d'aliments, de n'accorder au malade que ceux qu'il sait digérer facilement. »

Il ne compte plus même sur l'inspiration du médecin, mais sur celle du malade. Il s'en remet à lui de la science de choisir ses aliments, comme si le malade était capable de régler son régime.

Enfin, il conseille de choisir les médicaments parmi ceux qui peuvent modifier l'estomac, et il cite les vomitifs, le mercure, le bismuth, la craie, etc.

Le modifier dans quel sens, et pour arriver à quel but?

Quel rapport y a-t-il entre ces médicaments et l'état pathologique?

Qu'est devenu le principe de proportion entre le stimulus et le support du stimulus?

Qui sera assez perspicace pour trouver quelque clarté dans ces leçons du maître? Et qui sera assez habile pour comprendre la dyspepsie quand il aura relu ces brillantes leçons professées à l'Hôtel-Dieu, et pour traiter les malades?

BEAU.

La définition de Beau ne diffère pas de celles qui sont adoptées par ses prédécesseurs. Aliments non digérés : voilà en quoi consiste la dyspepsie ; mais il ne s'arrête pas à mi-chemin, comme Chomel et Trousseau.

S'ils ne sont pas digérés, ils ne sont pas utilisés ; la nutrition générale est insuffisante, l'organisme est frappé, le sang est appauvri, et l'inanition est toujours consécutive à cette maladie.

C'est cette logique qui entraîne Beau et le conduit à voir dans la dyspepsie la source de toutes les maladies et à considérer l'estomac comme responsable de toutes les affections morbides qui nous frappent.

Il groupe sous deux noms différents les symptômes qui se rapportent à l'estomac et ceux qui sont dus à la maladie même, ceux qui sont la suite naturelle de l'état pathologique de l'estomac.

Les premiers, il les dénomme gastropathie, et les deuxièmes sont résumés par un mot : chylopathie.

Leur sens n'est pas difficile à saisir.

Dans les premiers, il fait rentrer les désordres de l'appétit, la soif, les gaz, les éructations de liquide et tous les phénomènes nerveux qui se développent dans les organes par l'intermédiaire des nerfs sensitifs, la toux, l'aphonie, la raucité de la voix, les névralgies intercostales, les palpitations, la céphalalgie, l'insomnie, le vertige, les troubles intellectuels, l'analgésie, les bourdonnements d'oreille, la gêne de contraction des muscles, les convulsions des enfants, la fièvre, le ptyalisme, les sueurs profuses, les urines fréquentes, les pollutions, l'absence d'érection.

Ce sont tous des symptômes d'ordre réflexe, éveillés par l'estomac, qu'il appelle symptômes primaires.

Les symptômes secondaires rentrent dans la chylopathie, qui indique l'altération du sang, due au manque d'éléments nutritifs, à la dyspepsie, c'est-à-dire l'anémie globulaire, albumineuse et fibrineuse.

Beau résume sa doctrine par ce vieil aphorisme. On vit de ce que l'on digère, et non de ce que l'on ingère, et il cite comme exemple à l'appui de sa doctrine, la nourrice, devenue dyspeptique par excès de lactation, et anémique à la suite ; mais on peut lui répondre que la nourrice est dyspeptique et anémique, et qu'il serait bien embarrassé de prouver que l'anémie est consécutive à la dyspepsie ; on pourrait facilement, et en se fondant sur les faits, démontrer que la dyspepsie peut avoir été consécutive à l'aglobulie.

En effet, c'est la lactation excessive qui détermine directement l'aglobulie, et celle-ci entraîne un état de courbature généralisée, qui s'accompagne de diminution de l'appétit et de troubles gastriques. L'estomac est atteint, comme les poumons peuvent l'être, chez une nourrice surmenée.

Après les symptômes secondaires, l'auteur donne la

description des symptômes tertiaires, toujours consécutifs à la dyspepsie.

Le tubercule, le cancer, la syphilis, le rhumatisme, etc., sont mis sur le compte de l'estomac.

Je n'ai pas à revenir sur la question de la dyspepsie et à discuter sa définition.

J'aurai à répéter ce que j'ai déjà dit à propos de l'essentialité, elle est, selon Beau, un symptôme et non une entité morbide, une affection de l'estomac.

Ce que l'on observera, c'est qu'il est plus hardi que les autres médecins. Il pousse la logique jusqu'au bout, à la façon de Broussais.

Si, en effet, elle pouvait signifier, comme l'ont admis Cullen, Chomel, Trousseau, une digestion imparfaite des aliments, on serait au moins obligé d'en admettre les conséquences, les différentes espèces d'anémie.

Quant aux symptômes tertiaires, qu'il rattache à la maladie, le tubercule, le cancer, la syphilis, la clinique démontre que les diathèses sont tout à fait indépendantes de la dyspepsie, et que rien n'autorise à les considérer comme liées à l'affection de l'estomac.

Si la dyspepsie devait conserver le sens que lui ont accordé tous les médecins que j'ai cités, l'anémie en serait certes la suite obligée.

Mais Chomel et Trousseau, qui étaient de vrais cliniciens, se sont bien gardés d'appuyer sur cette note.

Les développements que donne Beau à la question suffiraient donc, en quelque sorte, pour réfuter la définition des auteurs.

On ne peut cependant pas dire que, malgré les erreurs

dont est rempli le traité de Beau, il n'ait pas eu une grande influence sur l'esprit des médecins.

Je constate journellement que ceux-ci confondent dyspepsie et anémie, que toutes les fois qu'il se présente à eux un malade atteint de dyspepsie, ils l'accusent d'être anémique, et ils rattachent la dyspepsie à l'anémie, lui prescrivent des préparations ferrugineuses et, en général, au lieu de soulager le malade, aggravent son état.

GUIPON, NONAT, BAYARD.

Guipon, Nonat, Bayard ont également écrit des ouvrages sur le même sujet.

Ce sont les mêmes idées qui sont développées dans leurs livres, les classifications sont quelque peu modifiées, mais les mêmes principes les ont guidés.

Faire l'analyse de ces traités serait m'exposer à des redites, à répéter les critiques que j'ai déjà faites, sans profit pour le lecteur, sans intérêt pour la question de l'historique.

Il aura suffi d'analyser ce qui a été écrit par trois éminents médecins de notre époque, qui ont fait des efforts considérables pour arriver à élucider la question de la dyspepsie.

Ils n'ont été à même que de faire une étude clinique ; c'est ce qui nous explique l'impuissance de leurs efforts pour arriver à dégager le sujet de l'empirisme et à faire quelque clarté, là où il n'y a eu jusqu'à présent que la plus profonde obscurité.

On peut dire, sans crainte d'être désavoué, que la

pathologie stomacale n'a pas participé au progrès de la médecine en général, et que tous les travaux, toutes les recherches faites jusqu'à nous, lui ont été d'une bien médiocre utilité.

BRINTON.

Un grand nombre d'auteurs se sont occupés de la dyspepsie, en Angleterre; ils ont publié également des ouvrages sur la question.

J'ai cité les principaux noms; une revue générale ne nous serait pas très-utile; je ne m'arrêterai qu'un moment sur le livre de l'un d'entre eux, qui a eu les honneurs de la traduction dans notre pays, je veux parler de Brinton.

Il a relégué la question de la dyspepsie à la fin de son livre, et il se défend, pour ainsi dire, d'en parler.

« Un livre, sur les maladies de l'estomac, serait incomplet si ce sujet n'était traité », c'est ainsi qu'il entre en matière.

Ces précautions que prend Brinton, et la place qu'il accorde à la dyspepsie, prouvent qu'il n'en saisissait pas la portée.

« Il n'a pas la prétention, dit-il, de donner une définition de la maladie; mais il se hâte d'ajouter qu'elle est un état où la digestion se fait mal, l'estomac restant parfaitement sain; puis il se demande si elle est réellement une maladie de l'estomac; il hésite pour se prononcer; et il finit par déclarer que, dans la majorité des cas, l'estomac n'est pas le premier ni le plus sérieusement atteint.

» La dyspepsie, selon l'auteur anglais, n'est qu'une lésion de la fonction », et il ne fait que répéter ce qu'ont dit les médecins français, puis, quelques pages plus loin, il regrette ce qu'il vient de dire, il se reprend, et il énonce cette nouvelle idée :

« La question de la dyspepsie, considérée comme lésion fonctionnelle, tend à se restreindre, et est appelée à disparaître. On découvrira des lésions de structure là où l'on pensait ne pas en trouver. »

Ainsi, il se contredit absolument à quelques pages de distance ; il ne sait à quelle théorie se rattacher ; il hésite, et il ne peut se faire une opinion sur la question fondamentale de la pathologie de l'estomac.

Toutefois, il classe les diverses formes de la dyspepsie. et il revient aux anciennes classifications : « Quand il y aura une douleur vive, il s'agit de cardialgie.

» Si les gaz prédominent, on a affaire à la dyspepsie flatulente.

» Si les vomissements durent un certain temps, il faut craindre quelque chose de plus grave qu'une dyspepsie simple. »

C'est là une erreur de clinique énoncée très-brièvement, mais dont j'aurai à reparler. Les vomissements prolongés sont très-fréquents dans la dyspepsie simple.

« S'il y a constipation, c'est que la dyspepsie a affecté l'intestin et l'on a à traiter une dyspepsie intestinale. »

Autre erreur, qui indique que l'auteur n'a pas observé avec précision. Car la constipation accompagne, dans la très-grande majorité des faits, la dyspepsie stomacale.

Après ces premières classifications, qui méritent peu l'attention, il en exhume d'autres des auteurs anciens.

« Dyspepsie ingestive, post-digestive et la dyspepsie à jeun, la première est celle qui se manifeste immédiatement après le repas, que les anciens appelaient sensibilité morbide de l'estomac », et Brinton lui attribue une très-grande importance ; elle indique, selon lui, une forme grave de la maladie, si même elle n'est pas le début d'un ulcère de l'estomac.

Tout cela est très-vague et peu fondé sur la clinique ; cette sensibilité morbide s'observe chez les hystériques et elle s'observe aussi quand la dyspepsie est très-ancienne sans que la gravité de la maladie soit accrue.

La dyspepsie, post-dyspepsie et la dyspepsie à jeun s'accompagnent en général de gonflement de l'estomac, de flatulence. « La dyspepsie à jeun indique également l'ancienneté de la maladie. »

Mais quel peut être l'intérêt d'une classification fondée sur l'heure d'apparition des symptômes morbides ?

En quoi cette division peut-elle donner des indications sur la nature de la maladie ? Livré à toutes les incertitudes d'un esprit qui ne sait à quelle doctrine se rattacher, qui n'a pas une idée précise de la question, il va exhumer dans les livres anciens des données sans valeur.

Après cette classification exhumée des auteurs anciens, Brinton en propose une autre déduite de la physiologie. Elle serait fondée sur les causes et ces causes seraient cherchées dans les aliments.

Il ne sait pas exactement si les aliments peuvent produire la dyspepsie. Il ne se laisse pas arrêter en chemin et il décrira des formes diverses selon l'espèce d'aliments, une symptomatologie qui varie avec l'aliment qui l'a produite.

Ainsi, selon lui, les abus d'aliments azotés, sont suivis de céphalalgie fréquente, de douleur cardiaque. Les abus de substances féculentes donnent surtout des gaz.

Les excès d'huiles et de graisses entraînent des nausées, des vomissements, de la céphalalgie.

Il est certain que l'observation clinique n'autorise aucune de ces divisions.

L'unité morbide, la dyspepsie ne se modifie pas selon les causes diverses qui l'engendrent. Ce genre de classification qu'a tenté Brinton, n'est que le fruit de son imagination féconde.

Il n'éprouve pas lui-même une grande estime pour ses tentatives de classification, puisqu'après celles-là, il vous en propose d'autres, qu'on pourrait fonder sur les réactions chimiques des liquides rendus dans les vomissements.

« Sont-ils acides, alcalins ou neutres, ils ont un sens différent qui pourrait peut-être être utilisé pour l'analyse de la dyspepsie. »

Mais il convient que la nature de ces liquides ne fournirait qu'une base incertaine de classification et que l'on pourrait, si on voulait l'utiliser, être porté à rapprocher des cas très-dissemblables.

En résumé, Brinton a écrit un volume sur les maladies de l'estomac; mais il ne sait ce qu'est la dyspepsie, qui doit être considérée comme la base sur laquelle viendront s'établir toutes les affections stomacales.

Il est certes inférieur à Chomel et à Trousseau. Pourquoi lui avoir accordé les honneurs d'une traduction plutôt qu'à Budd, à Forster et à tant d'autres écrivains dont les œuvres valent mieux?

On serait fort embarrassé pour le dire quand on se rend compte, par la lecture de son livre, de son infériorité comme clinicien.

Qu'il ait écrit deux chapitres d'une certaine valeur sur l'ulcère de l'estomac et le cancer avec un très-grand nombre d'observations qu'il a pu réunir, la tâche n'était pas bien ardue, et il ne fallait pas un esprit très-fin pour l'accomplir.

La façon dont il a traité la question fondamentale de la pathologie stomacale, la dyspepsie, après un si grand nombre d'années consacrées à des recherches sur la matière, démontre un clinicien de mérite secondaire et un observateur sans originalité.

Époque actuelle.

Après une revue consacrée aux auteurs français qui nous ont laissé des traités sur la dyspepsie, il est intéressant de savoir où en est l'école actuelle, ce qui s'enseigne sur la dyspepsie.

Il n'est point de médecin qui n'ait cherché dans sa carrière, en groupant les faits cliniques, en multipliant ses observations, à débrouiller le sujet, à expliquer ce qui doit s'entendre par dyspepsie.

Il n'est pas possible de faire de la thérapeutique si on ne sait en quoi consiste cette maladie, quel compte on en doit tenir.

On comprend que ceux qui sont tenus de faire un

enseignement à la Faculté aient tous abordé le sujet et émis une théorie de la dyspepsie.

Il importe, pour montrer l'état actuel de la science, d'indiquer ce qui a été écrit ou professé dans ces dernières années.

Lasègue imbu des idées de Pidoux a vu dans la dyspepsie une névrose gastrique. Elle n'est pas pour lui une maladie avec lésion, mais un état morbide, absolument comme une névrose est une maladie sans lésion; ses manifestations sont « intermittentes comme celles des névroses, et elles sont à longues échéances. »

Dans les névroses on voit en général tous les organes envahis successivement; le mal se déplace à chaque heure de la journée, et peut attaquer toutes les parties de l'organisme.

Cette prétendue névrose de l'estomac ne quitte jamais l'estomac, ne s'étend jamais à d'autres organes. C'est une névrose d'un nouveau genre qui est dénuée de tout caractère fondamental; mais l'éminent Professeur qui a consacré tant d'études intéressantes aux névroses ne se laisse pas embarrasser; c'est une névrose protéiforme sur place; j'avoue que j'ai le plus grand mal à m'expliquer une névrose protéiforme sur place.

Ce qui est certain, c'est que cette névrose n'est que le trouble fonctionnel, et qu'en substituant au terme trouble de fonction le mot névrose, Pidoux et Lasègue n'ont fait que reproduire l'idée de Barras. En indiquant que la dyspepsie a des intermittences, Lasègue s'est laissé induire en erreur par une illusion clinique.

Il n'y a pas plus de dyspepsie intermittente dans le

sens consacré à ce mot qu'il n'y a de bronchite intermittente.

Toutes les fois qu'on s'exposera à un refroidissement, la bronchite reparaîtra; de même, tout écart de régime ou toute autre cause peuvent ramener la dyspepsie, mais rien n'autorisera à voir dans le retour de la maladie un phénomène intermittent.

Que la dyspepsie reparaisse, chez le sujet prédisposé à la moindre fatigue, à la moindre émotion, ou s'il a transgressé la moindre règle de l'hygiène, pour disparaître en quelques jours s'il se soumet aux exigences de la santé, je ne vois pas là un motif pour la rapprocher de la névrose.

Il suffira d'une seule observation de dyspeptique, suivie durant plusieurs années, pour se convaincre que la dyspepsie n'a aucun des caractères qui peuvent autoriser à dire qu'elle ressemble à une névrose.

Il n'est plus possible à notre époque, où l'anatomie pathologique a fait découvrir de si fréquentes lésions de l'estomac, de soutenir encore ce qu'avait dit Barras.

La dyspepsie assimilée à une névrose, c'est là une pure spéculation de l'esprit qui se place en dehors de l'observation pour se livrer à des rapprochements philosophiques qui, en général, ne sont d'aucune utilité.

Lorsqu'une fois Lasègue quitte les régions élevées de la spéculation pour donner une définition du dyspeptique, pour nous dire en quoi consiste cet état morbide, il éprouve des difficultés très-grandes.

Il ne nous dit pas quels sont les signes positifs, il n'en donne pas.

« Deux conditions s'imposent selon lui pour être dyspeptique, il faut souffrir et se plaindre. » Or, il y a des dyspeptiques qui n'ont pas de souffrances, qui n'ont pas de douleurs réelles, et d'autres qui ont des impressions douloureuses et ne sont pas portés à se plaindre. Qu'est-ce que cette singulière maladie qui se caractérise par des sensations douloureuses et les gémissements qu'elles peuvent faire naître? Mais toutes les maladies se traduisent par des souffrances et des plaintes.

Que signifient-elles pour le clinicien sinon que, en général, il faut aller découvrir la nature de la maladie là où le malade accuse la douleur.

Il en est ainsi pour l'estomac, s'il est le siége de sensations pénibles. Il faut les analyser, déterminer l'affection qui se rapporte à ces sensations pénibles.

Lasègue a donc peu éclairé son lecteur sur la nature de la maladie quand il lui dit qu'il n'y a pas dyspepsie sans douleur et sans plainte.

On serait bien embarrassé pour se faire une idée quelconque de la maladie si l'on n'a pas d'autres données que celles énoncées par le savant professeur.

Ce qui prouve, du reste, l'embarras dans lequel il se trouve lui-même, ce sont les lignes suivantes : « Toute perversion nutritive dont le malade n'a pas conscience doit être éliminée du cadre des dyspepsies. Voici deux malades, l'un est sous le coup d'une affection tuberculeuse, l'autre est diabétique; l'un mange modérément, l'autre mange beaucoup, mais tous les deux maigrissent, ils ne sont pas dyspeptiques parce qu'ils n'ont pas conscience de troubles nutritifs qui surviennent dans leur économie, parce que chez eux la digestion tout en manquant son but final n'est le plus souvent accompagnée d'aucune sensation incommode. »

Lasègue ne peut avec sa définition délimiter le champ de la dyspepsie et celui de la nutrition ; le tuberculeux et le diabétique très-souvent présentent les symptômes de la dyspepsie ; quelquefois ils ne deviennent pas dyspeptiques ; mais est-ce parce qu'ils n'ont pas conscience des troubles nutritifs qui surviennent dans leur économie qu'ils ne sont dyspeptiques ?

Le tuberculeux et le diabétique ont toujours une conscience très-nette des troubles nutritifs auxquels leur organisme est soumis sans être pour cela des dyspeptiques. Il est amené à confondre les phénomènes physiologiques dont l'estomac est le siége avec ceux qui se produisent dans les tissus de l'économie en dehors des organes digestifs.

Ils sont absolument distincts.

J'ai assez longuement insisté sur le vague de ces doctrines qui, héritant des erreurs de Barras, veulent rapprocher des maladies très-différentes, une névrose et la dyspepsie, l'herpétisme et la dyspepsie, l'arthritisme et la dyspepsie.

Ne se rendant pas compte de la nature de la dyspepsie, de cette entité morbide très-bien limitée et la voyant se développer chez des herpétiques, des arthritiques, on se figure qu'il est conforme à une saine médecine de ne pas donner une définition de la maladie et que c'est être médecin philosophe que de rester dans les nuages.

C'est là une tendance qui heureusement commence à disparaître, mais qui était extrêmement développée il y a une quinzaine d'années encore.

L'anatomie pathologique a obligé le clinicien à ne plus se payer de mots, mais à chercher dans les lésions anatomiques une caractéristique des maladies.

L'estomac est un organe journellement exposé à des inflammations ; les congestions ne sont plus nettement appréciables quand on fait les autopsies; mais les lésions des glandes, les dégénérescences des vaisseaux, les altérations du tissu cellulaire sont assez fréquentes et peuvent être facilement étudiées avec le microscope.

Dès qu'on l'a examiné de plus près et qu'on l'a observé avec l'expérimentation physiologique, et chez l'homme avec l'analyse microscopique, il a cessé d'être cet organe singulier qui ne subit jamais de lésions, qui ne s'altère jamais, malgré son fonctionnement journalier, malgré ses contacts journellement répétés avec des liquides, avec des aliments irritants.

Cet organe, qui est en rapport avec la plupart des organes par la circulation, par le système nerveux, alors que tous sont sujets à des lésions des plus variées, échappait, selon la singulière théorie des disciples de Cullen, à toute lésion.

On ne lui connaissait qu'une seule lésion anatomique, le cancer ; puis peu à peu est venu s'adjoindre au cancer l'ulcère, qui a uniquement occupé les cliniciens, auquel ils ont attaché une importance exagérée, lésion de passage, qui est liée aux congestions, aux troubles circulatoires de la muqueuse stomacale, que l'on observe dans toute dyspepsie ancienne et qui disparaîtra aussitôt qu'on soumettra l'estomac à un régime thérapeutique approprié.

Dans la pathologie stomacale, ce qui a été fatal aux

progrès de la clinique, c'est l'usage d'un mot qui a été employé déjà du temps d'Hippocrate et qui a vécu jusqu'à nos jours. Le sens même du mot dyspepsie a abusé tous les médecins jusqu'à notre époque.

Quand l'estomac est congestionné, et le siége de certains symptômes qui se rattachent à ce que l'on appelle improprement la dyspepsie, les médecins ont cru qu'il y a toujours digestion insuffisante des aliments, une coction imparfaite des aliments, pour employer le terme hippocratique.

Un dyspeptique digère les aliments aussi bien que celui qui ne l'est pas ; le travail qui se fait dans l'estomac et l'intestin s'accompagne d'un certain nombre de symptômes morbides dus aux modifications de la muqueuse stomacale, symptômes pénibles, douloureux, locaux, qui en éveillent d'autres dans des organes éloignés, mais le but final, la transformation de l'aliment pour son absorption par les vaisseaux, n'en est pas moins atteint.

Un dyspeptique ne maigrit pas ; même très-souvent son embonpoint augmente, et la dyspepsie se produit plus volontiers chez ceux qui ont de l'embonpoint que chez les gens maigres à cause de la lenteur de la circulation.

Les gens obèses sont plus disposés au catarrhe bronchique ; ils sont de même disposés, par le fait de leur constitution, aux congestions de la muqueuse stomacale.

Le dyspeptique ne maigrit que si, dans la crainte de souffrir, il ne mange plus suffisamment, s'il s'impose une diète exagérée.

Chez le dyspeptique la digestion se fait avec douleurs, mais elle n'en est pas moins suffisante ; elle peut être plus longue, mais elle ne s'exécute pas moins bien.

L'expérimentation chez les animaux, l'observation clinique le démontrent clairement.

Ainsi, il ne faut pas voir dans la dyspepsie une digestion insuffisante, incomplète, ou une digestion mauvaise.

La nature a complétement pourvu aux exigences de la digestion ; depuis l'estomac jusqu'à l'extrémité de l'intestin, la muqueuse est pourvue de glandes destinées à sécréter des liquides digestifs ; chaque glande intestinale contient un suc capable de modifier toute espèce d'aliments.

Chacune de ces petites glandes, qui sont multipliées à l'infini, peut remplacer les glandes annexes de l'intestin, le pancréas et le foie, les glandes de la muqueuse stomacale.

L'expérience a démontré qu'en plaçant les aliments dans une portion quelconque de l'intestin grêle, après avoir oblitéré le pancréas et le foie, ils arrivent toujours à se transformer.

Ainsi, l'aliment n'a pas besoin de l'estomac, ni des autres glandes, pancréas et foie.

L'intestin suffit pour la digestion.

Les médecins imbus du sens du terme dyspepsie ne se sont préoccupés, dans cette maladie, que de l'insuffisance de la digestion, et ont voulu incriminer tous les organes qui y participent.

On a créé une dyspepsie stomacale due à l'insuffisance

du suc gastrique, une dyspepsie duodénale, due à l'insuffisance des liquides biliaires et pancréatiques.

Cl. Bernard a cru reconnaître que, dans les dégénérescences du pancréas, les graisses arrivent dans les fèces non émulsionnées; mais des observations ultérieures ont prouvé que les graisses étaient émulsionnées dans des cas de cancer, de kyste du pancréas.

C'est que la glande intestinale remplace, par sa sécrétion, celle de la glande pancréatique.

Le tube digestif offre toujours à la digestion des liquides en quantité suffisante ; les vieilles idées hippocratiques, des études mal dirigées ont pu faire admettre le contraire.

Il faut donc abandonner complétement l'idée qu'on rattache actuellement au mot dyspepsie.

Le mot lui-même devrait être abandonné.

On ne s'est pas contenté de rapporter la dyspepsie aux organes chargés de la sécrétion des liquides digestifs. Jamais personne n'a pu prouver que, dans ce que l'on appelle dyspepsie, les liquides digestifs soient insuffisants ou de mauvaise nature.

Un physiologiste distingué, Blondlot, ne trouvant pas le moyen d'expliquer la dyspepsie par la physiologie des glandes digestives, a dit qu'elle pouvait avoir sa racine dans les profondeurs de l'économie.

Ceci a été répété par certains pathologistes, et ne peut servir qu'à rendre le sujet un peu plus confus.

Ainsi, il faut cesser de voir dans la dyspepsie un trouble fonctionnel, en tant que trouble de digestion ; le trouble de la fonction consiste en certains symptômes morbides que je décrirai, symptômes dus à l'altération de la muqueuse stomacale, mais qui n'entravent pas la digestion, symptômes qui durent autant que la digestion et reparaissent à chaque nouveau repas.

La dyspepsie n'a rien de mystérieux, et son obscurité provient de ce que, héritant des idées hippocratiques, les médecins ont voulu les conserver quand même.

C'est d'ordinaire, et presque toujours, l'estomac qui devient malade, et son importance, en tant qu'organe digestif, est bien bornée par rapport à celle de l'intestin.

Tous les symptômes morbides, ou presque tous, siégent à l'estomac ; l'intestin ne subit pas, ainsi que je l'ai déjà dit, les désordres que l'on observe si communément dans l'estomac ; en sorte que là où la fonction a une haute importance, la lésion devient rare ; et elle est fréquente dans l'estomac, qui n'en a qu'une très-faible, au point de vue de la digestion des aliments.

C'est ainsi que la nature nous a mis à l'abri des désordres de nutrition qui auraient compromis notre existence à chaque instant, si l'intestin grêle pouvait devenir malade aussi facilement que l'estomac.

En étudiant la dyspepsie depuis un grand nombre d'années, dans des centaines de faits, j'ai trouvé la confirmation de ces données physiologiques, je me suis assuré que l'expérimentation sur les animaux est, comme toujours, en accord parfait avec la clinique, et que le sens de trouble fonctionnel que la médecine, jusqu'à nos jours, a rattaché au terme dyspepsie, est en contradiction avec la physiologie et la clinique.

GERMAIN SÉE.

Germain Sée s'est aussi beaucoup occupé de la question clinique, et a fait des cours sur les dyspepsies, à l'Hôtel-Dieu.

J'emprunterai à la thèse d'agrégation de M. le docteur Raymond, qui est un des élèves de M. Sée, les principaux renseignements qui nous feront connaître les opinions du savant professeur.

Sée connaît les travaux d'anatomie pathologique, publiés dans ces dernières années, sur les lésions des éléments anatomiques de la muqueuse stomacale, dans l'empoisonnement par le phosphore, par exemple, la dégénérescence graisseuse des cellules pepsinifères, l'altération des parois des capillaires, l'altération athéromateuse des vaisseaux de l'estomac. Mais n'importe ! Il n'en est pas moins fidèle à la doctrine de Cullen ; c'est un simple trouble fonctionnel que la dyspepsie.

La définition de la dyspepsie est la suivante : des troubles permanents de la fonction digestive, en tant que ceux-ci ne relèvent pas d'une lésion anatomique appréciable cliniquement et ayant l'estomac ou l'intestin pour siége.

C'est donc la définition commune, celle qui est adoptée depuis Hippocrate.

C'est là ce qu'il appelle la dyspepsie vraie, et il divise les dyspepsies en plusieurs espèces : 1° glandulaires ; 2° muqueuses ; 3° nervo-vasculaires ; 4° ab ingesta ; 5° des dyspepsies mixtes.

Comme type des dyspepsies glandulaires, le Dr Raymond

cite celle qui est consécutive à l'empoisonnement par le phosphore, et caractérisée anatomiquement par la dégénérescence des cellules peptiques.

Si le phosphore a produit une dégénérescence graisseuse des glandes, il est bien certain que l'altération ne reste pas limitée à la glande même, que tous les éléments de la muqueuse seront atteints. On sait que même tous les viscères, le foie, les reins, le cœur, entrent très-rapidement en dégénérescence sous l'influence de cette substance toxique.

Ce premier type des dyspepsies essentielles est caractérisé par une lésion des plus facilement appréciables. Il y a donc contradiction entre ce premier exemple des dyspepsies vraies et la définition.

Pour établir une espèce, il faut pouvoir déterminer une symptomatologie particulière. M. Raymond dit bien que la conséquence de l'altération glandulaire, c'est une sécrétion défectueuse ou une insuffisance du suc gastrique; mais c'est là une pure hypothèse qu'il serait difficile de justifier.

Le premier exemple de Sée, à l'appui de sa définition, est donc incompatible avec l'essentialité de la maladie.

Le deuxième type, cité par le docteur Raymond, est la dyspepsie muqueuse. Les altérations de la muqueuse deviennent la source des troubles dyspeptiques. Si la muqueuse est altérée, lésée, je n'ai qu'à répéter ce que j'ai déjà dit pour la dyspepsie avec lésion glandulaire.

Les auteurs ont toujours cherché à localiser le mal dans l'estomac à tel ou tel élément anatomique. Quand la muqueuse est altérée, tous les éléments sont atteints en même temps, et peut-on dire que cette dyspepsie existe sans une lésion ?

Peut-on, à l'appui de ces divisions anatomiques, rapporter des symptômes qui leur sont particuliers ? La clinique fournit-elle quelque argument en faveur de ces divisions ? Aucun. Par conséquent, ces classifications n'ont pas de base, et, de plus, elles sont en contradiction avec la définition.

On en pourrait dire autant du troisième type établi par Sée, la dyspepsie nervo-vasculaire.

Lorsque la circulation de la muqueuse est troublée, soit par une cause locale, soit par une cause éloignée, et que les vaisseaux restent dilatés, tous les éléments, et je l'ai maintes fois répété, sont dérangés consécutivement. C'est là, si l'on veut, une lésion passagère, mais cela n'en est pas moins une lésion.

Comme exemple de cette troisième espèce, M. Raymond cite la dyspepsie des alcooliques et la dégénérescence granulo-graisseuse des vaisseaux de l'estomac. Cet exemple n'est pas heureux.

En résumé, il n'y a pas, parmi les types cités jusqu'à présent, un seul qui ne s'accompagne d'une lésion, et par conséquent Sée, tout en conservant l'ancienne définition, la ruine par les exemples qu'il donne.

Si de la dyspepsie vasculaire je passe à la dyspepsie nerveuse, il semble que nous allons entrer définitivement dans le terrain de l'essentialité. Mais j'ai déjà dit que les nerfs ne sont jamais troublés sans que tout l'organe participe au trouble.

Par conséquent, j'indiquerai seulement les opinions du savant professeur à propos des dyspepsies nerveuses.

Sée cite la dyspepsie par hyperesthésie, qui ne peut naître selon lui directement, mais a toujours pour intermédiaire le système vaso-moteur.

Le docteur allemand Loeb a admis une dyspepsie par akinésie, c'est-à-dire par contraction insuffisante de l'estomac.

Il n'a fait que répéter ce qu'avait dit Galien.

Il a confondu l'effet avec la cause. La maladie n'est pas due au défaut de contraction, mais le défaut de contraction est consécutif à la maladie.

Enfin, j'arrive à la dernière classe établie par Sée : Les dyspepsies par imperfection des ingesta, c'est-à-dire celles dues à l'alimentation, au mauvais régime.

C'est certainement la plus importante de toutes, la plus fréquente ; c'est celle que l'on observe chaque jour. C'est là la dyspepsie vraie, pour employer l'expression de Sée, dans laquelle on ne trouve pas un seul élément atteint, mais où toute la muqueuse est frappée. C'est là la dyspepsie dans laquelle il est facile de retrouver la lésion qui ne manque jamais.

Peu importe la durée de cette lésion, qu'elle soit fugace ou durable.

Lorsqu'elle est fugace, il n'y a que ce qu'on appelle l'indigestion, l'ébauche de la dyspepsie, mais quand elle ne dure que quelques heures, elle n'en est pas moins une entité morbide bien définie et non pas un simple trouble fonctionnel.

C'est toujours dans les membranes de l'estomac, dans les modifications qui lui sont imprimées, qu'on trouvera l'origine de la maladie.

Ces modifications seront produites tantôt par l'aliment,

tantôt par l'influence d'autres viscères sur l'estomac lui-même.

La lésion est toujours uniforme, plus ou moins profonde; débutant par la superficie de la muqueuse, elle gagnera progressivement en profondeur.

Les symptômes présenteront la même simplicité, la même uniformité.

On les retrouvera dans toutes les dyspepsies si on observe le malade durant un certain temps. La grande variété des phénomènes n'est qu'apparente, mais au fond elle présente une très-grande simplicité symptomatologique.

Les cliniciens se sont laissé induire en erreur par la diversité des phénomènes auxquels ils attachaient une importance exagérée et qui les ont entraînés à faire des espèces dans une maladie très-simple.

GUBLER.

Gubler a distingué les dyspepsies atoniques, les dyspepsies catarrhales et saburrales, les dyspepsies inflammatoires en tant que l'inflammation n'est pas le fait principal dominant, mais le fait accessoire, surajouté pour ainsi dire.

Gubler aussi est essentialiste comme Cullen, qui ne se préoccupait que de la perte de ton de l'estomac, de l'affaiblissement de son action musculaire, comme Hildebrand, qui accusait l'insuffisance de l'innervation et la laxité des fibres musculaires.

Il accepte les doctrines d'Abernetty, de Johnson,

de Dick. Cependant il abandonne la doctrine officielle quand il parle de dyspepsie inflammatoire.

Il ajoute un correctif, en tant que l'inflammation n'est pas le fait principal, dominant, mais le fait accessoire.

Il n'a pas craint de faire le rapprochement des deux mots dyspepsie et inflammation, qui paraissent devoir s'exclure l'un l'autre.

La première forme de dyspepsie, névrosique, douloureuse, cardialgique spasmodique, gastralgique, c'est celle qu'admettait Johnson, pour qui la sensibilité morbide était un élément principal constitutif de la maladie.

C'est aussi la dyspepsie selon Barras, pour qui le terme dyspepsie signifiait exaltation de la sensibilité des organes digestifs.

Ainsi, avec un symptôme, Gubler établit une forme spéciale de la maladie, imitant Johnson et Barras, et il cherche à décrire la symptomatologie propre à cette espèce.

« Lorsqu'il s'agit de ces dyspepsies douloureuses et spasmodiques, il dit que les aliments doux, que les boissons, sont facilement digérés, que les substances lourdes sont péniblement digérées, que le malade a un grand appétit, mais qu'il supporte péniblement les aliments, que, durant la digestion, il éprouve un malaise général, que les forces sont brisées. Il a des sensations angoissantes avec contractions spasmodiques le long de l'œsophage. Une demi-heure après ce repas arrivent les gaz. Il a alors de l'anxiété précordiale, de la gêne respiratoire, des défaillances, des lypothymies et parfois des syncopes. »

Que la digestion des aliments doux soit facile, et celle des substances lourdes, pénible; mais cela est vrai dans tous les cas : tous les aliments lourds sont de digestion difficile. Quant aux autres phénomènes signalés, comme caractérisant spécialement cette forme morbide, vous les rencontrerez également dans n'importe quelle dyspepsie.

Gubler insiste particulièrement sur ce fait que l'estomac est irritable, chaud, comme disent les gens du monde. Il serait bien difficile d'expliquer ce qu'est l'irritabilité.

Quant à l'élément douleur, qui a fait donner à cette forme morbide son nom particulier de dyspepsie spasmodique, il est facile de faire disparaître ce phénomène et la maladie n'en subsistera pas moins et suivra son cours.

En passant à la deuxième espèce, la dyspepsie atonique, asthénique, torpide, les mêmes objections se présentent.

« Le malade, dit-il, a du gonflement épigastrique, de l'anxiété respiratoire, des borborygmes, du météorisme, des éructations, du pyrosis, puis il vomit. Il ne digère pas les aliments doux, les liquides aqueux ; mais il supporte bien le jambon et les gâteaux lourds. »

Ce qui est singulier, c'est que cette idée que certains estomacs supportent les aliments lourds est très-répandue parmi les médecins; elle est tout à fait en contradiction avec l'observation. « Il y a des malades qui présentent à la fois les symptômes de la dyspepsie atonique et de la dyspepsie névrosique. Enfin, dans cette deuxième espèce, on constate souvent la tendance syncopale et le refroidissement général, et peu à peu arrive l'inanition, l'anémie et la cachexie. » Ici Gubler reprend la théorie de Beau sur l'influence de cette maladie.

« Le caractère fondamental est l'état de torpeur de l'estomac, l'atonie où est plongée la fonction digestive. »

Je ne répéterai pas à propos de cette deuxième espèce ce que j'ai dit pour la première, et j'arrive à la troisième. C'est la « dyspepsie muqueuse, la dyspepsie des ivrognes, dans laquelle il rencontre la pituite, les vomissements glaireux, l'inappétence, la teinte sub-ictérique, des vomissements d'aliments, la prostration des forces, le vertige, la diarrhée ou la constipation. »

C'est ce qu'il appelle encore la variété catarrhale ou saburrale, affection sans lésion. Tout le monde sait maintenant combien l'alcool altère la muqueuse et les membranes de l'estomac, combien il est funeste à la structure de l'organe, et cependant Gubler maintient l'essentialité de la maladie dans cette espèce.

La quatrième forme est ce qu'il appelle la dyspepsie inflammatoire, irritative. Ici seulement la lésion apparaît, il n'a pas osé l'admettre pour l'espèce précédente, mais il ne doute plus de son existence; la muqueuse est irritée plus ou moins profondément. « Les symptômes sont des sensations douloureuses à l'estomac; si le malade prend du vin ou des salaisons, il ressent une chaleur excessive à la région épigastrique.

« Il compare la sensation qu'il éprouve à une brûlure, il a des régurgitations acides, du pyrosis, et il vomit. »

En quoi ces phénomènes diffèrent-ils des espèces précédentes? Il serait très-difficile de démontrer la justesse de ces classifications.

Tous les observateurs se sont donc buttés contre une idée préconçue. Ils ne pouvaient pas abandonner le principe du trouble fonctionnel. Aussi on peut dire que la clinique de nos jours, pour tout ce qui est relatif à la dyspepsie, n'est pas plus claire qu'elle ne l'était il y a un siècle, et que la thérapeutique n'a point progressé.

En algèbre on admet que si les déductions d'une théorie sont fausses, c'est que le principe était faux. On pourrait appliquer cette proposition à la question de la dyspepsie. Tous sont partis d'une hypothèse inadmissible et se sont égarés, dès qu'ils entraient dans le champ de la clinique.

Un seul avait failli soulever le voile qui cachait la vérité, c'était Broussais; mais, imbu d'idées systématiques sur les maladies, ne voyant dans l'organisme que de l'irritation ou de l'asthénie, pour expliquer toutes les affections, il a voulu appliquer à l'estomac même son idée philosophique, et il s'est fourvoyé.

La réaction qui se fit contre lui s'attaquait surtout à la doctrine générale et fit disparaître l'idée lumineuse qui avait surgi dans son esprit.

Toute son œuvre disparut en même temps.

Ce qui est remarquable, c'est que les médecins postérieurs à lui qui s'étaient attaqués à la doctrine voulaient cependant appliquer à l'estomac les principes de l'irritation et de l'asthénie, ainsi que je l'ai démontré quand j'ai discuté les classifications, en les englobant toutefois dans un certain nombre de faits physiologiques ou anatomiques, et nous voyons reparaître à propos de cet organe malade, le spasme d'Hoffmann, la sthénie et l'asthénie de Brown, l'irritation de Broussais.

L'impuissance pour édifier quelque chose de solide a fait reparaître ces noms singuliers, rappelant des doctrines oubliées, et tous sont revenus peu à peu, à propos de l'estomac, aux spasmes, à l'irritation et à l'asthénie. C'est que la clinique ne peut seule expliquer les divers symptômes et se rendre compte de ce qui se passe dans l'estomac à propos de cette maladie.

Bien rarement on a l'occasion de faire une autopsie de dyspeptique.

Les renseignements physiologiques ont fait défaut à Chomel, à Trousseau, à Lasègue, à Sée, à Gubler.

Ce n'est qu'avec l'expérimentation qu'on peut arriver à une analyse exacte des symptômes. Ce n'est qu'avec elle qu'on peut surprendre à chaque instant ce qui se passe dans l'estomac.

Il faut convenir que depuis Chomel et Trousseau bien des faits d'anatomie pathologique ont été produits, mais les successeurs de ces grands médecins n'ont pas pu les utiliser.

Nous voyons bien Sée citer des lésions de l'estomac, mais il se hâte de les incorporer dans la doctrine du trouble fonctionnel.

Gubler aussi emploie le terme de dyspepsie inflammatoire; il sait bien qu'il y a une lésion, mais il se hâte d'ajouter que l'inflammation n'est qu'un accident dans la dyspepsie, et non sa caractéristique.

Ces développements montrent pourquoi s'en tenant aux principes physiologiques de Blondlot, on n'a pas jusqu'à présent pu expliquer clairement la nature de la dyspepsie. L'incertitude en physiologie n'a pu que produire l'incertitude en clinique, et on est arrivé à confondre ce qui est le fait de la dyspepsie et ce qui appartient à d'autres maladies, aux modifications du sang, etc. Que de névroses nées sous l'influence de la dyspepsie, se développant avec elle et disparaissant quand la dyspepsie guérit, sont confondues avec des névroses essentielles, de l'hypochondrie, des affections cardiaques! La définition de la dyspepsie n'a pas été donnée jusqu'à présent. Sa symptomatologie est indécise, incomplète.

Il est nécessaire, pour résoudre la question clinique d'insister sur l'une et l'autre.

CHAPITRE XIX

DÉFINITION DE LA DYSPEPSIE

Toutes les fois que la muqueuse de l'estomac est congestionnée au-delà du degré physiologique, et reste congestionnée, il se produit un certain nombre de symptômes, gonflement de la région stomacale, sensation de gêne et de pesanteur, crampes, brûlures, excrétion d'eau, gaz, etc. Ce sont là les signes locaux qui accusent la congestion excessive de la muqueuse.

Il se développe en même temps des symptômes éloignés, des bâillements, des pandiculations, des phénomènes du côté du système nerveux, du système musculaire, etc.

L'ensemble de ces signes constitue ce que l'on appelle la dyspepsie.

Ils peuvent ne durer que quelques heures, ou quelques jours, et alors les vaisseaux de la muqueuse reprennent leur calibre normal, le muscle stomacal reprend sa contractilité physiologique, la fonction des glandes se rétablit, et les nerfs perdent leur sensibilité morbide. C'est là ce que l'on doit appeler dyspepsie passagère ou indigestion.

Au contraire, lorsque l'état congestif persiste, l'inflammation s'étend des parties superficielles de la muqueuse au tissu cellulaire sous-muqueux, aux vaisseaux, aux glandes ; c'est la dyspepsie chronique.

En un mot, on ne doit plus comprendre comme dyspepsie un trouble fonctionnel, mais l'irritation de la muqueuse, qui peut grandir progressivement et affecter les diverses membranes de l'estomac.

CHAPITRE XX

ANATOMIE PATHOLOGIQUE

Jusqu'à présent, la maladie n'ayant été comprise que comme un trouble de la fonction, elle n'avait point d'anatomie pathologique.

Actuellement, il faut admettre qu'il n'y a point de dyspepsie sans lésion passagère ou persistante, et il importe d'indiquer en quoi consistent ces lésions.

Une lésion pouvant ne durer que quelques heures, ou quelques jours, peut ne pas être considérée comme une lésion réelle.

Mais, dira-t-on que, quand un corps étranger a séjourné quelque temps dans l'œil, que sa muqueuse est injectée, que ses vaisseaux se sont dilatés, et que toutes les glandes ont été irritées, dira-t-on qu'il n'y a pas eu lésion de l'œil, quand même elle n'aurait duré que quelques heures; parce qu'on aura retiré à temps le corps étranger ? Dira-t-on que l'œil n'a pas subi le premier degré de l'inflammation ?

Ce qui le prouve bien, c'est que, si on n'a pas le soin de retirer le corps étranger, l'inflammation grandira rapidement, le pus se produira, la cornée pourra rapidement s'ulcérer, et l'organe sera bientôt compromis.

Dans la dyspepsie simple, on ne peut pas constater la lésion, parce qu'on n'a pas l'occasion de faire des autopsies, mais l'expérimentation permettra de saisir, chez les animaux, les premières phases de cette lésion, la congestion, l'inflammation. On pourra même suivre l'évolution ultérieure de la phlegmasie.

Chez l'homme, quand la maladie est très-ancienne, et qu'elle est suivie de mort, l'étude de l'anatomie pathologique peut se faire. On retrouve les lésions ultimes qui ne sont que le développement de la lésion primitive observée chez les animaux, l'inflammation qui atteint non-seulement la muqueuse de l'estomac, mais toutes les membranes sous-jacentes.

Je citerai deux faits de dyspepsie stomacale simple, l'une datant de cinq ans et l'autre de vingt-cinq ans. C'est dans ma clinique de l'hôpital Rothschild que j'ai suivi les deux malades durant plusieurs mois.

Le premier des deux était un homme de quarante-six ans, qui avait toujours suivi une bonne hygiène. Depuis six ans environ, il éprouvait des symptômes de dyspepsie violente. Depuis plusieurs années, il vomissait de temps en temps son repas; il souffrait tellement qu'il s'imposait souvent la diète.

Il y a deux ans, des vomissements de liquide noirâtre, du sang dans les selles accusèrent une ulcération de la muqueuse stomacale; les signes de l'ulcération ne durèrent que quelques jours; il put reprendre des aliments; mais la digestion restait pénible, et de temps en temps les vomissements revenaient. Il y a trois semaines, c'était en décembre 1875, il vomit de nouveau une grande quantité de sang, une ou deux cuvettes, et les selles étaient chargées de sang; il se décide à entrer à l'hôpital, exsangue et d'une pâleur cadavérique.

Il vomit de nouveau une demi-cuvette de sang. Il s'agissait évidemment d'un ulcère grave de l'estomac, chez un ancien dyspeptique.

Il était tellement affaibli qu'il ne pouvait s'asseoir seul sur son lit. La maigreur était extrême. Il éprouvait sur la ligne médiane de l'estomac une douleur vive; mais la palpation de la région stomacale ne m'a pas révélé de trace de tumeur; la région stomacale ne paraissait que rénitente. J'avais diagnostiqué, en me fondant sur l'évolution de la maladie, une dyspepsie simple de date ancienne avec ulcération grave des membranes de l'estomac.

Deux mois de traitement suffirent pour lui rendre la santé.

Il était arrivé à faire un bon repas par jour, et il entrait en convalescence quand, s'avisant de prendre, à l'insu de la surveillante du service, un énorme bol de chocolat, il ramena les vomissements.

Dès le lendemain il était tombé dans le coma et succomba après quarante-huit heures à une perforation de l'estomac.

L'autopsie confirme le diagnostic de dilatation simple de l'estomac.

Point de tumeur cancéreuse, mais une perforation complète de l'estomac dans la région du pylore. Les liquides stomacaux étaient répandus dans l'abdomen et avaient déterminé une péritonite.

Les parois de l'estomac sont épaissies et l'organe est dilaté. Toute la face postérieure de la muqueuse présente un piqueté ; les vaisseaux y sont dilatés, la muqueuse est amincie principalement dans la grosse tubérosité.

On ne constate rien de plus à un examen superficiel.

J'ai fait avec mon ami M. le docteur Bochefontaine l'étude microscopique des membranes.

Les glandes gastriques sont atrophiées par places, ont disparu en certains points; et sur d'autres parties on en trouve d'incomplètes, ou bien on n'en trouve que des débris.

L'épthélium de la muqueuse est aussi partiellement emporté.

Dans le tissu cellulaire sous-muqueux se sont développées une grande quantité de jeunes cellules de formation nouvelle. Les vaisseaux ont un calibre agrandi et leurs parois sont sclérosées.

Les fibres musculaires ne paraissent pas altérées.

En résumé, la dyspepsie s'est caractérisée par une néo-formation de cellules qui ont atrophié les glandes muqueuses et peptiques, par la sclérose des vaisseaux.

A ces lésions anatomiques se rapporte l'ulcération qui a détruit un gros vaisseau et produit des hémorrhagies très-graves.

Ces lésions se sont faites progressivement durant le cours de cette dyspepsie, qui a duré environ six ans.

La deuxième observation est plus intéressante encore.

Il s'agit d'une dyspepsie datant de vingt-quatre ans.

Le malade, âgé de cinquante-quatre ans, est entré à l'hôpital Rothschild, le 10 avril 1877.

Il avait toujours vécu dans de bonnes conditions hygiéniques, n'avait jamais commis aucune espèce d'excès.

Le père est mort à soixante-dix-huit ans et la mère est morte à quarante ans de suites de couche.

La dyspepsie a été consécutive, comme on l'observe fréquemment, à une fièvre typhoïde.

Les premiers symptômes ont paru à l'âge de vingt-quatre ans; des fringales, des crampes, lourdeur d'estomac, gaz, constipation, une garde-robe tous les sept ou huit jours. Ces symptômes durèrent quelques mois et disparurent sans que le malade ait pu expliquer le motif de leur disparition.

Peu à peu ils revenaient plus fréquemment, duraient un temps plus long.

Depuis quatre ans il n'avait plus de repos; la maladie était persistante, l'appétit était cependant conservé, il mangeait et ne maigrissait pas.

C'est en 1875 que les vomissements paraissent pour la première fois, précédés de douleurs stomacales intenses et se produisait plusieurs heures après le repas, vomissements non alimentaires mais composés toujours d'une grande quantité de liquide, quelquefois coloré par du pigment sanguin.

Les douleurs stomacales ne cessaient pas et la constipation était rebelle.

Le régime lacté améliora l'état et il quitte l'hôpital après un séjour d'un mois.

A peine en était-il sorti quatre jours, qu'il est repris et revient à l'hôpital amaigri, sans appétit et souffrant de douleurs stomacales.

Un nouveau traitement d'un mois lui permit de sortir et l'état d'amélioration persista de nouveau dix mois.

En 1876 il rentre à l'hopital, l'appétit était nul; il

vomissait tous les deux ou trois jours plusieurs litres de liquide. Ces vomissements étaient précédés de malaises intolérables, de nausées, de douleurs stomacales, qui déterminaient de véritables syncopes.

Pour le soulager et éviter ces crises précédant les vomissements, je lui proposai l'extraction des liquides de l'estomac avec la pompe et le lavage de l'estomac.

Il refuse le traitement, quitte de nouveau le service.

Il se fit soigner à son domicile et pour se débarrasser du liquide qui remplissait de deux en deux jours son estomac, un médecin lui fit prendre chaque matin un verre de limonade purgative.

L'emploi des purgatifs ne sert qu'à entretenir le flux de liquide et probablement à l'augmenter. C'est ce qui arriva.

Les vomissements allèrent en augmentant. N'ayant plus les moyens de se soigner à la maison, il rentre à l'hôpital le 10 avril 1877. Il était dans un état de profonde cachexie, les yeux caves, arrivé au dernier degré de l'amaigrissement, sans force, ne pouvant s'asseoir sur son lit, sans appétit et dégoûté de tout aliment; sa voix était éteinte.

Son état cachectique pouvait être facilement confondu avec celui que détermine le cancer de l'estomac, et un clinicien peu exercé aux maladies de l'estomac eût posé ce diagnostic.

Je diagnostiquai une dyspepsie simple avec dilatation de l'estomac.

En effet, l'estomac était distendu jusqu'à 5 centim au dessous de l'ombilic et plein de liquide. On ne sen tait pas de tumeur ni de rénitence dans la région stomacale. Le régime lacté diminua rapidement l'excrétion du liquide. Il ne vomit en huit jours que trois fois et une petite quantité à la fois.

Mais il éprouvait des nausées continuelles qui l'empêchaient de goûter aucun repos.

Après douze jours l'estomac était chargé d'eau et incapable de s'en débarrasser par le vomissement. Il était dans un état de malaise tel qu'il n'hésita pas à se laisser extraire le liquide par la pompe.

J'ai extrait en une seule fois 1 kilog. 750 gr. de liquide acide, chargé de pigment.

L'opération finie, il éprouvait un très-grand soulagement.

L'estomac est lavé avec de l'eau de Vichy. Immédiatement après l'opération, il annonce qu'il a de l'appétit et désire manger.

Je prescris 60 grammes de viande, poisson, et deux œufs, auxquels j'ajoute un demi-litre de lait, et pour toute médication de l'eau de Vichy.

Durant huit jours il ne se refait pas de liquide. Le sommeil revient, les douleurs sont calmées, il accuse une sensible amélioration. L'estomac n'est plus douloureux, l'appétit était revenu.

Le 29 avril, il fait son repas sans malaise; dans l'après-midi il se refroidit; le pouls devient insensible; il sent quelques douleurs dans l'abdomen, et il s'éteint sans agonie, comme un homme arrivé au dernier degré de l'inanition.

Chez ces malades qui ont un flux stomacal si abondant, la sécrétion urinaire diminue proportionnellement. Plus la quantité de liquide rejeté par l'estomac est abondante, plus la quantité d'urine rendue diminue.

Ce malade rendait, en vingt-quatre heures, de 350 gr. à 500 gr. d'urine.

Sa densité était de 1020, à 15 degrés, et elle contenait pour un litre :

Urée	11 gr. 75
Acide urique	0.32
Acide phosphorique	3.03
Acide sulfurique	0.80
Chlorure de sodium	1.35

Il ne rendait donc, en vingt-quatre heures, que 4 à 5 grammes d'urée, une quantité très-faible d'acide urique, ainsi que des autres principes constituants de l'urine.

Le liquide stomacal ne renferme pas d'urée, mais une grande quantité de chlorure de sodium.

Autopsie.

Point de cancer, point d'ulcération de la muqueuse, ni de rétrécissement pylorique. Sur la face postérieure de l'estomac une énorme vascularisation dans la portion centrale, des ecchymoses très-étendues, dilatation vasculaire. Ce sont les traces apparentes d'une dyspepsie ancienne.

L'estomac est dilaté et descend à 3 centimètres au-dessous du nombril; ses parois sont très-amincies, surtout au niveau de la grosse tubérosité.

Dans cette dyspepsie, datant de vingt-cinq ans, quelle est la lésion profonde?

J'ai fait l'examen microscopique avec M. le docteur Mathias Duval, professeur agrégé à la Faculté de médecine.

L'épithélium de la muqueuse stomacale est partiellement détruit.

Les glandes de la muqueuse ont disparu en certains points; elles ne sont plus représentées que par des cellules en dégénérescence graisseuse ou en fragmentations moléculaires, plus ou moins avancées.

Les glandes qui subsistent sont plongées dans un tissu lamineux, formé surtout d'éléments cellulaires jeunes. Ce tissu est en voie de prolifération abondante.

Les fibres musculaires ne présentent pas d'altération sensible.

En résumé, dans l'un et l'autre cas, le travail inflammatoire s'étend à la muqueuse, aux glandes, aux vaisseaux, au tissu cellulaire sous-muqueux.

L'épithélium de la muqueuse est emporté en certaines parties et ne se reproduit plus.

Les glandes sont dégénérées ou ont disparu.

Les tuniques des vaisseaux sont sclérosées; les uns, comprimés par le tissu lamineux nouveau, ont disparu les autres, au contraire, sont dilatés à l'excès.

Le tissu cellulaire sous-muqueux est hypertrophié, et est le siége d'éléments cellulaires jeunes, nouveaux, qui se développent entre les glandes et les vaisseaux, et contribuent à les atrophier.

Ces diverses lésions avaient été observées dans quelques cas, par Johns, par Fox, et Rokitanski.

Ils n'avaient vu que les dégénérescences de certains éléments, sans s'expliquer bien nettement le sens de ces lésions. Ainsi, Johns a décrit le développement de follicules clos qui se transformeraient en noyaux, envahissant les glandes tubuleuses qu'ils atrophient, et, outre ces noyaux, un stroma nouveau.

Ces deux éléments se propagent entre les éléments normaux de manière à les détruire, mais il ajoute à tort que cette lésion peut exister sans aucun symptôme.

Les prétendus follicules de Johns ne me paraissent être que les noyaux de nouvelle formation que j'ai rencontrés dans la première des deux autopsies.

Ces auteurs avaient vu la dégénérescence graisseuse des glandes à pepsine par petits groupes, dégénérescence due, selon eux, à l'épaississement de leur membrane limitante et à la production cellulaire, qui a son siége dans la partie superficielle du tissu conjonctif inter-glandulaire.

C'est dans le catarrhe chronique, c'est-à-dire dans la dyspepsie, qu'ils ont fait ces constatations.

D'après Rokitanski, l'état mamelonné de la muqueuse n'est dû qu'aux lamelles, aux excroissances polypeuses fournies par l'hypertrophie du tissu conjonctif.

L'ulcération de l'estomac est un fait très-commun dans la dyspepsie chronique.

Les altérations des vaisseaux, leur dilatation en certains points, leur atrophie en d'autres, entraînent une mauvaise nutrition de la muqueuse et des ulcérations de la muqueuse.

Le trouble circulatoire est suivi de rupture de certains vaisseaux et d'hémorrhagie dans la cavité de l'estomac ou dans l'épaisseur de la muqueuse.

Quelquefois même il se fait des vomissements de matière noire, de liquide chargé de pigment sanguin, sans qu'il y ait ulcération.

La deuxième observation en est la preuve.

L'ulcération siége à la face antérieure ou à la face postérieure de la muqueuse, et bien plus fréquemment à la face postérieure; car sur cette face postérieure le poids du bol alimentaire s'ajoute au mauvais état des vaisseaux pour activer les déchirures de cette membrane.

Toutes les fois que l'on observe des vomissements noirs, des vomissements de sang, on peut être certain qu'il s'agit d'une dyspepsie de vieille date.

Que la maladie soit due aux excès d'alcool, ou à toute autre cause, les altérations de l'estomac ne varient pas.

Les différences ne consistent, au point de vue de l'anatomie pathologique, que dans la rapidité de développement de la lésion. Ainsi, les excès d'alcool produisent bien plus promptement la lésion que toute autre cause.

Lancereaux a décrit, dans la gastrite alcoolique, la rougeur de la muqueuse, vers le cardia ou la petite courbure, des ecchymoses dans la première période, c'est-à-dire un véritable érythème tel que l'a observé Beaumont, et, à une période plus avancée de la maladie, l'épaississement de la muqueuse grise, pigmentée, et surtout dans la partie moyenne. Au lieu d'induration de la muqueuse on rencontre, non moins souvent, le ramollissement de la muqueuse.

Charcot et Vulpian (*Bulletin de la Société de biologie*) ont décrit aussi les dégénérescences graisseuses des glandes, l'hypertrophie du tissu conjonctif sous-muqueux et de la tunique musculaire.

En 1872, Loquins, élève de mon regretté ami Legros, a publié une thèse sur les lésions de l'estomac, dans la phthisie, et il a rencontré les mêmes que celles que je viens d'indiquer.

Quand la maladie se développe en même temps qu'une autre, comme le diabète, la néphrite parenchymateuse, l'anatomie pathologique ne varie pas.

La dyspepsie est rare dans le diabète, mais elle peut se développer, comme chez tout individu, sous l'influence d'un mauvais régime.

Rokitanski a observé trois cas de dyspepsie sur trente diabétiques, et il a constaté que la muqueuse était hypérémiée, pigmentée, mamelonnée, ulcérée, et que du sang était épanché dans la cavité stomacale.

De même, Fenwick a vu dans la néphrite parenchymateuse la muqueuse stomacale injectée, les glandes à pepsine pleines de cellules granuleuses : la membrane de ces glandes épaissie ; enfin, Frerichs, chez certains individus qui ne présentaient que les symptômes de la dyspepsie, dit avoir rencontré les lésions de la gastrite chronique.

En résumé, ce qui est digne d'attention, c'est qu'on rencontre dans la dyspepsie des lésions uniformes, de nature inflammatoire, c'est qu'on rencontre dans les membranes de l'estomac l'inflammation à divers degrés, inflammation spéciale, qui ne se termine jamais par suppuration.

Les cas de phlegmon que l'on a notés dans les membranes se rapportent à une infection générale de l'économie, et le pus était épanché entre les membranes de l'estomac, comme dans les autres parties de l'organisme.

Un autre fait intéressant à signaler, c'est que la lésion est toujours la même, quelle que soit la cause sous l'influence de laquelle la maladie a paru, que ce soient les excès d'alcool, la phthisie, ou toute autre cause qui l'aient produite.

On a parlé de dyspepsie dans l'urémie gastro-intestinale; on sait que, sous l'influence de l'albuminurie, quand elle se complique d'urémie, on observe de l'inappétence, du dégoût des aliments, des vomissements alimentaires, de la diarrhée muqueuse, muco-sanguinolente ou séreuse.

On sait, et Bernard et Bareswil l'ont démontré, que, dans l'urémie, l'urée tend à s'excréter vers l'estomac ou l'intestin. Il faut se garder de confondre ces symptômes, qui ont pour siége le tube digestif, avec ceux de la dyspepsie. Ils n'ont avec eux qu'une ressemblance superficielle.

Dans les deux cas de dyspepsie chronique que j'ai rapportés, il faut noter, outre les lésions que j'ai décrites, une dilatation considérable de l'estomac, qui dépassait l'ombilic de quelques centimètres.

Si, jusqu'à présent, on n'est pas arrivé à décrire les lésions de la dyspepsie, c'est qu'il fallait l'étudier avec le microscope pour l'observer. Mais il n'en est pas ainsi de la dilatation.

Celle-ci est facile à constater sur le vivant, elle est très-fréquente et, ce qui est surprenant, c'est que jusqu'à présent, on ne l'avait pas signalée dans la dyspepsie chronique. On a bien parlé d'une dilatation consécutive à un rétrécissement de l'orifice pylorique, et on expliquait cette dilatation par l'accumulation et la rétention des aliments et des boissons, et les efforts de l'organe pour s'en débarrasser.

Aujourd'hui Kusmaul dit encore que la dilatation est due à un rétrécissement spasmodique qui a son point de départ dans une ulcération de la région pylorique.

Duplay a publié un mémoire dans les *Archives de médecine* où il rapporte quatre faits de dilatation simple, qui est due, selon lui, à l'atrophie des muscles.

Rilliet parle de la dilatation comme due à la misère, à l'ivrognerie, à la dyspepsie, et provoquée par une simple influence dynamique, une paralysie du muscle, mais il ne cite aucun fait à l'appui. Louis, dans son ouvrage sur la phthisie rapporte neuf cas de dilatation observés à l'autopsie chez des tuberculeux, mais il n'a fait aucun examen microscopique. Ils n'ont qu'un intérêt d'anatomie pathologique.

Andral (*Clinique médicale*, t. II) publie un fait de dilatation avec atrophie des fibres musculaires et amincissement des parois de l'estomac.

Oppolzer en parle également et l'attribue à l'œdème, à l'épaississement du tissu conjonctif et à une paralysie consécutive du muscle.

Dans le *Dictionnaire des sciences médicales* (t. XIV), Luton dit que la dilatation est due à un rétrécissement spasmodique qui aurait son origine dans une irritation du pylore, c'est-à-dire qu'il rappelle l'opinion de Kusmaul, ou bien à un rétrécissement pylorique consécutif à une tumeur ou à une cicatrice, et il n'attache aucune importance à la dilatation; elle n'a pour lui aucune espèce de gravité.

Louradour, dans une thèse sur la dilatation de l'estomac, se demande si en réalité il y a une dilatation permanente.

Ainsi, jusqu'à présent la dilatation n'a pour ainsi dire pas été observée. On l'a rencontrée par hasard dans les autopsies ; la plupart des auteurs croient qu'elle est toujours consécutive à un rétrécissement du pylore, tandis qu'au contraire je l'ai observée très-fréquemment comme une espèce très-commune de la dyspepsie chronique.

L'agrandissement du volume de l'organe n'est nullement un fait accidentel ; mais il se rattache évidemment aux diverses lésions que j'ai indiquées dans la dyspepsie.

L'allongement de la fibre musculaire de l'estomac, qui est la cause de cette complication, est dû à l'inflammation du tissu cellulaire sous-muqueux avec lequel le muscle est en rapport, et il se produit dans l'estomac, ce qu'on voit se produire dans l'intestin, l'allongement de la fibre sans altération de la fibre.

Une autre cause de cette dilatation ou de l'allongement du muscle, ce sont encore les crampes musculaires, si fréquentes dans la dyspepsie ancienne. La convulsion du muscle souvent répétée entraîne sa fatigue, sa paralysie, son allongement.

Peut-on dire que les nerfs sont atteints dans ce cas de dilatation ? Traube a bien signalé dans un cas une dégénérescence des filets du nerf pneumo-gastrique, mais on n'a pas d'autres données sur l'état des nerfs.

Si j'insiste sur la question de la dilatation, c'est que je l'ai rencontrée si souvent, c'est qu'elle imprime à la maladie un caractère particulier au point de vue symptomatologique, au point de vue de la gravité de la maladie. C'est que rien ne démontre mieux l'erreur de l'ancienne théorie que ces lésions tangibles résultant de la dyspepsie proprement dite.

Je rapporterai ici un cas de dilatation simple et qui s'est terminé subitement par la mort. Il s'agit d'une jeune femme de trente et un ans, entrée à l'hôpital de Rothschild en 1875. Elle était dyspeptique depuis de longues années. La dyspepsie s'était aggravée depuis cinq ans. Voici en quelques mots son histoire.

Elle fut réglée à l'âge de dix-huit ans ; elle avait fait six couches, et la dernière à l'âge de vingt-huit ans; elle n'avait revu ses règles que deux fois.

Généralement elle vomissait, deux heures après le repas, ses aliments et une grande quantité d'eau.

L'estomac présentait une dilatation considérable et s'étendait à 2 ou 3 centimètres au-dessous de l'ombilic. A la faveur du traitement, les vomissements diminuèrent rapidement, s'arrètèrent quelques jours et reparurent.

Elle fut alors prise de crises convulsives, contracture des doigts de la main, flexion de la paume de la main sur l'avant-bras et de l'avant-bras sur le bras.

Les membres inférieurs étaient également contracturés, la voix éteinte, les pupilles contractées, un hoquet se renouvelant continuellement; tous ces symptômes durèrent vingt-quatre heures pour revenir douze jours plus tard.

Elle eut alors des vomissements incessants, et rendait plusieurs litres de liquide par jour. Les contractures se reproduisirent de nouveau, le pouls était filiforme, les yeux caves, les extrémités refroidies ; elle était tombée dans le coma, et elle mourut dans les vingt-quatre heures.

A l'autopsie, on trouva l'estomac étendu de la fourchette du sternum jusqu'au pubis ; il occupait tout l'abdomen et cachait les viscères abdominaux. La muqueuse de l'estomac, au niveau de la grande tubérosité, est pâle et présente plusieurs ulcérations allongées, qui ont de 1 et demi à 3 centimètres de long, et un demi centimètre de large.

Tous les vaisseaux de la paroi postérieure de la muueuse sont dilatés. Les autres organes ne présentent rien de particulier.

Les crises convulsives et le coma se rattachent directement, à cette énorme dilatation de l'estomac et à l'excrétion d'une abondante quantité de liquide.

Elles se reproduisent assez fréquemment avec une gravité bien moindre dans les cas de dilatation moins étendue et de flux stomacal moindre.

L'estomac était rempli de liquide.

J'ai déjà parlé à plusieurs reprises, à la partie physiologique, de ce liquide excrété par l'organe sous l'influence de l'irritation.

Est-il nécessaire de dire de nouveau que ce n'est ni du suc gastrique ni un liquide muqueux et qu'il vient chez l'homme, comme chez les animaux, du sang des vaisseaux.

La production de ce liquide joue un rôle très-important dans cette forme de la dyspepsie.

Elle constitue un des symptômes qui tourmentent le plus le malade et un symptôme grave.

Lorsqu'il s'excrète à haute dose, c'est alors qu'on voit les crises convulsives paraître. Ces crises convulsives sont comparables aux convulsions que l'on rencontre dans certaines affections de l'intestin.

CHAPITRE XXI

ÉTIOLOGIE.

J'ai démontré par l'expérimentation que chaque aliment exerce sur la muqueuse de l'estomac une action toujours la même; que parmi les aliments, les uns déterminent une congestion qui ne dépasse jamais le degré physiologique, que les autres produisent une irritation de la muqueuse, irritation qui persistera plus ou moins longtemps et caractérise la dyspepsie proprement dite.

Il faut donc diviser les aliments en deux classes. Dans la première seront groupés tous ceux qui sont chimifiés dans l'estomac, le traversent pour passer dans l'intestin sans laisser derrière eux aucune lésion.

Dans la deuxième, au contraire, seront rangés tous ceux dont la chymification provoque une congestion excessive qui survit au passage de l'aliment.

C'est cette congestion considérée comme le premier degré de l'inflammation qui peut durer indéfiniment si par un régime bien compris le thérapeutiste ne parvient pas à la faire disparaître.

C'est cette congestion qui est toujours le préambule des lésions que j'ai décrites dans le chapitre précédent.

Si la digestibilité ne doit pas exprimer, comme le répètent les traités de physiologie et de clinique dans un langage vague et peu scientifique, une relation entre l'aliment et les forces générales de l'organisme, si elle n'est pas un fait purement relatif d'une part à l'état de l'estomac, d'autre part aux conditions de l'économie, si la digestibilité est un fait absolu, ce que démontre l'expérimentation, ne variant pas avec l'individu, avec l'état de l'organisme, en un mot si les lois qui régissent la santé et la maladie de l'estomac sont uniformes pour tous, on comprendra aisément qu'il est nécessaire d'indiquer les aliments, les boissons, les médicaments qui peuvent lui nuire et devenir une source de maladie, d'indiquer la manière de régler les repas, leur nombre, etc.

Mais ce n'est pas l'alimentation seulement qui peut produire la dyspepsie, celle-ci peut naître indirectement par des causes éloignées ; chez la femme, les affections utérines, la grossesse, chez l'homme les maladies aiguës, la bronchite, la pneumonie, les fièvres éruptives, la fièvre typhoïde, certaines diathèses, la phthisie tuberculeuse, l'arthritisme, l'herpétisme sont très-souvent cause de dyspepsie.

Je dois passer en revue ces diverses causes.

Nombre des repas.

On doit entendre par repas au point de vue physiologique celui qui est composé d'aliments solides et liquides ; toutes les fois qu'il n'entre dans sa composition que des aliments liquides, comme la soupe, le lait, les œufs non cuits, on ne peut dire qu'il a été fait un repas parce que ces derniers aliments peuvent sortir de l'estomac sans avoir nécessité sa congestion ; il n'en est pas ainsi quand un aliment solide a été pris ; quelque petit que soit son volume, il ne peut passer dans l'intestin sans avoir été chymifié, par conséquent sans avoir appelé une congestion dans la muqueuse stomacale.

Cette considération sera toujours présente à l'esprit du médecin s'il veut se rendre un compte exact des causes de dyspepsie.

Ce nombre exagéré de repas est une des causes fréquentes. Le nombre varie suivant les âges ; l'enfant en supporte facilement quatre par jour ; l'homme arrivé à sa maturité peut encore en faire trois par jour ; il n'en est plus de même pour le vieillard ; celui-ci bien souvent ne peut plus en faire qu'un seul ; s'il dépasse ce chiffre, il trouble ses fonctions digestives ; son estomac devient malade.

Il est donc important de réglementer le chiffre en tenant compte de l'âge de l'individu.

Un repas ou deux peuvent ne pas suffire toujours aux besoins de l'économie ; les autres seront composés avec des aliments liquides qui n'exigent aucun travail stomacal.

Régularité des repas.

L'irrégularité dans les heures des repas n'est pas moins funeste qu'un nombre excessif.

Il importe qu'ils soient pris toujours aux mêmes heures avec la plus grande exactitude.

Brillat Savarin a cherché à analyser ce qui se passe du côté de l'estomac aux heures où l'appétit se fait sentir.

« Quand l'heure du repas a sonné, dit-il, l'appareil nutritif s'émeut tout entier, l'estomac devient sensible; les sucs gastriques s'exaltent, les gaz intérieurs se déplacent avec bruit, la bouche se remplit de sucs et toutes les puissances digestives sont sous les armes comme des soldats qui n'attendent plus que le commandement pour agir. Encore quelques moments, on aura des mouvements spasmodiques, on baillera, on souffrira, on aura faim. »

C'est une analyse ingénieuse des sensations qu'éveille l'appétit, exprimée dans un langage imagé peu scientifique, il est vrai.

Mais ce qui est certain, c'est que ces sensations se reproduisant journellement, correspondant à des phénomènes nerveux et circulatoires dont l'estomac est le siége, et n'étant point satisfaites, sont souvent suivies de dyspepsie.

Que de gens distraits par des préoccupations de tout genre, par leurs affaires, leurs études, oubliant les heures de repas, mangent à toute heure de la journée et deviennent dyspeptiques?

Il n'est pas seulement nécessaire de prendre des précautions au point de vue des heures; il est également très-important de ne pas se mettre au travail immédiatement apres avoir achevé le repas; rester assis après le repas nuit à l'estomac.

J'ai rencontré nombre de dyspeptiques parmi les gens

de bureau qui mangent en travaillant, ou reprennent leur travail immédiatement après avoir mangé, et ils peuvent devenir malades quelle que soit leur alimentation. Mais le plus habituellement la dyspepsie est provoquée par les aliments, les boissons.

Aliments.

Ramazini écrivait au XVIe siècle : « Si quelqu'un me demande de quels aliments il doit user, en quelle quantité et en quel temps il doit les prendre pour se maintenir en santé, je le renverrai à son estomac, qui est sans doute plus capable que qui que ce soit de lui donner un bon conseil. »

Johnson disait : « Je m'inquiéte peu si un dyspeptique débute pour son dîner par une livre de beafsteack et une bouteille de Porto.

» S'il se sent aussi bien portant après ce repas au bout de 2,4, 6, 10 heures qu'il était entre le déjeuner et le dîner du jour précédent, ce qu'il y a de mieux à faire, c'est de continuer son régime et d'envoyer la médecine aux chiens ; mais si quelques heures après son dîner, il a un sentiment de distension de l'estomac, s'il ressent une langueur du corps et un obscurcissement de l'esprit, etc., c'est que son repas a été trop copieux et mal composé.

Il le modifiera jusqu'à ce qu'il arrive à la qualité et à la quantité de nourriture et de boisson qui n'altèrent que peu ou pas ses sensations, qui ne le privent pas du bien-être qui suit d'ordinaire le repas.

Enfin Trousseau professait que le meilleur régime, le

seul réellement bon, le seul réellement convenable, est celui que le malade sait, d'après sa propre expérience, pouvoir le mieux supporter.

Ces citations suffisent pour prouver que, jusqu'à notre époque, aucun médecin n'a connu en réalité l'action des aliments et des boissons sur l'estomac, action qui ne varie pas avec l'individu, comme le pensaient Johnson et Trousseau, mais qui est la même chez tous.

Certains aliments, certaines boissons produisent la dyspepsie ; il importe de les connaître.

Cela revient à dire qu'il y a des règles hygiéniques à observer si l'on veut éviter la maladie, règles précises; ce sont ces règles que le médecin ne doit pas ignorer.

La substance alimentaire le mieux appropriée à l'estomac est la viande.

Elle est le vrai régulateur de sa congestion physiologique ; elle ne doit pas être considérée seulement comme un aliment, mais comme le meilleur des médicaments dans les cas de maladie.

C'est elle qui excite dans de justes proportions sa fibre musculaire, calme son irritabilité nerveuse, et détermine le mieux la sécrétion du suc gastrique.

C'est la viande crue naturelle, celle préparée sur le gril ou à la broche, c'est le pot-au-feu qui jouissent de cette salutaire action.

Toutes les fois qu'elle aura subi une préparation culinaire, qu'elle sera assaisonnée avec des condiments, elle aura perdu ses bons effets.

Ainsi le ragoût, la charcuterie, la saucisse, le boudin, qui ne sont que des amalgames de viandes desséchées, dont le goût est relevé par des condiments de tout genre, faisant partie de notre alimentation trop souvent, sont cause de dyspepsie.

Il en est de même des viandes surchargées de graisse, même préparées au naturel (viande de porc). Elles irritent l'estomac.

Les données physiologiques qui nous servent à apprécier l'influence des viandes sur l'estomac sont applicables quand on veut juger le poisson au même point de vue. L'abus des poissons gras, le saumon, le maquereau est nuisible à l'estomac, à cause de la grande quantité d'huile qu'ils contiennent.

En Écosse, où le saumon est à très-bon marché, on avait l'habitude d'en donner journellement, à une certaine époque, aux domestiques. Ceux-ci devenaient dyspeptiques. Éclairés par l'expérience, ils ne s'engagèrent plus qu'après avoir imposé à leurs maîtres la condition suivante : c'est qu'on ne leur servirait du saumon que trois fois par semaine.

Beau, ne connaissant pas l'action des substances grasses sur l'estomac, attribuait leur dyspepsie à la monotonie de leur nourriture, à son manque de variété.

Ce qui est une erreur; on peut répéter toujours la même alimentation, on peut faire usage journellement des mêmes plats sans compromettre la santé de l'estomac, mais à une condition, c'est que les aliments soient choisis selon les règles de l'hygiène.

Les substances végétales conviennent moins à l'estomac que les substances animales, elles sont moins bien adaptées à sa fonction.

Il est certain que ceux qui vivent exclusivement de végétaux deviendront rapidement dyspeptiques.

Il ne convient pas de commencer un repas par le légume. Sur une table hygiéniquement servie, la préséance doit être à la viande.

En Écosse, en Allemagne, en Norwége la dyspepsie est très-commune dans les classes pauvres.

Leur régime habituel consiste en pain de seigle mal cuit, en pommes de terre, en gruau, sarrazin, lard rance.

Leur farine d'avoine est frite dans le beurre, elle sert, avec le sarrazin et la farine de seigle, à préparer des crêpes imprégnées de graisse ou d'huile rance.

J'ai soigné un ancien militaire, âgé de quarante-trois ans, fait prisonnier dans la guerre de 1870.

Il était resté huit mois en Allemagne, où il n'était nourri que de pain d'orge grossier, de bouillie préparée avec de la farine de seigle et un demi-kilogramme de pommes de terre par jour.

Jamais avant sa captivité il n'avait ressenti le moindre trouble stomacal; mais, grâce à ce régime, d'où la viande était exclue, il fut atteint d'une dyspepsie très-grave, qui le laissa malade durant plusieurs années.

Je l'ai vu, pour la première fois, au mois de juillet 1878.

Depuis six mois il ne pouvait plus manger un aliment solide sans éprouver des douleurs intolérables, et il avait été soumis au régime lacté durant trois mois (cinq litres de lait par jour).

Chaque repas de lait était suivi d'un malaise général, de sensations d'étouffement, d'anxiété précordiale, de battements du cœur et d'une prostration générale.

Toute la région stomacale était le siége de douleurs qui augmentaient par la pression et étaient plus marquées dans la région gauche, au niveau de la grosse tubérosité.

La partie inférieure du gros intestin, le côlon descendant, était également très-sensible quand on exerçait une pression sur son trajet.

Le régime lacté n'a pas aidé à calmer les douleurs de l'estomac, à atténuer les phénomènes de la dyspepsie, à diminuer les régurgitations de liquide, les gaz.

Si les végétaux ne méritent au point de vue de la fonction de l'estomac qu'un rang inférieur à la viande, il est incontestable néanmoins qu'ils sont indispensables à l'économie.

Il faut donc savoir comment ils doivent être classés au point de vue de la digestibilité.

C'est surtout par le ligneux, la cellulose, les huiles qu'ils contiennent qu'ils nuisent.

Si la lentille, le haricot, le pois, le marron pris avec abus à l'état naturel sont des causes de dyspepsie, réduits en farine, ils perdent leurs qualités nocives; ils glisseront de l'estomac dans l'intestin sans l'avoir irrité, sans l'avoir troublé le moins du monde.

Qui ne connaît aujourd'hui la farine de lentilles, cette substance si riche en matières azotées qu'elle mérite une place auprès de la viande et dont tant de dyspeptiques font un heureux usage.

Les farineux qui engendrent fréquemment la maladie cessent de nuire quand leur ligneux a été pulvérisé, parce qu'ils ne demandent plus à l'estomac un travail qui l'irrite.

On n'en pourrait dire autant du chou, du champignon, de la truffe.

Quel que soit leur mode de préparation, ils restent des substances essentiellement indigestes, irritantes.

Ce qui est vrai pour les farineux l'est également pour les fruits.

La pomme, la poire, la prune, la pèche, consommées hors du repas à l'état de nature, peuvent déterminer chez des personnes prédisposées la dyspepsie; mais quand ils ont subi l'action du feu, lorsqu'ils sont pris à la suite du repas, ils cessent réellement d'être dangereux.

Boissons.

Les boissons méritent une place aussi importante dans la question de l'hygiène de l'estomac que les aliments.

C'est avec raison que Beau a dit que ceux qui boivent peu se font remarquer par l'excellence de leur tube digestif.

La plupart des dyspeptiques ont en effet toujours soif, et ils cherchent à calmer cette soif par toutes espèces de boissons. Buvant avec excès, ils ne font qu'entretenir et aggraver la maladie.

Ce savant médecin a ajouté avec une grande justesse que ceux qui ingèrent beaucoup de liquides, de quelque nature qu'ils soient, aux repas ou en dehors des repas, ont un mauvais estomac.

Une erreur a cours parmi les gens du monde, c'est que pour bien digérer il faut boire et boire beaucoup.

Le contraire est vrai.

Pour bien digérer il faut boire peu et très-peu.

Les enfants ne boivent pas à leur repas, oublient de

boire ; il faut les contraindre pour qu'ils boivent, et ils digèrent avec la plus grande facilité.

Le potage qui ouvre nos repas du soir n'accélère pas le travail digestif; bien au contraire, il le ralentit, et il suffira de le supprimer pour que la digestion soit moins pénible.

La raison physiologique du mauvais effet de la boisson sur l'estomac a été déjà donnée dans un chapitre précédent. Elle empêche le contact direct, immédiat, de l'aliment avec la muqueuse; l'aliment nageant dans le liquide n'est plus en état de stimuler cette muqueuse aussi bien que quand il est appliqué contre elle.

Le liquide n'excite pas la fonction stomacale ; ce rôle appartient à l'aliment solide.

C'est à tort que l'on dit que la boisson est nécessaire pour ramollir les aliments, pour faciliter leur trituration.

Elle est bien plus nécessaire à l'économie en général qu'à l'estomac.

Ces données nous apprennent que la boisson en excès quelle qu'elle soit peut être cause de dyspepsie.

Prise en dehors du repas, elle dérange la digestion et peut provoquer la maladie.

La meilleure de toutes les boissons, c'est l'eau à une température qui se rapproche le plus de celle de l'estomac.

Les boissons froides, les boissons chaudes doivent être évitées.

Les boissons glacées que les médecins utilisent dans les cas de vomissements, pour les arrêter, servent à décongestionner l'estomac et peuvent les aider à atteindre le but qu'ils se proposent. Souvent aussi quand les vomissements ne sont pas promptement arrêtés, l'usage de la glace, trop longtemps continué, pourra augmenter la congestion et aggraver le mal.

Les boissons chaudes, l'abus du thé, du café à une haute température, doivent être considérées comme cause de dyspepsie.

Les boissons acides sont irritantes pour la muqueuse. D'ordinaire ce n'est pas parmi les buveurs d'eau ou de thé que l'on rencontre les dyspeptiques.

L'homme n'a pour l'eau, la plus saine des boissons, que le Créateur a généreusement mise à sa disposition, qu'une médiocre estime.

Il affectionne particulièrement les boissons fermentées, la bière, le vin, l'eau-de-vie, qu'il fabrique lui-même. Ce sont elles qui créent habituellement la dyspepsie, et la plus grave.

Les liquides alcooliques que les gens du monde ont l'habitude de prendre avant le repas pour stimuler l'appétit arrivent à compromettre l'estomac et à supprimer tout appétit.

Les ouvriers qui, le matin à jeun, prennent le petit vin blanc pour s'inciter au travail, deviennent promptement malades.

Le verre de liqueur que beaucoup de personnes boivent à la fin du repas pour rendre la digestion plus active ne sert qu'à la rendre plus longue et plus pénible.

Enfin beaucoup de médecins prescrivent au dyspeptique du fer et du vin de quinquina. Ces médicaments n'ont jamais qu'un mauvais effet.

En résumé, les boissons fermentées nuisent à l'estomac, surtout à dose élevée, le congestionnent, créent la gastrite.

On pourrait les classer au point de vue de leur nocuité d'après la quantité d'alcool qu'elles renferment.

La plus mauvaise de toutes est l'eau-de-vie, chargée de 50 à 60 p. 100 d'alcool.

La moins mauvaise est la bière de Paris, chargée de 3 p. 100 d'alcool.

Entre les deux se place le vin de la Gironde, qui en renferme 9 p. 100.

L'alcool pris à jeun est funeste à l'estomac, parce qu'il touche directement la muqueuse.

Pris au repas, ses inconvénients sont très-amoindris, parce qu'il est mêlé aux aliments et ne la touche plus directement.

Ce n'est pas seulement la gastrite qu'engendrent l'absinthe, le vermouth, l'eau-de-vie.

Leur influence s'étend bien au delà de l'estomac.

Un grand nombre de maladies du foie, des reins, des poumons, du cœur, du cerveau, sont provoquées par ces boissons prises avec excès.

L'alcool, à dose médicamenteuse, rend de grands services au médecin dans les maladies graves, dans les fièvres, dans les pneumonies, mais toute boisson alcoolique est toujours dangereuse pour l'estomac.

Excès d'aliments.

Chomel accusait avec juste raison l'ingestion trop abondante d'aliments comme une cause ordinaire de dyspepsie.

Les gens riches s'habituent en effet à surcharger leur estomac, à faire des repas trop copieux.

Excitant leur appétit par des mets très-assaisonnés, ils imposent au tube digestif un travail non proportionné à ses forces.

Ils deviennent facilement dyspeptiques.

C'est parmi les gens de la classe aisée que j'ai pu recueillir le plus grand nombre d'observations.

Dans la classe ouvrière, la dyspepsie est bien plus rare; dans les hôpitaux on rencontre surtout la maladie due à des excès alcooliques.

Insuffisance d'aliments.

L'insuffisance des aliments peut-elle déterminer la maladie aussi bien que l'excès?

Beau n'élevait aucun doute sur ce point et disait : « Si l'ingestion des aliments est insuffisante, et par conséquent la quantité des produits utiles de la digestion, il en résulte la dyspepsie. »

Cette pensée est erronée.

Il est clair que si l'ingestion des aliments est insuffisante, il en résulte l'inanition et non la dyspepsie.

Il confondait dyspepsie et inanition : ce sont deux ordres de faits très-distincts; j'ai déjà insisté sur ce point, il n'est pas nécessaire d'y revenir.

La dyspepsie peut conduire à l'inanition; mais celle-ci peut exister sans que l'estomac soit dérangé.

Chaque jour on voit des individus débilités par la misère, soumis à une diète forcée, qui recommencent avec la plus grande facilité et en quelques jours à manger et à bien digérer leurs aliments.

De l'influence du régime.

Toute alimentation composée de substances exclusivement liquides suffit pour produire la dyspepsie, et quand elle est développée le régime composé avec des aliments liquides ne peut servir à la guérir.

Ce qui revient à dire que pour entretenir la santé de l'estomac il faut user d'une alimentation dont la viande doit être la base.

Il ne suffit pas que l'aliment soit solide, car donnez souvent du rognon, du foie, vous avez bien des chances de déterminer la gastrite. Il faut que l'aliment soit la fibre musculaire elle-même; elle est nécessaire à l'estomac.

Chez le convalescent d'une maladie fébrile, si vous le laissez trop longtemps au régime des soupes, du lait, il n'est pas rare de constater que l'appétit ne revient pas, et il deviendra même dyspeptique. Il faut se hâter de lui donner des aliments solides et azotés, il faut remettre l'organe en activité pour lui restituer la vigueur de sa fonction.

Depuis que le célèbre professeur Cruveilhier a conseillé l'usage exclusif du lait pour le traitement de l'ulcère de l'estomac, les médecins se sont habitués à prescrire l'alimentation lactée pour la curation de la dyspepsie.

Je n'ai jamais vu cette maladie guérir par le régime lacté exclusif.

Dans une thèse du concours d'agrégation, M. le docteur Debove dit que la plupart des dyspepsies sont améliorées, sinon guéries, par le régime lacté; c'est là l'opinion du savant professeur Gubler, qui cependant ne la conseille pas dans ce qu'il appelle la dyspepsie torpide.

En effet, le lait calme les douleurs vives qui peuvent accompagner la maladie; mais il n'atténue pas les autres phénomènes et ne parvient pas à la guérir.

Dans l'ulcère grave de l'estomac, il rend les plus grands services parce qu'il permet à l'organe le repos et ne l'oblige à aucun effort.

Mais il y a inconvénient, même dans ce cas, à continuer trop longtemps son usage exclusif; car la dyspepsie tend à durer indéfiniment, et l'ulcération peut se reformer.

Médicaments.

Il ne faut pas penser que l'origine de la maladie soit toujours dans un excès d'aliments ou de boissons.

J'ai observé une dilatation de l'estomac chez une personne qui, pour se guérir d'un eczéma, avait pris chaque jour durant des mois un grand nombre de pilules d'arséniate de soude. Jamais avant ce traitement elle n'avait éprouvé le moindre symptôme de dyspepsie.

Jusqu'à présent on n'a pas étudié et on ne connaît pas l'action des médicaments sur l'estomac; mais ce qui est certain, c'est qu'il est peu tolérant pour la plupart d'entre eux.

Quel est le médecin qui prescrivant du fer aux femmes chlorotiques n'a pas vu après quelques jours l'appétit diminuer, des douleurs stomacales se produire et les symptômes de la dyspepsie apparaître, et il est obligé de suspendre la médication.

Dans la blennhorragie, le copahu, dans la syphilis, la liqueur de Van Sweeten, l'huile de foie de morue dans la phthisie, sont souvent cause de dyspepsie.

On pourrait en dire autant de l'opium, de la digitale, de la colchique.

Que de fois ne doit-on pas arrêter l'emploi de la digitale, à cause des nausées et des vomissements qu'elle provoque?

Le nitrate d'argent que Trousseau, assimilant la muqueuse de l'estomac à celle de l'œil, conseillait pour le traitement de la maladie a aussi une action irritative et non curative.

Je l'ai expérimenté, et je n'ai observé qu'une aggravation. Cela est facile à comprendre. Quel rapprochement est-il possible de faire entre cette immense muqueuse de l'estomac et cette muqueuse de l'œil qui est assez courte pour que toutes ses parties puissent être touchées par la substance? Leur structure est si différente, la fonction de l'estomac est si spéciale, qu'on ne devait pas espérer obtenir quelque résultat avec ce médicament.

Purgatifs.

L'emploi répété des purgatifs suffit pour déterminer la dyspepsie.

Tous irritent l'estomac; ceux qui sont le moins dangereux, ce sont les salins : mais les drastiques ne doivent être maniés qu'avec la plus grande circonspection.

Tous provoquent un certain degré d'irritation de l'estomac; le sulfate de magnésie, l'huile de ricin, rougissent la muqueuse, font excréter une assez grande quantité d'eau.

Avec la coloquinte et l'huile de croton on ne rencontre pas seulement les vaisseaux injectés, mais rompus; du sang s'épanche même dans la cavité stomacale et la muqueuse est couverte d'un pointillé hémorrhagique.

J'ai constaté cet effet par de nombreuses expériences sur le chien.

La clinique permet de répéter ces observations.

Il est facile de comprendre avec quelle prudence il convient d'user des purgatifs; en en faisant un usage immodéré, on peut produire ou aggraver la maladie.

Il vient à l'esprit de certains praticiens, dans le cas de dilatation de l'estomac, pour débarrasser l'organe de la grande quantité de liquide qui l'encombre journellement, d'administrer tous les jours un purgatif.

En usant de cette médication, ils n'arrivent qu'à augmenter la congestion de la muqueuse et à exagérer la production du liquide.

Eaux minérales.

Le public, en général, est habitué, dans un but thérapeutique, à prendre à chaque repas de l'eau minérale de Vichy, Vals, Saint-Galmier, etc. Dans les établissements thermaux où l'on se rend pour le traitement de la dyspepsie, on boit de l'eau minérale en grande quantité.

L'abus des boissons d'eau minérale est nuisible.

Bien souvent les malades ne reviennent pas guéris, ni même améliorés, des stations où les médecins les envoient.

J'ai rencontré peu de dyspeptiques réellement guéris, par le traitement des eaux, bien qu'ils aient fait deux ou trois années de traitement. Le motif en est bien simple. Ils boivent de l'eau en excès, prennent des bains trop longs et trop nombreux qui les fatiguent, et de plus leur régime alimentaire n'est pas réglé. Pour ces raisons, Plombières et Vichy ne rendent que des services insuffisants, malgré leur puissance thermale incontestable.

J'ai passé en revue les causes directes de la dyspepsie, celles qui agissent sur l'estomac, les aliments, les boissons, les médicaments ; ce sont celles qui produisent, on peut le dire, la plupart des faits de dyspepsie que l'on observe journellement dans la société, qu'il y ait prédisposition ou non à la maladie.

Toutes les prédispositions peuvent rester à l'état de lettre morte si l'hygiène stomacale est bien entendue, si les règles dictées par l'expérimentation sont convenablement suivies.

C'est là un point très-important sur lequel j'insiste; l'individu crée lui-même la maladie, la fait durer par les habitudes vicieuses qu'il a contractées : la dyspepsie n'est pas une maladie fatale comme tant d'autres auxquelles, malgré toutes les précautions, l'homme ne peut se soustraire; il est clair qu'un herpétique ou un arthritique deviendra très-facilement dyspeptique pour la moindre infraction, pour le plus petit excès; mais il peut ne pas le devenir.

J'ai eu dans mon service, à l'hôpital de Rotschild, un homme de cinquante-quatre ans, goutteux depuis l'âge de vingt ans ; cet homme a toujours été très-sobre, n'a jamais eu de fatigue excessive ni une vie accidentée. Jamais il n'a éprouvé le moindre phénomène de dyspepsie.

Ce qui intéresse le clinicien, c'est de savoir comment les maladies diverses préparent le terrain sur lequel se développe l'affection que j'étudie, comment il faut comprendre leur intervention dans la genèse de la dyspepsie que Beau appelle symptomatique ; c'est là une question très-importante à connaître pour que le médecin se rende bien compte de l'évolution de l'affection.

Chlorose et affections utérines.

L'organe utérin, ses troubles fonctionnels, qui commencent chez la jeune fille et poursuivent la femme jusqu'à la ménopause, produisent la congestion stomacale, absolument comme un mauvais régime alimentaire.

En effet, la femme enceinte, dès le début de sa grossesse, a souvent des nausées, des vomissements de liquide chaque matin ou toute la journée, des brûlures dans la région stomacale et le long de l'œsophage, tous les désordres de la sensibilité que l'on constate chez le dyspeptique, des douleurs dans la région de l'estomac, les modifications de l'appétit : diminution, exagération ou suppression de l'appétit.

Ces douleurs locales, s'il s'agit d'un individu nerveux, peuvent s'exalter et appeler des crises nerveuses, des crises d'hystérie ou rester limitées sous la forme de crampes stomacales. Les premiers symptômes, nausées, brûlures, vomissements de liquides, étaient ceux de la dyspepsie; les suivants, crampes, etc., on les appelle vulgairement symptômes de gastralgie; ces divers phénomènes se suivent et se confondent. La douleur ne reste pas à l'état de simple douleur; elle est toujours suivie d'une excrétion de liquide stomacal qui ne peut provenir que de la muqueuse congestionnée, de ses vaisseaux dilatés. Gastralgie et dyspepsie, on le voit donc, ne font qu'une seule et même entité morbide; la gastralgie est la véritable expression de l'état nerveux; mais la lésion qui la développe est une congestion de la muqueuse.

La grossesse éveille donc dans la muqueuse stomacale le premier degré de la dyspepsie, la lésion du début de la maladie.

Grossesse.

Que la femme satisfasse, dans la première période de la puerpéralité, ses goûts singuliers, ce que l'on appelle communément des envies, c'est-à-dire toutes les déviations de sensations troublées, d'un appétit désordonné, en mangeant à ses repas exclusivement des aliments irritants comme fruits crus, gâteaux, vinaigre, sous prétexte que la viande lui répugne, la dyspepsie s'installera rapidement, puis arriveront les vomissements, et progressivement les vomissements dits incoercibles.

Je suis porté à penser que si, en effet, il existe des vomissements incoercibles par le fait de la gravidité, on peut en réduire singulièrement le nombre, en rappelant la femme au respect d'une hygiène alimentaire sensée, et en lui faisant entendre raison sur les exigences de l'estomac. Il est clair que l'anémie n'entre pour rien dans tous ces accidents stomacaux qui paraissent souvent les premiers jours de la grossesse chez les femmes du plus bel embonpoint et doués d'une riche santé.

Mais les désordres de la circulation utérine réagissent sur la circulation stomacale et déterminent la congestion stomacale avec tous les symptômes liés à cette congestion.

A mesure que l'économie s'habituera à sa nouvelle situation, que l'équilibre circulatoire se rétablira, l'estomac finira par se décongestionner; tout cela dure d'ordinaire quelques semaines; un appétit normal reparaîtra, ses bizarreries s'effaceront, la sensibilité stomacale disparaîtra et les phénomènes digestifs reprendront leur cours régulier.

Dans un grand nombre de cas, ces symptômes pénibles du début ou du milieu de la grossesse laissent à leur suite une dyspepsie atténuée, mais qui peut durer un temps indéfini.

Pour bien se rendre compte de l'influence de l'utérus sur l'estomac et suivre l'enchaînement des faits morbides qui se passent chez la femme et peuvent la tourmenter la plus grande partie de son existence, il ne suffit pas d'énoncer certaines propositions de clinique, il faut montrer la maladie, son évolution au moyen d'observations.

J'en citerai quelques-unes qui serviront à éclairer le lecteur.

Menstruation.

Madame M., âgée de quarante-trois ans. Les règles paraissent à l'âge de dix-sept ans, toutes les six semaines, tous les trois mois.

Lorsque les époques arrivent, elle a des régurgitations de liquide acide, des vomissements de ce même liquide, des brûlures d'estomac.

Comme d'ordinaire, elle est traitée par des préparations ferrugineuses, de la rhubarbe. Aucune des nombreuses médications qu'on lui prescrivit ne changea son état. Elle est restée malade depuis le moment de la formation, c'est-à-dire depuis vingt-six ans, et aujourd'hui elle est tout à fait amaigrie, triste, et se croit atteinte d'une maladie incurable.

Elle n'a jamais d'appétit, la langue couverte d'un enduit saburral blanchâtre, l'haleine mauvaise. Elle a des nausées continuelles.

L'estomac est douloureux à la pression. Chaque repas est suivi de malaise, de sensations stomacales pénibles. Le soir après le dîner, trois ou quatre heures après, elle vomit, non ses aliments, mais un verre de liquide acide.

La nuit elle ne dort pas ; elle est tourmentée par des frissons, et elle est glacée ; le matin elle a très-fréquemment une céphalalgie qui occupe la moitié du front.

Elle tousse, la respiration est normale, et l'auscultation ne fait entendre aucun bruit morbide. Cette femme était terrifiée par son amaigrissement, sa toux, et se croyait atteinte de tuberculose.

En réglant l'alimentation, et en lui prescrivant du sulfate de soude à faible dose pour arrêter l'excrétion du liquide stomacal, il a suffi de quarante jours de traitement pour amender l'état de l'estomac, pour rétablir la fonction digestive et guérir cette malade.

En résumé, la fonction menstruelle a produit chez cette femme une dyspepsie qui a duré des années et empoisonné son existence; jamais elle n'a pu se guérir.

Considérée comme une chlorotique, on n'avait vu chez elle que ce qu'on appelle l'état dyspeptique lié à la chlorose et on lui a fait subir tous les traitements réservés à la chlorose.

Les préparations ferrugineuses augmentent toujours la congestion stomacale; elle se nourrissait selon les caprices d'un estomac malade, et elle s'est amaigrie progressivement. Dans un très-grand nombre de cas la chlorose ne dérange pas l'estomac, et les chlorotiques ont de l'appétit, digèrent bien. Ce n'est pas la modification du sang qui produit la congestion stomacale, mais ce sont les désordres de la menstruation qui réagissent sur l'estomac directement, sans aucun intermédiaire.

Observation II. — Madame X., âgée de soixante ans, réglée à treize ans, elle a eu six enfants. Durant chaque grossesse elle avait eu de fréquentes régurgitations, et elle vomissait une grande quantité de liquide, mais non les aliments.

L'estomac se rétablissait à la suite de chaque couche; à la suite de la dernière, il est resté malade, les digestions étaient pénibles; elle ressentait des brûlures d'estomac, vomissait de l'eau ou des aliments. Les vomissements arrivaient trois ou quatre heures après le repas. Les régurgitations duraient tout le jour, elle rendait également une grande quantité de gaz.

Les crises les plus violentes se faisaient sentir le soir. La nuit, le sommeil était agité par des cauchemars; elle avait de la fièvre, des transpirations, des douleurs musculaires.

Elle a été inutilement envoyée à Vichy; on ne lui a ménagé ni fer ni quinquina; des purgatifs répétés lui ont été administrés; jamais elle n'a été guérie.

Plusieurs fois le col de l'utérus avait été cautérisé. Dans ce fait clinique, c'est la dernière grossesse qui a provoqué la dyspepsie.

La dyspepsie est ici symptomatique. L'utérus était rétabli, et la maladie d'estomac n'en a pas moins persisté.

Observation III. — Chez une autre malade âgée de cinquante-sept ans, la dyspepsie dure depuis neuf ans, et a commencé deux ans avant la fin de la menstruation. Elle vomissait ses aliments, et du liquide une demi-heure après le repas; de temps à autre, ses vomissements s'arrêtaient, mais les phénomènes de la dyspepsie continuaient.

Ces différents faits montrent l'action directe de l'utérus sur l'estomac; ce dernier organe, chez un très-grand nombre de femmes, se congestionne au moment de la formation des règles, au moment des grossesses, soit au début, soit dans leur cours, et enfin vers la période de ménopause.

Les médecins auront beau employer les termes anémie, chlorose, prescrire du fer sous toutes les formes des mois, des années, ils ne guériront pas la malade; c'est à l'estomac directement que doivent s'adresser les prescriptions, et ils éviteront à la femme des souffrances horribles qui ne tendent qu'à durer indéfiniment.

Lorsque l'estomac, chez les jeunes filles nerveuses, est douloureux, chaque indigestion peut amener des crises convulsives, des attaques d'hystérie. La guérison de cette dernière maladie est subordonnée au rétablissement de l'estomac.

Toute affection utérine peut provoquer les mêmes désordres que la grossesse ou un trouble menstruel. La fonction utérine est à elle seule capable de créer la dyspepsie, absolument comme un mauvais régime alimentaire.

Il est donc facile de comprendre combien il est nécessaire, chez la femme dont la fonction utérine est dérangée, de régler l'alimentation pour ne pas aggraver la maladie et lui donner des chances de guérison.

Foie et rate.

Le foie et la rate ont une très-grande influence sur l'état anatomique de l'estomac.

La circulation de ces deux organes est en rapport intime avec celle de l'estomac.

Toutes les fois que l'une ou l'autre seront troublées, on peut prévoir le développement de la dyspepsie.

Dans les fièvres intermittentes, la maladie est très-fréquente. Je ne citerai qu'une seule observation.

Observation IV. — B., âgé de trente-six ans, officier, est doué d'une bonne santé et n'a jamais fait d'excès d'aucun genre. Il a eu en Afrique les premiers accès d'une fièvre intermittente qui dure depuis cinq ans et revient chaque jour à six heures ; depuis quatre ans il ne fait aucune médication contre la fièvre et depuis huit mois souffre de l'estomac.

Durant deux mois il s'est traité par l'hydrothérapie et le régime lacté sans aucun résultat. La langue est blanchâtre.

La ligne médiane de la région stomacale est douloureuse à la pression ; l'estomac et l'abdomen gonflent une heure après le repas ; il rend dans la journée une grande quantité d'eau, et surtout le soir ; cette eau n'est pas acide ; selle chaque jour. Il a beaucoup maigri par les fièvres et éprouve une grande fatigue quand il monte les escaliers.

Je pourrais citer un assez grand nombre d'observations, mais une seule paraît suffisante.

Le foie réagit également sur l'estomac.

Dans l'ictère simple, les fonctions de l'estomac peuvent rester intactes, comme le dit Frerichs, et les malades peuvent conserver leur appétit ; mais assez souvent il est accompagné d'une dyspepsie passagère qui disparaîtra avec l'ictère.

On en peut autant dire de l'hypérémie du foie.

Le foie réagit sur l'estomac ; l'inverse est également vrai.

Il importe de savoir que très-souvent la maladie de l'estomac entraîne des congestions du foie, et j'insisterai sur ce fait quand je décrirai la dyspepsie au point de vue symptomatologique.

Pancréas.

Je n'ai pas à parler de dyspepsie liée aux maladies du pancréas; en tout cas, je ne comprendrais pas la question avec le sens qu'on lui attribue actuellement.

On a cru un instant, à la suite des expériences de Claude Bernard, que, le pancréas étant malade, la graisse ne pouvait plus s'émulsionner, et qu'il s'ensuivait de l'indigestion, une dyspepsie dans le sens actuel du mot.

On a reconnu depuis que les graisses s'absorbaient malgré les maladies du pancréas, et en effet le suc intestinal paraît suffisant sans le pancréas pour l'émulsionnement.

En tout cas, on ne sait rien sur la pathologie du pancréas; et ce qui me paraît probable, c'est qu'il n'y a aucun rapport entre ces deux organes, c'est que la maladie de l'estomac ne me paraît pas pouvoir être provoquée par une affection du pancréas.

Maladies du cœur.

Dans les maladies du cœur on observe qu'à la suite d'un repas la respiration est plus gênée, les battements cardiaques s'accélèrent; il ne faudrait pas confondre ces symptômes avec ceux de la dyspepsie; mais celle-ci paraît assez facilement quand la circulation du cœur et du foie est entravée. S'il y a asystolie, tout l'organisme est atteint, et l'estomac n'échappe pas aux désordres qui se produisent dans le fonctionnement de la plupart des viscères.

Bronchite. — Pneumonie.

La bronchite, la pneumonie laissent souvent à leur suite la dyspepsie. Il me suffira de citer une observation.

Observation V. — Madame S., âgée de trente-cinq ans, a une bronchite qui a duré plusieurs semaines; six semaines après la guérison de cette maladie débute la dyspepsie.

La langue est couverte de saburres, surtout le matin. L'appétit est nul; à la suite de chaque repas, elle a un poids sur l'estomac, rend un liquide glaireux, des gaz continuellement. Chaque repas est suivi d'un gonflement de l'estomac, de douleur dans le tiers supérieur de l'œsophage. La douleur commence dans la journée, une heure après le repas, et, pendant la nuit, à minuit; elle a, comme beaucoup de dyspeptiques, des douleurs d'épaule, des bourdonnements dans l'oreille gauche; elle n'a de garde-robes que tous les deux jours et les matières fécales sont dures et sèches.

Elle est devenue triste, mélancolique.

Quand je l'ai examinée pour la première fois, elle était malade depuis huit mois.

La pneumonie, la pleurésie peuvent avoir le même effet sur l'estomac que la bronchite.

Je ne fais pas allusion aux dyspepsies passagères, qui disparaissent dès que la fièvre accompagnant les inflammations de la plèvre ou du poumon a cessé, mais la maladie bien accentuée en dehors de tout état fébrile.

Fièvre typhoïde.

Les fièvres et surtout la fièvre typhoïde sont cause fréquente de dyspepsie.

Observation VI.—V., âgé de trente-trois ans, est dyspeptique depuis un an, et la dyspepsie a succédé à la fièvre typhoïde.

Le matin, quand à son premier repas il n'a pris que du bouillon, l'estomac gonfle, il a des régurgitations acides et il rend des gaz; le soir, trois heures après le dîner, ces symptômes reparaissent; la diarrhée s'ajoute à ces divers symptômes; il a des sensations de brûlure à l'estomac, des vertiges, des douleurs à la nuque et sur la tête.

La nuit, le sommeil est agité par des frissons, de la fièvre et des transpirations.

Chomel et Valleix avaient observé la dyspepsie à la suite du choléra.

Observation VII. — H., âgé de trente-neuf ans, employé; souffre depuis douze ans, c'est-à-dire depuis la fièvre typhoïde qu'il a eue.

L'estomac est douloureux après le repas, et il sent comme des vrilles dans l'organe; il a des brûlures stomacales; ces brûlures sont suivies de rejet de liquide et la douleur se calme. La langue est blanchâtre, l'appétit modéré, et de temps à autre il vomit les aliments.

Les selles sont régulières.

Il souffre de lumbago et de lourdeur dans les membres.

Fièvre urineuse.

La fièvre urineuse s'accompagne-t-elle de dyspepsie comme l'a écrit Guyon dans la *Revue de Médecine et de Chirurgie*, 1878. Quels sont les symptômes stomacaux que décrit ce savant chirurgien?

« Dans le grand accès de fièvre, il se produit des vomissements de matières alimentaires et de bile ; ils sont répétés et ne cessent qu'avec l'accès et empêchent toute ingestion d'aliment; les vomissements commençant avec l'accès durent pendant les accès de froid et de chaleur.

» Dans une autre forme de fièvre urineuse que l'on rencontre chez les calculeux et les malades atteints de rétrécissement de l'urèthre ou d'hyperthrophie de la prostate, la langue est blanche; d'abord, l'épithélium tombe, puis elle devient rouge, sèche; elle se couvre d'un enduit noirâtre et se fendille comme dans les maladies graves à forme ataxique; ses mouvements deviennent de plus en plus difficiles, ainsi que la déglutition. La soif est intense. La salive est acide. Le muguet survient et le malade meurt. »

Mais aucun de ces signes ne s'observe dans la dyspepsie proprement dite; il ne s'agit pas ici de dyspepsie, pas plus qu'on n'est autorisé à employer ce terme quand il s'agit des vomissements de l'urémie.

L'économie est empoisonnée, et elle cherche à se débarrasser du poison par toutes les portes qui se présentent.

Chez l'urémique l'estomac et l'intestin livrent passage

à l'urée, et de là vomissement et diarrhée; il en est ainsi dans la fièvre urineuse; le sang, intoxiqué par les produits de décomposition de l'urine, se débarrasse du côté de l'estomac et de l'intestin par des vomissements.

On ne peut voir là rien qui ressemble à la maladie que je décris.

Diathèses.

Quelle relation y a-t-il entre les diverses diathèses et la dyspepsie; de si singulières idées ont été émises par les auteurs sur les liens qui rattachent par exemple la dyspepsie et la goutte, l'herpétisme et la dyspepsie, etc., qu'il est temps de montrer, avec les observations cliniques, ce qu'il faut penser de l'influence de la diathèse sur la dyspepsie et des relations que la dyspepsie et les diverses diathèses ont entre elles! A propos de chacune des diathèses, on a essayé de décrire des formes spéciales de dyspepsie avec des caractères spéciaux. J'ai à passer en revue la diathèse scrofuleuse, tuberculeuse, syphilitique et arthritique, etc.

La scrofule éveille rarement la dyspepsie; les scrofuleux en général mangent bien, ont bon appétit, et digèrent facilement. Il n'en est pas de même de la tuberculose.

Tuberculose.

Très-souvent l'estomac est frappé de dyspepsie sous l'influence de la maladie tuberculeuse; cependant j'ai eu dans mon service, à l'hôpital Rotschild, des phthisiques, à une période avancée de la maladie, mangeant trois ou quatre portions avec un excellent appétit et n'ayant aucun symptôme de dyspepsie. Ces cas sont exceptionnels.

Cette diathèse détermine aussi certains troubles du côté du tube digestif qu'il faut se garder de confondre avec la dyspepsie. Je dois indiquer d'abord ces phénomènes du tube digestif qui n'ont rien de commun avec la dyspepsie proprement dite.

Les vomissements peuvent se montrer dans la première période de l'évolution tuberculeuse; des diarrhées sont fréquentes dans le cours de la tuberculose ou au début. Les vomissements sont dus à l'excitation du nerf pneumo-gastrique; les diarrhées sont le résultat de lésions intestinales dépendant de la tuberculose ou de dyscrasies sanguines dues à la même diathèse : mais ces phénomènes ne sont pas dus à la dyspepsie proprement dite.

Des observations cliniques feront bien comprendre ma pensée.

Observation VIII. — M..., âgé de vingt ans, est devenu malade depuis trois mois, depuis qu'il a eu une variole. Le sommet droit en arrière est mat, gargouillement et souffle caverneux. Au sommet gauche, en arrière, matité moindre, respiration rude. En avant, à droite, au sommet, matité et craquements : à gauche, submatité et respiration rude.

Il a la nuit de la fièvre et des transpirations; très-amaigri. La langue est rosée; durant un mois il vomit après avoir toussé, et les vomissements se produisent deux heures après le repas. Aucune sensibilité à la région stomacale. Selle tous les deux jours.

Réflexions. — Ces vomissements ne sont pas accompagnés de symptômes de dyspepsie et sont dus à l'irritation du nerf pneumo-gastrique par les aliments; il mange avec appétit et n'a aucun malaise après le repas. Il faut bien distinguer ceux qui se produisent dans ces conditions de ceux qui sont le résultat d'une dyspepsie ordinaire.

Observation IX. — H., quarante-six ans. Sa femme est morte phthisique après six mois de maladie. Il y a quatre mois, il se refroidit et a une hémoptysie quinze jours après.

Il a la voix enrouée. Le sommet gauche en arrière est mat et fait entendre des craquements ; le sommet droit présente de la submatité et la respiration est dure. Les mêmes symptômes se perçoivent dans les deux sommets en avant.

L'appétit est resté bon; il ne présente pas le moindre signe de dyspepsie stomacale, n'a point de vomissements.

Mais il a de la diarrhée depuis huit mois, et six selles par jour; elle a déjà été combattue plusieurs fois.

Réflexions.— La diarrhée est due évidemment au développement de la phthisie; l'appétit est intact; bien souvent la phthisie s'annonce de loin par ces diarrhées difficiles à arrêter et dont l'origine est très difficile à expliquer.

On a bien reconnu quelquefois des granulations tuberculeuses qui les ont provoquées ; mais souvent aussi on ne trouve aucune lésion :

Tous ces faits de vomissements, de diarrhée sont

classés dans le groupe de la dyspepsie alors qu'ils n'ont rien de commun avec cette affection.

La tuberculose détermine fréquemment la dyspepsie commune, avec les lésions que j'ai indiquées dans le chapitre de l'anatomie pathologique et celles qu'a décrites Loquins dans sa thèse de 1872, thèse faite avec le concours de Legros. Les symptômes sont ceux que l'on observe habituellement.

La tuberculose produit aussi consécutivement la dilatation stomacale; je l'ai observée plusieurs fois sur le vivant, et Louis l'a vue, ainsi que je l'ai déjà dit, sur le cadavre.

Il est facile de comprendre combien il est souvent difficile de distinguer certains symptômes accidentels relevant de la phthisie, et qui se manifestent dans le tube digestif, d'avec ceux d'une dyspepsie simple.

J'ai déjà parlé des vomissements et de la diarrhée. La perte complète de l'appétit, le dégoût des aliments, l'amaigrissement rapide que l'on peut rencontrer au début de la tuberculose, absolument comme au début d'un cancer de l'estomac, doivent être mis sur le compte de l'action générale de la diathèse, qui évolue et frappe tout l'organisme, et ne doivent pas être, dans la plupart des cas, rapportés à la dyspepsie.

Quand la dyspepsie complique la phthisie, elle ne présente que les symptômes ordinaires, et elle n'a point de caractère spécial.

Beau pensait que la dyspepsie pouvait conduire à la tuberculose et que l'anémie déterminée par la dyspepsie était cause du développement de la phthisie.

Un dyspeptique peut souffrir trente et quarante ans

de la maladie sans jamais devenir tuberculeux, et cela est vrai d'une façon générale et s'observe journellement.

Les troubles gastriques ne conduisent pas à la phthisie. Quand paraissent dès le début des symptômes graves; quand il y a dès le début dégoût des aliments, inappétence se développant d'emblée, et s'il y a en même temps un notable état d'amaigrissement, on peut être sûr qu'il s'agit d'une affection générale grave; on a affaire soit à un cancer, soit à la tuberculose. Une affection locale de l'estomac n'a pas une pareille expression.

Le docteur Cornillon, dans un travail intitulé : *Rapport des dyspepsies avec les maladies constitutionnelles*, a traité la question de l'influence de la dyspepsie sur la phthisie pulmonaire et dit avec juste raison que ce n'est qu'exceptionnellement que la dyspepsie peut être une cause de phthisie pulmonaire.

C'est surtout à propos de l'herpétisme, de l'arthritisme que les médecins, tenant moins compte de l'observation clinique que de leurs idées nosologiques, se sont laissés aller à des développements puisés plutôt dans leur imagination que dans l'étude du malade.

Herpétisme. Arthritisme. — Pour Bazin, la dyspepsie de l'herpétique n'est pas la même que celle de l'arthritique.

« Les douleurs vives, lancinantes, le mode de production, la cause (les émotions, par exemple) caractérisent la dyspepsie de l'herpétique.

« Est-elle accompagnée de pyrosis, de constriction

œsophagienne est-elle influencée par des variations de température, on aura affaire à une dyspepsie arthritique. La gastrite chronique, le cancer de l'estomac sont souvent des affections ultimes de l'arthritis. »

Je prouverai, avec l'observation clinique, que la dyspepsie est une maladie toujours la même, et ne se modifie pas dans ses symptômes, suivant la cause qui la fait naître.

Il y a aussi bien de la chaleur à l'épigastre, du pyrosis, de la constriction œsophagienne et du cancer à la fin d'une dyspepsie chez un herpétique que chez un arthritique.

De même les douleurs vives, lancinantes, se rencontrent chez l'arthritique comme chez l'herpétique; ce sont là des signes différentiels qui n'appartiennent pas de préférence à l'une ou à l'autre diathèse.

Il est vrai que les deux diathèses sont souvent accompagnées de dyspepsie; mais celle-ci ne peut se diviser en espèces différentes; elle est une dans ses manifestations; si elle dure quelque temps ou si elle récidive, tous ces symptômes peuvent se succéder alternativement, et on pourra les voir apparaître tous successivement.

Pidoux dit que l'herpétisme est la source ordinaire des dyspepsies; il en aurait pu dire autant de l'arthritisme; les deux diathèses favorisent également leur développement.

Un grand nombre d'auteurs ont voulu, à la façon de Bazin, attribuer à la goutte une forme particulière de dyspepsie. Garrod, Charcot ont cru que la goutte produisait en général la dyspepsie flatulente. Todd a observé la dilatation énorme de l'estomac.

Les médecins anglais ont décrit la forme cardialgique et la forme inflammatoire. Charcot rattache à ces deux formes deux dyspepsies intestinales; la première se distingue par des coliques spasmodiques, de l'entéralgie, de la rétraction du ventre ou du météorisme; la seconde se distingue par une entérite avec symptômes dysentériformes.

On trouvera dans Sydenham, Budd, Huberson, ces faits cliniques; Brinton et Watson ne les rapportent pas à la goutte, mais à l'usage de mauvais aliments, et ils ajoutent que souvent on a confondu des coliques hépatiques ou d'autres maladies et des affections gastro-intestinales.

J'ai observé dans la goutte les formes suivantes : la dyspepsie flatulente que signalent Garrod et Charcot, la dilatation de l'estomac qu'indique Todd; mais ces formes ne sont pas liées au génie de la diathèse goutteuse; toutes les fois que la maladie durera un certain temps en dehors de toute diathèse, on pourra les voir se produire; ces formes ne signifient que l'ancienneté de la maladie.

Quand la maladie n'est pas traitée, quand dans le cours de la dyspepsie des écarts de régime sont commis, on voit la flatulence ou la dilatation se produire.

Une des causes principales de la dyspepsie, ce sont, comme on le sait, les excès de boissons ou d'aliments; les médecins ont mis sur le compte de la nature ce qui doit être imputé au mauvais régime du malade.

Il est certain que la goutte frappe volontiers le tube digestif et y engendre la dyspepsie, que la maladie est plus tenace sous son influence, et qu'elle arrive plus vite à la forme flatulente et détermine promptement la dilatation de l'estomac. Mais cela ne signifie pas que la goutte engendre d'une façon spéciale la dyspepsie avec des formes cliniques spéciales. Quelle que soit la cause du mal, vous observerez les mêmes faits très-fréquemment.

Rétrocession de la goutte.

Garrod insiste dans son traité sur la rétrocession de la goutte vers l'estomac.

Il commence par donner une définition de la rétrocession. « Ce terme, dit-il avec la plupart des auteurs, signifie l'atteinte grave de l'estomac après la disparition brusque des symptômes articulaires. La rétrocession n'est qu'une métastase, un changement de siége de la maladie.

» Le transport de l'inflammation goutteuse sur un organe intérieur est un fait incontestable, et dans la majorité des cas l'organe affecté présentait, au préalable, une altération plus ou moins profonde et qui peut être considérée comme la cause indirecte de l'action métastatique.

» Lorsque la goutte se porte sur l'estomac, les symptômes sont un sentiment d'oppression et d'anxiété vive, accompagné souvent d'un état spasmodique avec douleur gastrique et vomissement. Coste rapporte le cas d'un soldat chez qui des applications d'alcool camphré sur les jointures envahies firent disparaître l'affection articulaire et qui, aussitôt après, fut pris de sueurs froides et de vomissements bilieux et verdâtres. Sydenham paraît avoir éprouvé des symptômes analogues par suite de la rétrocession de la goutte articulaire. »

Garrod est très-indécis sur la question de la rétrocession. Il se demande s'il s'agit d'un état inflammatoire des parois de l'estomac ou seulement d'un spasme violent de la tunique musculaire de l'organe.

Cependant, dit-il, elle semble consister en un trouble purement fonctionnel. Il admet que le froid est la cause la plus habituelle de cet accident, principalement quand elle a lieu après un repas copieux et difficile à digérer.

L'embarras de Garrod est facile à expliquer, puisqu'il ne sait pas exactement ce qu'est la dyspepsie.

Il faut distinguer chez le goutteux et la dyspepsie et les accidents qui surviennent brusquement vers l'estomac après la disparition brusque des symptômes articulaires.

Tous les médecins qui ont étudié cliniquement la goutte ont observé des symptômes très-graves du côté du cœur, du côté de l'encéphale, qui peuvent amener promptement la mort.

Lorsque les symptômes articulaires ont disparu, il semble que l'économie veuille se débarrasser de ses produits goutteux, de son acide urique en excès, et les congestions articulaires tendent à se faire remplacer par des congestions du côté de l'encéphale ou du côté du cœur.

L'estomac est exposé aux mêmes phénomènes, qui doivent être distingués des phénomènes dyspeptiques, ou plutôt il faudra séparer du côté de l'estomac ce qui appartient à la rétrocession goutteuse brusque et ce qui doit être mis sur le compte de la dyspepsie : ce sont deux ordres de faits cliniques absolument différents. Ainsi Coste signale, chez un malade, comme succédant au gonflement articulaire, des vomissements bilieux et verdâtres, des sueurs froides; ce sont les phénomènes de rétrocession.

La rétrocession, d'après Garrod, se caractérise par des vomissements, des douleurs gastriques, de l'oppression et une anxiété vives; tout cela paraît dû à une congestion stomacale remplaçant la congestion articulaire; c'est une congestion se faisant brusquement accompagnée de vomissements de liquide, de sueurs froides, qu'il faut distinguer de la congestion lente due à la dyspepsie. Cette congestion brusque qui se fait avec des phénomènes graves doit être rapprochée de celle qu'on observe vers le cœur ou le cerveau.

Ce que j'ai observé dans un certain nombre de cas, c'est l'alternance entre les manifestations articulaires de la goutte et la dyspepsie.

Quand celle-ci s'exaspère, les jointures ont tendance à se débarrasser; de même si la goutte frappe fortement les articulations, la dyspepsie se calmera, ou peut même disparaître. Les observations de Scudamore, que l'auteur anglais cite, mettent bien en lumière ce que je viens de dire.

L'une est relative à un homme de cinquante-deux ans, chez qui la goutte s'était montrée pour la première fois aux pieds à l'âge de trente et un ans. Étant sous le coup d'un accès de goutte au sortir d'un bon repas pendant lequel il avait bu du madère mêlé d'eau, cet homme s'était exposé à l'air froid.

Il fut pris tout à coup de nausées, de menace de syncope, de palpitations du cœur, de gêne respiratoire et de sueurs froides.

Il boit de l'eau chaude pour provoquer le vomissement et il rejette par la bouche une grande quantité de liquide acide, et immédiatement il est soulagé. Lorsque ces symptômes sévirent dans toute leur intensité, le pied devint libre ; mais à peine s'étaient-ils amendés que la goutte reparut dans le lieu qu'elle avait d'abord affecté.

Plus tard, ce même malade éprouva des accidents semblables à ceux qui viennent d'être décrits.

Cette observation nous fait l'histoire d'un goutteux qui, dans le fort d'un accès de goutte, fait un grand repas dans lequel il boit du madère, et mange avec excès. Il appelle dans son estomac par une trop riche alimentation et la boisson la congestion dyspeptique, puis il s'expose au froid; l'inflammation des jointures disparaît, et est remplacée par des symptômes graves, se produisant brusquement. Il vomit, non pas ses aliments, mais du liquide acide; il a de la dyspnée, des sueurs froides. Tout cela cède quand la jointure est reprise.

Garrod finit par déclarer que ce qu'il a observé chez les goutteux, et est dénommé rétrocession, peut être autrement interprété; pour Watson, la prétendue goutte à l'estomac n'est qu'une indigestion. Il faudrait dire selon lui, plutôt — du lard — dans l'estomac, que la goutte à l'estomac.

L'incertitude de Garrod, celle de Watson, s'expliquent facilement : s'ils avaient nettement distingué les symptômes de la dyspepsie et ceux de la rétrocession, ils n'auraient pas été si hésitants :

Il n'est pas douteux que des éruptions cutanées disparaissant tout d'un coup ont été remplacées chez des enfants par des bronchites capillaires ou d'autres maladies viscérales; j'ai vu chez un enfant de quatre ans une éruption exémateuse s'effaçant tout d'un coup, et remplacée par une bronchite capillaire. De même les accidents goutteux articulaires peuvent être remplacés si le malade s'expose au froid, et a commis des excès de table par des congestions de la muqueuse stomacale.

Ces considérations feront saisir au lecteur les différences entre la rétrocession de la goutte du côté de l'estomac et la dyspepsie. Actuellement je dois rentrer dans la question de l'étiologie, et je commencerai par donner deux observations de dyspepsie chez des goutteux, que j'ai recueillies il y a deux ans, en 1878.

Observation X. — C..., âgé de soixante-cinq ans, a mené une vie de grand seigneur à la campagne, a toujours été dyspeptique depuis sa jeunesse; il a eu des accès de goutte dans son jeune âge, et deux accès durant l'année 1876, qui l'ont retenu au lit trois mois.

La marche était restée pénible durant six mois et la dyspepsie s'est aggravée.

Il était devenu très-sobre depuis dix ans.

A la suite des repas, il a des brûlures d'estomac, des borborygmes; l'estomac est très-sensible à la pression, est dilaté, plein de liquide et s'étend jusqu'au nombril.

Il n'a pas de régurgitations, ne rend ni eau ni gaz; il n'a de selles qu'au moyen de lavements.

La bouche est sèche, la soif intense; il a une céphalalgie continuelle, des bourdonnements d'oreille et souvent des vertiges.

Il ressent des douleurs de genoux, une fatigue extrême dans les jambes.

Ce qui l'a décidé à venir à Paris pour prendre une consultation, c'est que depuis six mois, plusieurs fois par nuit, il éprouve au moment de s'endormir des secousses dans l'estomac et la tête, des spasmes avec fourmillements dans les bras et les jambes qui l'empêchent, depuis cette époque, de prendre du repos.

Réflexions. — Cette dyspepsie ne diffère par aucun caractère de la forme ordinaire.

Ce malade goutteux, qui a fait bonne chère, est devenu dyspeptique ; la goutte a reparu en 1876 et la maladie d'estomac s'est singulièrement aggravée, en sorte qu'actuellement l'organe est dilaté et présente les symptômes habituels de la dilatation simple au début.

Rien ne différencie la maladie compliquée de goutte de la dyspepsie vulgaire ; l'estomac ne s'est dilaté que parce qu'elle dure depuis un très-grand nombre d'années.

Je citerai encore l'observation d'un malade qui m'a été adressé par mon savant confrère le docteur Michel, et que nous avons suivi ensemble pendant quelque temps.

Observation XI. — D..., cinquante-deux ans, négociant, a toujours été dyspeptique. Les symptômes du début étaient : gonflement de l'estomac, émission de gaz et constipation ; jamais il n'a ressenti de brûlure stomacale.

Il y a huit ans il a eu durant cinq ans, de trois en trois mois, des accès de goutte qui duraient une quinzaine de jours. Les pieds et les genoux étaient toujours pris dans ces divers accès.

Depuis un an, il a des vertiges; la tête est congestionnée; les tempes sont serrées, les yeux bridés; les facultés intellectuelles sont intactes. Le sommeil est très-bon.

Actuellement, une demi-heure après le repas, le ventre se ballonne et il rend une énorme quantité de gaz.

Le foie est congestionné (cela est fréquent dans les dyspepsies anciennes), dépasse de 5 centimètres environ le rebord des fausses côtes, est douloureux à la pression et on le peut suivre jusqu'au-devant de l'estomac.

Ce qui est singulier chez ce malade, c'est que, reposant parfaitement la nuit, il lui suffit de mettre le pied à terre, le matin, en sortant de son lit, pour que l'estomac se gonfle, rende une grande quantité de gaz et que la tête s'embarrasse de nouveau; s'il est repris d'un accès de goutte, immédiatement ces phénomènes de congestion de la tête diminuent, mais ceux de l'estomac continuent leur évolution.

Réflexions. — Il s'agit d'une dyspepsie flatulente, qui indique, ainsi que je l'ai déjà dit, l'ancienneté de la maladie; mais que l'on observera toutes les fois que l'on aura laissé le mal suivre son cours naturel.

Garrod donne comme caractères de l'état dyspeptique lié à la diathèse urique : « la cardialgie, les éructations, les oppressions, la somnolence après le repas, la tuméfaction de la région hépatique, le gonflement du foie et sa sensibilité à la pression, l'amertume de la bouche, la viscosité de la salive, la constipation, l'urine rare, haute en couleur, très-acide, et par le refroidissement il s'y forme un dépôt abondant d'urates ou un sédiment composé d'acide urique cristallisé dont la coloration varie du rouge brique au jaune pâle. »

Aucun de ces signes n'est particulier à la dyspepsie des goutteux; on les rencontre chez toute espèce de dyspeptiques; je ne saurais trop insister sur ce point; du reste, toutes les observations que j'aurai à citer le prouveront surabondamment; et pour montrer combien toute cette symptomatologie est variable, il me suffira de rappeler ce que j'avais omis de dire, c'est que le malade de l'observation X se levait dix fois par nuit, et rendait d'énormes quantités d'urine. Aussitôt que par le traitement la dyspepsie avait diminué, l'émission d'urine diminuait.

Les deux faits que je viens de signaler sont, le premier une dyspepsie avec dilatation de l'estomac, et le deuxième une dyspepsie flatulente. Todd, Garrod, Charcot ont vu des faits de même ordre.

Les auteurs anglais ont cherché à rattacher à la goutte la forme cardialgique et la forme inflammatoire de la dyspepsie, et Charcot voulait encore rattacher à ces deux formes stomacales deux formes intestinales dont j'ai déjà fait mention.

Ils me paraissent avoir tous confondu des faits de dyspepsie et des phénomènes de rétrocession; l'une et l'autre s'observent cliniquement; la disparition subite d'accidents goutteux articulaires peut amener des accidents graves vers l'estomac et l'intestin.

Home rapporte l'histoire d'un homme qui, souffrant d'une inflammation légère au pied, s'expose au froid et à l'humidité (Garrod, 558); le même jour, dans l'après midi, survinrent des symptômes d'entérite qui se terminèrent douze heures après par la mort.

Garrod doute que ce soit un cas de rétrocession goutteuse et que, portée sur un viscère, l'inflammation goutteuse puisse produire des désordres graves et la mort.

Il est certain qu'il est difficile de comprendre la mort par l'entérite en 12 heures; mais quand la rétrocession se fait et qu'elle amène la mort, les lésions ne restent pas bornées à l'intestin; le cerveau et le cœur peuvent être atteints en même temps et la mort surviendra rapidement.

J'ai insisté avec intention sur ces divers points qui intéressent tant la clinique, la rétrocession de la goutte vers l'estomac dont j'ai tâché d'expliquer la nature, la dyspepsie des goutteux et les liens qui rattachent la dyspepsie à la rétrocession; enfin mes observations prouveront que la maladie ne se diversifie pas selon la cause qui l'a engendrée.

Rhumatisme articulaire.

Le rhumatisme articulaire est suivi de dyspepsie moins fréquemment que la goutte.

On a encore essayé de rattacher à cette maladie des signes particuliers de dyspepsie.

« Le dyspeptique rhumatisant, dit Durand-Fardel, a bon appétit. Il n'a point, comme les autres, des sensations de faim et de soif, il a de la gastralgie et de l'entéralgie; d'après Pidoux. presque tous les rhumatisants ont de la dyspepsie flatulente, et le tympanisme stomacal est un symptôme constant du rhumatisme articulaire aigu; la constipation est un fait habituel dans la dyspepsie des rhumatisants.

» La dyspepsie est fréquente chez les rhumatisants, et liée à un mauvais état des voies digestives ».

Lasègue dit que : « la dyspepsie des rhumatisants est souvent accompagnée de vertiges violents. »

« La plupart des dyspeptiques affectés de vertiges ont, d'après Guéneau de Mussy, des douleurs rhumatoïdes, des névralgies, des migraines, des affections chroniques de la peau, des sédiments uriques dans les urines, de la flatulence, une disposition plus ou moins prononcée à l'hypocondrie, quelquefois alternant ou coïncidant avec des troubles gastro-intestinaux. » (Thèse d'agrégation de Raymond.)

Chaque auteur signale quelque symptôme particulier qui a frappé son attention.

C'est encore à la clinique qu'il faut demander des éclaircissements sur la matière.

La dyspepsie du rhumatisant a-t-elle quelque chose de spécial?

Observation XII. — D., âgé de trente-sept ans, a eu deux ou trois crises de rhumatisme articulaire aigu, la dernière en 1871.

L'estomac a toujours été faible, les digestions difficiles, et la dyspepsie s'est aggravée par un traitement à Bourbonne.

Il n'a jamais fait d'excès.

Le matin à jeun, l'estomac est comme serré dans un étau, et il a quelque vertige; après le repas il a des bâillements; il ne rend ni eau ni gaz.

Observation XIII. — Madame B., âgée de quarante-six ans, réglée depuis l'âge de douze ans; toujours bien réglée, est devenue dyspeptique depuis sept mois, à la suite d'un rhumatisme articulaire aigu qui l'a tenue deux mois au lit.

L'appétit est bon. La langue est saburrale, le goût amer; après le repas, l'estomac se gonfle, est lourd, et elle éprouve une colique qui l'oblige à aller à la garde-robe; deux ou trois selles molles, précédées d'une abondante émission de gaz, mettent fin à ces coliques.

Observation XIV. — B., receveur des finances, âgé de soixante-cinq ans, malade depuis cinq ans de rhumatisme chronique des doigts de la main. Sa sœur est aussi affectée de rhumatisme articulaire. Il souffre de l'estomac deux heures après les repas; ballonnement de l'estomac et de l'intestin, il rend beaucoup de gaz après le repas; selles difficiles; les matières fécales ne consistent qu'en petites boules sèches; à la suite du repas, il éprouve des palpitations, mais on ne perçoit au cœur aucun bruit anormal.

Observation XV. — B., âgé de vingt-deux ans, rentier, dyspeptique depuis quatre ans, à la suite de rhumatisme articulaire aigu : il a des pesanteurs d'estomac après le repas, des crampes suivies d'émission de gaz; il ne rend ni eau ni aliments; il n'a point de vertige, mais les repas sont suivis d'une sensation de fatigue musculaire dans les membres inférieurs et de battements du cœur; les bruits du cœur sont normaux, les garde-robes sont rares, et il n'en a que tous les deux ou trois jours.

Ces observations font voir que dans la dyspepsie du rhumatisant tous les symptômes peuvent se produire; ils varient avec le malade, avec l'ancienneté de la maladie; ce qui a fait croire aux médecins que chaque diathèse donne un cachet spécial à l'affection, c'est que tous n'en ont étudié qu'un nombre limité; pour moi qui observe depuis des années un très-grand nombre de dyspeptiques, je me suis convaincu qu'ils ont attaché à certains points une importance exagérée, et ne voyant qu'un nombre limité de malades, qu'ils n'ont pas suivis, comme j'ai pu le faire, ils n'ont aperçu le sujet qu'incomplétement.

Du reste, le sens même qu'ils ont attaché au mot dyspepsie a beaucoup contribué à les dérouter.

Herpétisme.

L'herpétisme n'agit pas autrement que les diverses diathèses; lui aussi a tendance à créer la dyspepsie, mais quand elle existe, sa symptomatologie n'est pas différente; dès que l'estomac est devenu malade, il manifeste son état pathologique par des signes en rapport avec sa structure : les signes morbides ne dépendent pas, comme le croient Bazin, Pidoux, de la nature de la diathèse.

La preuve ne peut se déduire que des faits cliniques, qui me serviront toujours à démontrer ce que je dis.

Observation XVI. — Madame H., âgée de cinquante-quatre ans, a un eczéma. L'eczéma avait envahi précédemment les fesses et la région anale. L'eczéma dure depuis trente-cinq ans.

Elle a eu trois enfants et n'est plus réglée depuis dix ans.

La dyspepsie a débuté quand elle était jeune fille. Elle a eu des brulures d'estomac, des aigreurs. Jamais elle n'a d'appétit. Dès qu'elle a pris deux bouchées d'aliments, elle a la sensation de plénitude de l'estomac. Celui-ci se gonfle et elle commence à bâiller.

Le matin, quand elle a pris une tasse de lait, elle rend du liquide acide; au repas de midi, où elle ne prend qu'une côtelette et un œuf, elle a encore des aigreurs et du vertige immédiatement après le repas; le soir à quatre heure elle prend du lait et elle éprouve de nouveau des vertiges. Enfin, à 7 heures du soir, elle mange du tapioca et une côtelette; elle a les mêmes malaises.

Chacun des repas est suivi d'une abondante émission de gaz. De temps à autre l'estomac, qui est toujours sensible, est pris de crampes; douleur sur la tête à toute heure de la journée, douleurs entre les épaules et dans les masses musculaires des membres.

Comme dans les dyspepsies de vieille date, le gros intestin lui-même est irrité; il est douloureux à la pression et elle rend avec les fèces et même sans matières fécales des membranes blanchâtres, épaisses, qui ont la forme de cylindres; ces membranes sont rendues tous les trois jours; elle a eu en 1869, sous l'influence de cette irritation intestinale une contracture de l'anus et même une contracture de la vulve.

Réflexions. — Cette malade à du pyrosis, des douleurs vives, réunit les divers symptômes que Bazin rattache à l'herpétisme ou à l'arthritisme; tous les signes qu'il rapporte à l'une ou à l'autre diathèse se réunissent chez la même malade.

Observation XVII. — Madame M., âgée de soixante-deux ans, a eu de l'eczéma durant quinze ans il y a quinze ans. Elle n'est plus réglée depuis l'âge de trente-six ans. Il y a dix ans, elle a eu une dysentérie qui a duré un an et depuis elle est devenue dyspeptique.

Le matin, elle prend du café au lait et elle n'éprouve à la suite aucun malaise. A midi, elle mange de la viande et légumes; vers quatre heures, chaque jour, elle a sensation d'étouffement et elle a douleurs dans l'estomac; ces douleurs sont suivies du rejet d'une certaine quantité de liquide acide, après quoi le calme revient; le soir après le dîner, elle rend une grande quantité de gaz par l'anus; elle a des hémorrhoïdes, mais perd rarement du sang; très-constipée. Elle n'a de garde-robe que tous les trois ou quatre jours et les fèces sont dures, en petites boules, comme chez la majorité des dyspeptiques. Le sommeil de la nuit est pénible et difficile; elle a, la nuit, beaucoup de gaz et sent le ventre gonflé; il ne se dégonfle que le matin, quand elle se lève et tous les symptômes se reproduisent de nouveau chaque jour.

Observation XVIII. — M. B., rentier, âgé de quarante-huit ans, a eu diverses éruptions cutanées il y a vingt-cinq ans, de nature herpétique, et il en a encore chaque année durant quelques semaines.

Au début, il y a vingt-cinq ans, il éprouvait des douleurs au creux de l'estomac, des brûlures, et il rendait du liquide acide. Les symptômes se sont aggravés depuis trois ou quatre ans.

La langue est rosée, il a de l'appétit; mais toujours mauvais goût; il souffre quand on exerce une pression sur la partie supérieure et médiane de l'estomac; après le repas l'estomac ne gonfle pas, mais il a des nausées, le matin au réveil les nausées sont plus fortes. Cependant le sommeil est en général tranquille; selle chaque jour. Ce qui le tourmente le plus et l'a décidé à venir à Paris pour me consulter, ce sont des vertiges tels qu'il ne peut marcher seul dans la rue et ne peut plus conduire son cheval. Les vertiges augmentent à la lumière du jour et il n'ose traverser une place publique quand elle est fortement éclairée par le soleil. La nuit, quand il est couché et avant de s'endormir, il ressent également de violents vertiges.

Depuis que la dyspepsie existe, il voit au-devant de l'œil gauche des points noirs et il a des bourdonnements d'oreille tels que l'ouïe a perdu de sa clarté.

Il avait autrefois un symptôme que j'ai plusieurs fois rencontré dans la dyspepsie.

Il avait deux ou trois fois par an le goût de sel dans la bouche et les aliments lui paraissaient salés ; ce goût est dû à ce que le liquide venant de l'estomac renferme quelquefois en excès du chlorure de sodium.

Observation XIX. — A., négociant âgé de quarante-un ans, a eu très-longtemps eczéma de la face, etc : il n'a pas fait d'excès.

Depuis un an et demi, l'estomac gonfle trois heures après le repas, et devient douloureux; la crise de douleur durait une demi-heure, et ne se calmait entièrement que quand il mangeait. Il ne rend ni eau ni gaz, mais il ne dort plus; en octobre, novembre, décembre de l'année passée il ne souffrait pas; mais il est repris en janvier de crises moins fortes et en février. En avril, de nouveau il a des crises et il rend du liquide acide; il souffre continuellement même la nuit; il ne rend pas de gaz.

Les migraines qu'il avait ont cédé depuis que la dyspepsie s'est produite. Il est fréquent de voir la migraine disparaître et être remplacée par la dyspepsie. Il n'a de garde-robes que tous les deux ou trois jours.

Réflexion. — Il n'est pas nécessaire de citer un plus grand nombre de faits pour montrer combien les symptômes varient avec chaque malade et non suivant la diathèse.

Le tube digestif a tant de manières différentes d'exprimer son état pathologique par l'excrétion de liquide, de gaz, par des douleurs sourdes ou violentes, par des symptômes qui se produisent dans des organes qui sont en communion intime avec lui, le système nerveux, le système musculaire, etc., qu'il ne faut pas s'étonner de voir prédominer tour à tour tel ou tel phénomène, alors qu'il s'agit toujours d'une seule et même maladie.

Influence de l'arthritisme et de l'herpétisme sur la dyspepsie.

Si la dyspepsie du goutteux, celle de l'herpétique n'a rien de particulier au point de vue symptomatologique, peut-on dire qu'elle a une influence quelconque sur le développement de la goutte et de l'herpétisme ?

Bence Jones prétendait que la dyspepsie empêche la digestion des aliments azotés, la rend imparfaite et engendre la goutte. — C'est à peu près ce que disait Sydenham quand il prétendait que la coction imparfaite des solides et des liquides produit la goutte.

J'ai déjà longuement insisté sur ce fait qu'il n'y a pas de relation entre la dyspepsie et la digestion vraie ; que la dyspepsie n'empêche pas la digestion et que par conséquent on ne peut pas admettre que la dyspepsie influence le développement de la goutte.

Vous voyez souvent, et divers écrivains en ont cité des exemples (Gueneau de Mussy, Durand-Fardel, Cornillon), la goutte articulaire précédée de loin par la dyspepsie, ou encore l'alternance entre la goutte articulaire et la dyspepsie, l'apparition de la dyspepsie succèdant à la disparition des symptômes articulaires.

On peut observer les mêmes faits chez un herpétique; l'eczéma ou d'autres manifestations cutanées disparaissant tout d'un coup pour être remplacés par la dyspepsie, ou inversement la dyspepsie remplacée par une affection cutanée.

Il ne faut considérer dans ces diverses maladies se succédant, dans la maladie de l'estomac et de la peau, dans la maladie de l'estomac et celle des articulations, que l'expression d'une même affection, dérivant d'un même principe goutteux ou herpétique.

Les affinités physiologiques entre la peau et la muqueuse existent également à l'état pathologique; et pour cette raison aux inflammations de la peau chez les herpétiques succède l'inflammation de la muqueuse de l'estomac ou des bronches ou du pharynx, etc. Il en est exactement de même pour les goutteux.

Aux congestions des articulations succède celle de la muqueuse stomacale. La diathèse urique n'apporte pas un principe particulier à la muqueuse stomacale; c'est une dyspepsie exactement semblable à toutes les dyspepsies; elle évoluera comme toutes les dyspepsies, plus rapidement si on n'intervient pas.

Quand la diathèse urique paraît soit sous l'influence de l'hérédité, soit par une alimentation excessive et une insuffisance d'activité corporelle, la dyspepsie se produit aussi, soit après, soit avant la goutte articulaire. mais c'est le principe goutteux qui se manifeste soit à l'estomac, soit dans les articulations. Pour que l'estomac soit atteint, il faut qu'il y ait eu excès d'aliments ou de boissons.

Ce qui démontre que l'affection stomacale n'a rien de spécifique, c'est qu'il serait impossible alors, que les articulations n'ont pas encore été atteintes, de dire que la goutte articulaire succédera à la dyspepsie.

Si la goutte est héréditaire ou si l'herpétisme existe dans la famille, la maladie stomacale peut se montrer chez de très-jeunes enfants, à tout âge, et précéder tout autre phénomène morbide.

Mais il n'est pas nécessaire qu'il existe une diathèse dans les antécédents. La dyspepsie est héréditaire dans certaines familles en l'absence de toute diathèse.

Il en est de l'estomac comme de tous les organes; il devient facilement malade, chez les enfants alors que les parents ont été dyspeptiques; j'aurai à reparler du fait d'hérédité.

La dyspepsie peut être la seule maladie transmise par des arthritiques; et le principe arthritique peut ne se développer dans aucun autre point de l'économie.

Observation XX. — Madame D..., âgée de trente ans, malade depuis son jeune âge. Le père, vieillard de soixante-dix ans, a depuis plus de trente ans un rhumatisme articulaire chronique; la mère a été rhumatisante et est morte d'une maladie cardiaque.

Madame D. a toujours été dyspeptique, vomissant tous les aliments; la dyspepsie s'est aggravée; l'estomac est dilaté, plein de liquide tout le jour quand même elle est à jeun; elle ne peut plus vomir et a des douleurs atroces dans l'estomac; elle a la tête congestionnée, et est incapable de se livrer à aucun travail sérieux.

Elle a eu également et a encore une leucorrhée abondante, malgré des cautérisations répétées au col de l'uterus. Sa fille unique, qui a sept ans, est déjà dyspeptique.

Il faut actuellement ne plus chercher dans la dyspepsie du goutteux ou de l'herpétique quelque chose de mystérieux. Congestion de la muqueuse stomacale qui caractérise la dyspepsie, ou bien congestion de la peau et des articulations qui précède les diverses éruptions herpétiques ou arthritiques; c'est un même fait anatomique provoqué par un principe morbide, goutteux ou herpétique, qui sont l'un et l'autre difficiles à définir.

En dehors de la tuberculose, de l'arthritisme, de l'herpétisme, l'estomac est rarement frappé par les autres diathèses. Il échappe aux atteintes de la scrofule commune, de la syphilis.

Scrofules.

Journellement, les médecins donnent des consultations à des scrofuleux qui ont un excellent appétit et n'ont jamais le moindre trouble gastrique.

J'en puis dire autant des syphilitiques.

Syphilis.

Le virus syphilitique n'atteint pas l'estomac; la dyspepsie ne paraît qu'accidentellement lorsque le malade a fait abus de liqueur Van Sweeten ou de quelque autre médication du même genre.

On cite souvent une observation rapportée par Trousseau. Il soignait depuis longtemps un dyspeptique qu'il n'arrivait pas à guérir, et alors interrogeant ses antécédents, il découvrit une ancienne syphilis.

L'illustre médecin se hâta de lui prescrire de l'iodure de potassium et en quelques jours la maladie fut guérie. Si Trousseau ne s'est pas fait illusion, il faut inscrire au chapitre de la dyspepsie une nouvelle espèce, la dyspepsie syphilitique.

Fournier admet aussi la dyspepsie syphilitique.

Cruveilhier a cité un exemple d'ulcérations syphilitiques de l'estomac et Cullerier cite un exemple d'ulcérations de l'intestin.

Eu égard au grand nombre de syphilitiques que l'on a occasion de rencontrer, voilà bien peu d'exemples et, on peut le dire, les preuves n'abondent pas.

J'ai soutenu depuis le commencement, en me fondant sur la donnée physiologique et clinique, qu'il n'y a pas plusieurs espèces de dyspepsie, qu'il n'y en a qu'une seule et qui sont toutes justiciables d'une même médication et d'un régime alimentaire approprié.

Pourquoi Trousseau n'a-t-il pu guérir la dyspepsie chez un ancien syphilitique que par l'iodure de potassium? J'ai dans un assez grand nombre de cas, chez des gens qui n'étaient pas syphilitiques, prescrit l'iodure de potassium à la dose de 15 ou 20 centigrammes, et j'ai guéri la dyspepsie comme Trousseau a guéri son dyspeptique syphilitique.

C'est que l'iodure de potassium agit sur la muqueuse

stomacale comme le bromure de potassium, le sulfate de soude, et le phosphate de chaux à faible dose ; il ne se décompose pas dans l'estomac et modifie les excrétions stomacales comme les sels que je viens de citer.

Trousseau a guéri le dyspeptique avec l'iodure de potassium, non parce qu'il était syphilitique, mais parce qu'il était dyspeptique.

Et quel compte faut-t-il tenir du seul cas observé par Cruveilhier et Cullerier?

Les ulcérations sont très-communes dans les dyspepsies anciennes ; on en trouve très-fréquemment.

Je puis donc répéter, malgré les preuves très-peu nombreuses et sans valeur de ces médecins éminents que la syphilis n'atteint pas l'estomac, et qu'il n'y a pas une dyspepsie se développant de par le principe syphilitique comme il y en a une très-vulgaire paraissant chez le goutteux ou l'herpétique.

Si la syphilis a déterminé un état cachectique, tout l'organisme est atteint, l'estomac peut l'être également, mais ce sont là des faits exceptionnels.

Toutes les fois que la cachexie paraît, que la nutrition est profondément atteinte, tous les viscères peuvent être touchés, et si l'estomac est frappé ce n'est pas par la syphilis, mais par la cachexie qu'elle a provoquée.

J'ai parlé jusqu'à présent des causes habituelles déterminantes de la dyspepsie, des causes les plus fréquentes, des aliments, boissons et médicaments, des diverses espèces de maladies qui sont souvent suivies de dyspepsie ; enfin, je me suis longuement appesanti sur cette question : « des rapports des diathèses et de la dyspepsie ». J'ai indiqué quelles sont les diathèses qui le plus souvent déterminent cette maladie.

J'arrive maintenant à l'étude des causes moins générales, moins fréquentes, mais qu'il faut connaître.

Les hémorrhoïdes, les vers intestinaux, le traumatisme, l'onanisme, la spermatorrhée, voilà des causes fréquentes de la maladie.

Hémorrhoïdes.

Le flux hémorrhoïdaire, les congestions qui se font régulièrement chaque mois vers le rectum ont sur l'estomac une action comparable à celle du flux menstruel chez la femme. Le flux hémorrhoïdal s'annonce non-seulement par des congestions du côté de la tête, ou d'autres organes, mais souvent par une congestion de la muqueuse stomacale qui s'accompagne des phénomènes de la dyspepsie. Quand le flux hémorrhoïdal a cessé, très-souvent la congestion de la muqueuse stomacale persiste, et il est des hommes non moins tourmentés, au point de vue de la fonction stomacale, par des hémorrhoïdes que certaines femmes par la fonction utérine.

Ce fait n'a pas été signalé que je sache par aucun auteur et il n'est pas rare de le rencontrer.

Observation XXI.—H..., âgé de 28 ans, négociant, est hémorrhoïdaire depuis une dizaine d'années, et dyspeptique depuis la même époque. Il vit avec la plus grande sobriété et il a été sans cesse tourmenté par la dyspepsie.

De la sensibilité à la pression dans la région gauche de l'estomac, des brûlures stomacales, régurgitations acides et des gaz en quantité indéfinie surtout après le repas du soir; de fréquentes céphalalgies; ce sont là les principaux symptômes de la dyspepsie qui s'exaspèrent surtout au moment où le flux hémorrhoïdal est sur le point de se produire.

Observation XXII.—C... journaliste, âgé de cinquante neuf ans, a des migraines fréquentes et un flux hémorrhoïdaire qui se reproduit chaque mois et à plusieurs reprises quelquefois.

Dyspeptique depuis quinze ans; mais la dyspepsie au début ne paraissait que de temps en temps.

Depuis trois ans il souffre continuellement; régurgitations acides ou neutres une grande partie de la journée.

Les douleurs d'estomac se manifestent le matin au réveil avant qu'il ait pris aucun repas, de 5 à 9 heures, et le soir après 10 heures, le sommeil est troublé par de la dyspnée, du hoquet.

Très-constipé, il n'a de selles consistant en matières sèches et dures que tous les deux jours, au moyen de lavements.

Peu de douleurs dans la région de l'estomac; mais il a des douleurs vives dans les muscles du dos et du bras gauche.

Urines fréquentes et abondantes.

Observation XXIII.—M..., âgé de soixante-trois ans, rentier, est hémorrhoidaire depuis trente ans, n'a jamais fait d'excès.

A l'âge de trente-cinq ans, il est pris de crampes d'estomac; une heure après le repas il rendait des gaz en grande quantité.

Actuellement, le flux hémorrhoidaire est continu; il

perd chaque jour un mucus blanchâtre souvent teinté de sang. L'estomac est douloureux à la pression, surtout sur la ligne médiane.

Il a une selle consistant en matières molles chaque jour.

Observation XXIV. — G .., ingénieur, âgé de cinquante-huit ans, a des hémorrhoides depuis un très-grand nombre d'années.

Dyspeptique depuis quinze ans, à la suite du repas, l'estomac gonfle et rend immédiatement une quantité énorme de gaz. L'émission de gaz dure tout le jour; elle commence dès le matin à jeun; j'ai déjà signalé un fait de ce genre dans une observation précédente. Aussitôt que, sortant du lit, il met le pied à terre, le rejet de gaz commence et ne cesse pas toute la journée. L'appétit est resté bon, et il a une selle chaque jour; mais il souffre surtout de congestions vers la tête, de vertige et de bourdonnement d'oreille.

La nuit, il a la sensation de compression de la tête qui est très-pénible. Le vertige et les bourdonnements d'oreille si fréquents chez les dyspeptiques, durent une grande partie de la journée.

Il a aussi, comme certains dyspeptiques, une insensibilité de la peau de la cuisse à droite.

Malgré tous ces malaises, l'embonpoint n'a fait que croître.

Si le flux hémorrhoidal peut être un accident dû à l'hérédité, bien souvent il est la conséquence de la dyspepsie.

La constipation est habituelle chez le dyspeptique et toujours le fait de la dyspepsie et non la cause, comme l'a dit Trousseau.

Cette constipation détermine fréquemment un flux de sang et des bourrelets hémorrhoidaux.

L'apparition des hémorrhoides consécutives à la dyspepsie doit être considérée comme une complication de la maladie qui n'est pas sans importance au point de vue du pronostic.

Vers intestinaux.

Les vers intestinaux et en particulier le tænia peuvent suivre leur évolution dans le tube digestif sans provoquer aucun symptôme.

Le malade ne s'en aperçoit lui-même que quand il a expulsé avec la garde-robe quelque fragment de tænia.

Mais souvent aussi sa présence dans l'intestin est accompagnée de symptômes de dyspepsie qui peuvent durer après l'expulsion du tænia.

Observation XXV. — M.... employé de bureau, âgé de vingt-quatre ans, a déjà rendu à deux reprises un tænia avec de l'huile de fougère.

Les phénomènes de dyspepsie datent de l'époque où il a rendu pour la première fois le tænia et durent encore à tel point que le malade est convaincu qu'il a un troisième ver.

Il ne peut prendre aucun aliment avant midi ; le bouillon qu'il essayait de prendre le matin lui donnait des douleurs d'estomac.

Après le premier repas, ne consistant qu'en une viande et une soupe, il a des douleurs abdominales, des pincements, surtout dans la région du nombril.

Les douleurs ne se calment que par le dîner, et immédiatement après le dîner il rend des gaz et un liquide muqueux jusqu'à deux heures du matin.

Garde-robe tous les deux jours, matières fécales dures et sèches.

Traumatisme.

Les coups, les chutes sur la région épigastrique produisent des dyspepsies très-tenaces ; j'ai eu à donner de soins à un jeune négociant qui dans un train de chemin de fer avait reçu un coup sur l'épigastre ; jamais il n'avait eu auparavant le moindre phénomène de dyspepsie, mais elle avait débuté immédiatement après le choc et a duré plus d'une année.

La moindre infraction au régime suffisait pour la réveiller et il n'en est pas entièrement débarrassé depuis deux ans qu'il a été blessé.

Hernie, étranglement.

Une hernie épiploïque, ou la hernie intestinale peut-être également une cause de dyspepsie et de vomissement. Mais je n'ai qu'à la mentionner.

Onanisme, spermatorrhée.

Lallemand a indiqué l'influence de l'onanisme et de la spermatorrhée sur le développement des maladies du tube digestif.

Si la spermatorrhée peut être une cause de dyspepsie

bien souvent la dyspepsie est une cause de spermatorrhée.

Dans le plus grand nombre de cas, la dyspepsie réagit sur les organes génitaux, diminue ou supprime les érections. J'ai vu bon nombre de jeunes gens de vingt-cinq et trente ans n'ayant plus d'érection ni le moindre désir vénérien depuis quatre ou cinq ans, depuis le début de la maladie.

D'autres fois la dyspepsie est accompagnée de spermatorrhée. Quelques observations mettront en lumière ce fait que les auteurs n'ont pas encore signalé.

Observation XXV. — M..., âgé de quarante et un ans, était dyspeptique à l'âge de dix-huit ans; il avait toujours soif, ressentait durant dix ans des brûlures sur le trajet de l'œsophage.

Il rendait des gaz, immédiatement après avoir mangé, durant une heure; chaque repas était suivi de malaise.

Le matin en se levant il était déjà souffrant; des maux de tête continuels le persécutaient.

A l'âge de dix-huit ans, il n'avait de selles que tous les huit jours; actuellement il a une garde-robe chaque jour.

A l'âge de vingt-cinq ans, il avait des pertes séminales sept ans après le début de la dyspepsie, et ces pertes ont duré trois ans et reviennent encore de temps à autre.

La dyspepsie n'avait pas éteint le désir vénérien.

Observation XXVI. — D., employé de bureau, âgé de trente ans, souffre également de dyspepsie depuis l'âge de dix-huit ans. Après le repas, il a des régurgitations de liquide acide; il est très-sobre dans son alimentation, il ne prend au repas que viande et soupe et immédiatement la région de l'estomac devient douloureuse ; il éprouve de véritables crampes.

Il n'a point de désir vénérien, mais tous les cinq jours il a une perte séminale et ces pertes ont commencé à l'âge de dix-huit ans presque en même temps que la dyspepsie.

Observation XXVII. — A..., âgé de quarante ans. Le père était dyspeptique. La dyspepsie s'est développée à l'âge de vingt-huit ans, sans être provoquée par aucun excès.

Deux heures après le premier repas, la langue devient pâteuse, la soif est vive, l'estomac se gonfle ; la figure devient empourprée ; il est fatigué et triste.

Après le repas du soir, il rend des gaz. Insomnies fréquentes ou sommeil agité par des cauchemars.

Il éprouve des migraines continuelles, et il est tourmenté par des douleurs lombaires, communes chez les dyspeptiques. Il a peu d'érections, peu d'excès vénériens. Les érections se terminent aussitôt qu'elles viennent par la perte du sperme. De temps à autre il perd du sperme sans érections.

Beau fait mention de certaines pollutions spermatiques qui affectent les dyspeptiques après des excès de table ou l'ingestion de mets ou de liquides nuisibles à l'estomac. Il considère ces pollutions comme accidentelles et dues à des excès ; mais elles s'observent comme une complication grave et durable et en l'absence de tout excès et comme le résultat de la dyspepsie.

Ces faits sont évidemment exceptionnels ; je n'en ai rencontré que trois ou quatre cas parmi quelques centaines d'observations que j'ai recueillies.

On doit donc dire que la spermatorrhée peut causer la dyspepsie et qu'inversement la dyspepsie peut être une cause de spermatorrhée.

Il en est de même chez la femme. Si la leucorrhée produit la dyspepsie, on peut observer assez fréquemment que la dyspepsie peut développer la leucorrhée.

Tempérament nerveux.

Les individus doués de ce qu'on appelle le tempérament nerveux, et qui sont très-sujets aux névralgies, aux migraines, ont une prédisposition marquée à la dyspepsie.

Mais on la voit aussi se développer chez ceux qui ne présentent pas les signes généraux de ce tempérament, c'est-à-dire une constitution sèche et maigre, une grande vivacité d'impression, l'œil vif, la figure pâle et beaucoup d'activité physique et morale.

Pour ceux qui ont des migraines ou des névralgies, on voit ces affections nerveuses coïncider avec la maladie. Enfin, chez ces mêmes individus nerveux, une forte émotion suffit pour produire la maladie.

Je donnerai quelques observations intéressantes.

Observation XXVIII. — D..., âgé de trente ans, pianiste très-distingué et d'un tempérament très-nerveux.

Il n'a jamais eu aucune maladie et n'a jamais fait d'excès.

Depuis très-longtemps les digestions sont pénibles.

Le matin il prend du bouillon et rend des gaz une heure après ce repas. Après le deuxième repas, qui se compose d'œufs et de viande, il a la gorge sèche; il a une douleur au creux épigastrique et il rend de nouveau des gaz.

Il a eu l'hiver précédent des crampes et il y a huit jours il a éprouvé une crampe terrible qui a duré sept heures, et fut suivie d'émission de gaz durant toute une nuit.

Une saison à Vichy, un traitement homœopathique suivi plusieurs mois, n'ont pas servi à améliorer son état.

Tempérament sanguin.

Les gens pléthoriques qui ont une circulation sanguine très-active, doués d'un fort embonpoint, m'ont paru plus souvent atteints de dyspepsie que les gens maigres et nerveux. J'ai déjà dit plusieurs fois que l'embonpoint, prédisposant au catarrhe bronchique, peut faciliter le développement du catarrhe stomacal. J'appelle l'attention sur ce point, parce que dans l'esprit du plus grand nombre, actuellement, dyspepsie et anémie se touchent de bien près; or tous ces dyspeptiques à tempérament sanguin ne maigrissent pas, gardent leur embonpoint, et il en est même qui engraissent tout en souffrant durant des années de cette maladie.

Névralgies.

Les névralgies persistantes sont une cause de dyspepsie.

Observation XXIX. — Madame G., âgée de cinquante-huit ans, n'a pas eu d'enfant, a cessé d'être réglée à l'âge de trente-six ans.

Elle avait des névralgies sur toute la tête qui se sont calmées, il y a deux ans; ces névralgies paraissent avoir été de nature rhumatismale, car elle a, outre des névralgies, quelques douleurs articulaires.

Il y a deux ans, au moment où les névralgies ont cédé, la dyspepsie a débuté.

Douleurs dans tout l'estomac après le repas; la bouche, toujours pleine de liquide salé; régurgitation de liquide. Elles a des selles régulières, un régime alimentaire très-sobre.

Observation XXX. — M. G., âgé de soixante et un ans, a des maux de tête depuis vingt-cinq ans; les céphalalgies disparaissent et depuis cette époque commence la dyspepsie.

Le matin, quand il a pris une tasse de thé et une brioche, le ventre se ballonne.

Après le repas de midi, il n'éprouve aucun malaise; ce n'est que vers cinq heures que les douleurs à l'estomac commencent, et il rend quelques gaz : les souffrances durent une demi-heure, pour recommencer après le dîner.

Observation XXXI. — Madame B... âgée de cinquante ans réglée à l'âge de quinze ans, a eu sept enfants en dix ans et en a nourri deux.

Elle n'a jamais eu d'affection utérine.

A l'âge de trente-six ans ont commencé les migraines, celles-ci revenaient chaque mois, durant vingt-quatre heures.

Il y a deux ans que les migraines sont devenues plus violentes et persistent trois jours de suite, durant lesquels elle ne peut se lever ni prendre aucune nourriture. La dyspepsie s'est développée surtout il y a deux ans.

Les aliments habituels sont les suivants :

Le matin elle prend café au lait et jaune d'œuf sans

pain. Le deuxième repas se compose de viande hachée, jaune d'œuf et une petite croûte de pain, et elle ne boit qu'un demi-verre d'eau vineuse.

A trois heures et demie de l'après-midi elle prend une tasse de laid froid, et le soir viande hachée, jaune d'œuf et croûte de pain.

Chaque repas entraîne une sensation de brûlure dans l'estomac, des coliques abdominales, des gaz en grande quantité, des bâillements. L'estomac n'est pas sensible à la pression. Le foie est congestionné et douloureux au toucher. Le gros intestin dans sa partie ascendante est également douloureux à la pression.

État moral et intellectuel.

De même que l'estomac est impressionné par des névralgies de la tête, des migraines, il ne l'est pas moins par nos idées, nos passions, les émotions désagréables.

Si un travail cérébral bien réglé ne présente aucun inconvénient pour l'estomac, on n'en peut dire autant d'un travail continu, exagéré. avec lequel on n'accorde pas au repas le temps nécessaire.

Si une passion gaie ne peut nuire à l'estomac, il n'en est pas de même d'une passion triste.

Une forte émotion, une frayeur suffit pour amener la dyspepsie.

Observation XXXII. — Madame D..., âgée de vingt-neuf ans, a eu en février une terrible émotion suivie de huit jours d'insomnie et de palpitations violentes durant lesquels elle n'a pu manger que des potages.

Je l'ai vue pour la première fois quatre mois après cette révolution.

Chaque soir, après le dîner, l'estomac gonfle et rend des gaz pendant plusieurs heures.

Elle n'a jamais eu de crises nerveuses. On lui a ordonné lactate de fer, arsenic, vin de quinquina. La maladie n'a été qu'en s'aggravant à la faveur de cette médication.

Observation XXXIII. — Mme S..., âgée de trente-cinq ans, a assisté pendant la Commune à l'explosion de la poudrière de Vincennes et depuis ce temps le tube digestif a été troublé.

Le matin, elle prend du chocolat et immédiatement après ce repas elle a une sensation de lourdeur dans l'estomac, elle rend un liquide muqueux et des gaz en quantité indéfinie. L'estomac se gonfle et elle souffre dans le tiers supérieur de l'œsophage.

A midi, le repas, composé de côtelette et de potage, ramène les mêmes malaises.

Le soir, le dîner ne se compose que d'un potage et elle souffre immédiatement après.

Le sommeil est pénible et interrompu ; la nuit, elle a des cauchemars ; le matin au réveil, la langue est saburrale. Les selles sont rares, et se composent de fèces sèches et dures tous les deux jours.

L'appétit est perdu, elle a des douleurs dans les articulations de l'épaule, dans les muscles des gouttières vertébrales.

Elle a des tremblements dans les jambes, et peut à peine marcher ; elle éprouve quelques vertiges, et des bourdonnements dans l'oreille gauche.

Elle a maigri, est affaiblie et a été forcée d'abandonner tout travail.

Travail physique.

On a dit depuis longtemps que toutes les professions qui exigent une forte courbure du corps, qui astreignent les gens à vivre dans un milieu mauvais, au milieu d'un air chaud et vicié conduisent à la dyspepsie. En groupant ensemble les professions les plus diverses comme celles de tailleur, cordonnier, cuisinier, boulanger, forgeron, on semble ne faire qu'une seule classe au point de vue de l'étiologie.

On ne peut pas comparer l'effet mauvais de la courbure du corps avec celui d'un air vicié.

Si les tailleurs, les cordonniers, tout sobres qu'ils soient, deviennent dyspeptiques, c'est que le travail du corps courbé en deux succède immédiatement au repas. La courbure du corps après le repas, qui trouble la circulation abdominale, la gêne, et gêne par conséquent celle de l'estomac, est une cause fatale de dyspepsie.

La maladie est aussi commune chez les employés de bureau pour le même motif.

Le cuisinier et le boulanger ou le forgeron ne deviennent pas dyspeptiques parce qu'ils vivent dans un air vicié, mais à cause de leur intempérance, parce qu'ils mangent ou boivent à toute heure, sans aucune règle.

On a donc tort de réunir des professions qui n'ont rien de commun au point de vue étiologique.

L'exercice musculaire excessif, un travail corporel trop prolongé entraînent fréquemment de l'embarras gastrique, qui peut être le point de départ de la dyspepsie proprement dite.

Chez le dyspeptique une fatigue corporelle agit sur l'estomac comme un mauvais aliment et aggrave le mal.

Observation XXXIV. — A..., âgé de trente-neuf ans, dessinateur, travaille huit heures par jour et immédiament après le repas.

Depuis cinq ans la maladie a commencé; au début il n'avait après le repas que la face rouge, vultueuse, et l'estomac pesant.

Les symptômes se sont modifiés et actuellement il a du pyrosis, des crampes d'estomac, du gonflement abdominal, de la dyspnée; il a vomi du liquide seulement et point d'aliment.

L'appétit est très-diminué; le matin il ne mange qu'un potage, au deuxième repas il prend une côtelette et légume et le soir le pot-au-feu.

Les symptômes dont j'ai parlé plus haut paraissent surtout le soir pendant deux ou trois heures. Quand ils sont passés, il ressent dans les coudes et les poignets une véritable lassitude.

J'ai déjà dit ce que je pensais du travail intellectuel et de son influence sur l'estomac.

Évidemment lui aussi peut rendre dyspeptique, s'il est excessif; bon nombre de gens d'affaires, plus préoccupés d'achever leur fortune que d'entretenir leur santé, prennent leurs repas irrégulièrement, les oublient, et vont au-devant de la maladie.

Réveillé-Parise raconte que Newton et Beethoven

étaient arrivés à perdre le sentiment de la faim ; ils croyaient souvent avoir fait leurs repas alors qu'ils étaient à jeun. Si Newton et Beethoven sont devenus dyspeptiques, il ne faut pas arguer de l'excentricité de ces génies, pour soutenir que le travail intellectuel rend dyspeptique.

Ne raconte-t-on pas aussi que Newton étant fiancé, se trouvant assis au repas de noce à côté de sa fiancée, s'avisa de tirer de sa poche sa pipe et la nettoya avec le doigt de sa fiancée ?

Cette étourderie fit rompre le mariage.

Mais il ne faut pas chercher ses preuves dans les exceptions. D'une manière générale, on peut dire que le travail intellectuel n'est pas nuisible après le repas ; il le devient parce qu'il oblige à la courbure du corps.

On peut impunément, après le repas, lire et réfléchir si on se met dans la position horizontale.

Saisons.

Il serait bien difficile de démêler dans l'action des saisons quelque chose de positif ; les uns supportent mal les chaleurs et le froid leur a paru favorable à la maladie ; pour d'autres, c'est l'inverse qui est vrai ; le froid semble la diminuer ; je n'ai pu jusqu'à présent me rendre compte de l'influence réelle des saisons.

Sexe.

La maladie est plus commune chez l'homme que chez la femme.

Elle est due chez lui aux excès de table, aux fatigues corporelles, aux préoccupations continuelles que donnent les affaires.

Chez la femme c'est la fonction menstruelle, ses désordres, les grossesses, son tempérament nerveux qui la déterminent surtout.

Hérédité.

L'hérédité joue un rôle très-important dans la genèse de la dyspepsie, son influence est très-grande et même sans excès antérieurs, on voit la maladie se développer.

Observation XXXV. — Mademoiselle L., âgée de trente-trois ans, pianiste, a une mère qui a été de longues années dyspeptique.

Elle-même a toujours eu un mauvais estomac.

Réglée à onze ans et demi, elle n'a jamais eu le moindre trouble dans la fonction menstruelle, elle n'a de la leucorrhée que depuis que la maladie s'est définitivement établie.

Après chaque repas, nausées, dyspnée et gaz, gonflement de l'estomac, poids sur l'estomac. Douleurs dans les muscles du dos, vers les articulations de l'épaule et au haut de la poitrine; bourdonnement d'oreille et vertiges. Le matin elle prend thé et pain beurré et ne souffre pas. A midi côtelette et purée. Les symptômes énoncés ci-dessus commencent deux heures après.

Elle a des maux de tête tout l'après-midi qui la rendent presque incapable de donner ses leçons.

Très-souvent elle a, vers quatre heures de l'après-midi, un accès fébrile qui dure jusqu'au dîner, accès que l'on rencontre dans la dyspepsie ancienne.

Enfin, le soir, elle mange potage, viande, et à dix heures du soir la dyspepsie reparaît accompagnée des autres symptômes.

La nuit, le sommeil est tourmenté par des cauchemars, et, le matin, elle se réveille brisée.

Chaque nuit elle est obligée d'uriner plusieurs fois. Traitée durant deux mois, la dyspepsie a été guérie; elle ne se lève plus la nuit pour uriner, la leucorrhée a cessé et elle a pu reprendre activement son travail.

Observation XXXVI. — Madame M..., âgée de quarante-quatre ans, cultivateur à Clamart, et travaillant aux champs. (Cette malade m'a été adressée par mon savant confrère le Dr Gellé.)

Le père est mort d'un cancer de l'estomac.

Réglée à seize ans, elle n'a eu de leucorrhée que durant un an, il y a quatre ans, est dyspeptique depuis quatorze ans ; au début douleurs d'estomac, pituite, selle chaque jour ; la constipation n'a paru qu'il y a un an. Le matin, le premier repas, qui se compose de café au lait, avec pain, est suivi d'une production de pituite et de vomissement de liquide.

A midi, elle déjeune et, d'ordinaire, le ragoût, la soupe aux choux, de l'oseille ou des haricots constituent le deuxième repas, lequel est suivi de vomissements de liquide.

Le soir, le dîner, consistant en pot-au-feu ou lapin en ragoût, détermine peu de malaise.

Depuis lors la situation s'est aggravée; elle vomit tous les huit, trois ou deux jours ses aliments et du liquide.

On l'a soumise durant deux mois au régime lacté et elle mangeait de la croûte de pain.

Les vomissements ont cessé durant quelque temps.

Puis ils reparaissaient et elle vomit le lait.

Cette femme avait maigri de 50 livres depuis trois ou quatre ans.

Je trouve l'estomac douloureux sur toute la ligne médiane, en avant et dans le dos, dilaté jusqu'à l'ombilic et chargé de liquide, et je pose le diagnostic. Dilatation simple de l'estomac. Je la traite durant un mois, je lui prescris un régime alimentaire et lui fais abandonner le régime lacté.

Je lui fais prendre quelques médicaments : bromure de potassium à faible dose pour arrêter l'excrétion du liquide, et au bout de ce temps les vomissements se sont arrêtés, et elle a pu recommencer à se nourrir.

Réflexions. —Cette observation est intéressante à plus d'un titre.

Le père étant mort d'un cancer de l'estomac, on pouvait craindre chez la fille, âgée de quarante-quatre ans, l'apparition du cancer; elle avait le dégoût de la viande et de tout aliment solide; elle avait énormément maigri.

Mais ma première impression clinique, dont la marche ultérieure de la maladie avait démontré l'exactitude, était qu'il ne s'agissait pas de cancer.

Le père étant mort de cancer stomacal transmet à l'enfant une disposition marquée à la dyspepsie et elle commence chez le descendant à l'âge de trente ans.

Cette femme n'a jamais fait d'excès d'aucun genre, et a toujours vécu avec la sobriété des gens de la campagne.

Cependant ses aliments, ragoûts, oseille, soupe aux choux sont irritants pour l'estomac et créent la dyspepsie. Je ferai remarquer encore que la vie au grand air, le travail musculaire ne la mettent pas à l'abri de la maladie.

C'est que l'estomac ne se comporte pas comme d'autres organes. Il est astreint à certaines lois pour qu'il conserve son état de santé auxquelles il ne peut se soustraire, n'importe le milieu où il se trouve.

Envoyez le dyspeptique au grand air, vivre à la campagne sans prescription positive.

Ni le grand air ni la vie à la campagne ne serviront à rien pour son rétablissement.

C'est ce que vous pourrez observer journellement.

Le malade est tenu de s'astreindre à certaines règles que j'indiquerai plus tard aussi bien à la campagne qu'à la ville.

Chomel dit que les cas d'hérédité sont très-rares, j'en ai au contraire observé un très-grand nombre. J'ai déjà cité le fait d'une jeune fille de sept ans dyspeptique. La mère, âgée de trente ans, a une dilatation de l'estomac, a été dyspeptique dès son plus bas âge.

Je me rappelle avoir donné une consultation pour un enfant de quatre ans qui présentait tous les symptômes de la dyspepsie. La mère, également dyspeptique, n'avait que vingt-cinq ans.

La plupart des personnes pour qui la maladie débute à l'âge de quinze ou dix-huit ans, et le nombre en est grand, sont celles chez qui l'hérédité joue un grand rôle.

Age.

Chez les enfants, la susceptibilité du tube digestif les

rend sensibles au moindre écart de régime; l'enfant à la mamelle qui tette à toute heure de la journée ou celui que l'on sèvre et à qui on donne sans règle toute espèce d'aliment, devient très-rapidement dyspeptique; la dyspepsie paraît à tout âge; j'ai cité plus haut des enfants de quatre et sept ans; j'ai vu des collégiens de dix et douze ans dyspeptiques.

Il n'est point d'âge à l'abri des atteintes de la maladie; elle est toujours provoquée par le régime alimentaire. Chez le jeune enfant, le travail dentaire qui facilite le développement des angines et des bronchites, est favorable aussi au développement de la congestion stomacale.

Chez l'adolescent, la fréquence de la maladie correspond pour Gubler à la phase de transition que subit l'organisme.

Cela peut être considéré comme vrai s'il s'agit de la femme.

C'est ordinairement un certain temps avant la menstruation que la maladie paraît, et j'ai déjà montré comment il faut comprendre l'influence de la nouvelle fonction sur celle de l'estomac, les modifications qui se font dans l'estomac, alors que les règles vont se produire.

La dyspepsie naît chez la femme sans être provoquée par des vices de régime, et elle est due à la réaction directe de l'utérus sur l'estomac sans l'intervention du sang qui se modifie à cette période de la vie.

Mais si chez l'homme l'évolution organique peut déterminer des troubles généraux, ce n'est pas d'ordinaire la dyspepsie qui paraît au nombre des accidents dus à la croissance.

Pour le jeune homme qui commence à être son maître et à avoir sa liberté au point de vue de son genre de vie vers quinze, seize, dix-sept ou dix-huit ans, ce sont toujours des excès qui sont cause de la maladie, et c'est généralement chez ceux qui ont une prédisposition par l'hérédité qu'elle paraît.

La maladie suivra son cours, se développera, s'arrêtera de temps en temps s'il s'astreint à un régime pour recommencer ensuite dès qu'il fera de nouveaux écarts.

La dyspepsie des vieillards peut commencer dans la période de la vieillesse; plus souvent elle n'est que la continuation d'une dyspepsie déjà ancienne. C'est à tort qu'on parle d'une dyspepsie liée à la vieillesse. On a cherché même des raisons pour l'expliquer, et on dit que la musculature de l'estomac s'affaiblit, que ses parois s'altèrent, que la sécrétion du suc gastrique est compromise dans un âge avancé.

Vulpian se demande si l'altération graisseuse ou athéromateuse des vaisseaux ne peut expliquer la dyspepsie que l'on observe parfois sans cause apparente chez les personnes avancées en âge.

Il est certain que, chez le vieillard, la structure de tous les organes est modifiée, que le muscle de l'estomac, la sécrétion du suc gastrique, que la circulation de la muqueuse stomacale ne sont plus ce qu'ils étaient chez l'enfant.

Mais les besoins de l'organisme sont aussi diminués le mouvement nutritif l'est également; l'appétit est moindre; le vieillard n'a à faire qu'un repas par jour pour être bien nourri, tandis que le jeune homme doit faire trois repas par jour.

Il y a donc proportion entre l'état anatomique et physiologique de l'estomac du vieillard et les exigences de son régime alimentaire.

Il n'est point de raison pour que la dyspepsie paraisse chez lui. C'est en effet ce que confirme l'observation.

Il n'y a point une dyspepsie particulière à l'enfant, à l'adulte ou au vieillard.

C'est toujours la même affection se caractérisant par des symptômes uniformes, et les différences qu'elle semble présenter ne sont qu'apparentes.

Pour bien comprendre l'influence de l'âge il faut suivre la maladie chez le nouveau-né, l'adolescent et le vieillard avec l'observation clinique.

Chez le nouveau-né, la maladie commence par l'estomac et s'étend progressivement à l'intestin, comme chez l'adulte et le vieillard. Elle ne débute jamais par l'intestin, ainsi que l'ont pensé quelques médecins.

Les symptômes subjectifs qui caractérisent la dyspepsie stomacale du nouveau-né durent peu de temps et passent inaperçus.

Quelques éructations acides, des nausées, quelquefois de la distension, du ballonnement de la région épigastrique et de la constipation. Ce sont les symptômes de la congestion stomacale qui ne se traduisent pas d'une façon sensible chez le petit enfant à la mamelle.

L'adulte les fait reconnaître en exprimant son malaise, sa perte d'appétit.

Chez l'enfant qui tette, il n'y a encore qu'une soif plus vive; il veut teter plus souvent, pour calmer sa soif, bien que l'appétit soit diminué; la nourrice ne s'aperçoit pas que le désir de teter n'est pas dû à l'appétit, mais à la soif, et que l'enfant est souffrant. Elle lui donne le sein à chaque instant.

L'indigestion augmente, les vomissements, le hoquet surviennent. Le sommeil n'est plus calme, mais interrompu par des cris, des pleurs; il s'assoupit et se réveille sans cesse, la dyspnée stomacale survient de temps à autre.

Nous sommes encore dans la phase de la maladie bornée à l'estomac; elle ne reste pas des semaines ou des mois comme chez l'adulte avant d'atteindre l'intestin; ce passage se fait en deux ou trois jours. Tant qu'elle est limitée à l'estomac, elle frappe peu l'attention, à moins qu'elle ne s'accentue déjà par des vomissements, des gémissements et de l'insomnie.

Ni les régurgitations acides, ni le ballonnement épigastrique, ni quelques nausées n'ont compté dans le début du mal.

Aussi quelques médecins disent à tort que l'affection a commencé par l'intestin grêle, et peut-être par le gros intestin.

Ils sont portés à considérer l'estomac du nouveau-né plutôt comme un simple réservoir que comme un organe actif de la digestion. Mais ce n'est pas seulement chez le nouveau-né que l'estomac est principalement un réservoir pour les aliments, bien qu'il participe à l'acte de la digestion dans les limites que j'ai indiquées (partie physiologique de mon livre). Il l'est également chez l'adulte et le vieillard.

L'estomac est soumis chez le nouveau-né aux mêmes influences morbifiques que chez l'adulte ou le vieillard.

Le lait arrivant souvent et en excès dans l'estomac si impressionnable du nouveau-né détermine à chaque repas une irritation qui ne tardera pas à persister et à survivre au repas. La congestion pathologique se manifestera rapidement par les phénomènes de la dyspepsie.

Aux symptômes de l'estomac succéderont ceux de l'intestin. Des borborygmes, des coliques violentes qui lui arrachent des cris, et le portent à fléchir les cuisses sur le bassin pour calmer la sensibilité du ventre; des gaz en grande quantité s'échappent par l'anus; à la constipation du début qui ne dure pas, succède rapidement la diarrhée.

Chez l'enfant nouveau-né, l'intestin lui-même s'irrite, s'enflamme et provoque la diarrhée.

Des complications se produisent vers la peau, les centres nerveux, de l'érythème des fesses, des membres inférieurs; des convulsions arrivent et peuvent déterminer une mort rapide, mais je n'ai pas à m'occuper de ces complications. Ce qui importe, c'est cette diarrhée si fréquente, si rapide qui est accompagnée d'inappétence.

L'enfant maigrit promptement et tombe dans le marasme, si on ne se hâte pas d'enrayer le mal, d'arrêter la diarrhée.

L'adulte diffère absolument du nouveau-né au point de vue des accidents intestinaux.

Dans la grande majorité des cas, la maladie ne dépasse pas l'estomac, et les seuls signes intestinaux habituels sont quelques coliques, des borborygmes, des gaz et la constipation.

La constipation est le signe habituel de la dyspepsie stomacale, et la diarrhée est tout à fait exceptionnelle.

C'est pour ce motif aussi que la dyspepsie est toujours grave chez le nouveau-né, et peut durer un très-grand nombre d'années chez l'adulte sans troubler la nutrition, sans aucun danger pour la vie.

Quelques observations de diarrhée, compliquant la dyspepsie de l'adulte, montreront les cas exceptionnels qui permettent de rapprocher jusqu'à un certain point la dyspepsie de l'adulte et celle du nouveau-né.

Observation XXXVII. — Madame B., âgée de trente-deux ans, souffre quand on exerce une pression sur la ligne médiane de l'estomac et dans toute la région de la grosse tubérosité.

Aucune douleur abdominale n'est développée par la pression. Depuis six ans elle a de la diarrhée, elle a jusqu'à huit et neuf garde-robes par jour ; elle rend surtout des matières molles ou liquides et souvent chargées de glaires.

Les garde-robes se font toujours le matin, et elle n'en a pas l'après-midi.

Observation XXXVIII.— M. F., âgé de cinquante ans, professeur, a toujours eu un estomac faible, et quelquefois des crampes d'estomac. Depuis trois ou quatre ans il a, huit à dix fois par jour et la nuit, des selles de matières formées, de matières molles, puis liquides.

Quand il n'a point de diarrhée, il a du vertige, lequel disparaît aussitôt que la diarrhée vient.

Migraines fréquentes, précédées de troubles de la vue; le champ de la vision se rétrécit, il voit cercle dentelé; quand ces phénomènes ont duré trois quarts d'heure, ils cessent pour faire place à la migraine, et ils reviennent trois jours de suite.

Fourmillement dans les muscles des bras, des jambes, et quelquefois embarras de la parole.

Réflex. Au milieu de tous ces symptômes liés à la dyspepsie, la diarrhée n'est qu'un accident de passage et consécutif à l'affection stomacale; cette diarrhée n'est survenue que depuis trois ans, est entretenue par le mauvais régime du malade, et a succédé à une constipation ancienne.

On ne peut évidemment assimiler ces accidents passagers sans grande gravité, qui se produisent dans l'intestin de l'adolescent à ceux qui paraissent si rapidement chez le nouveau-né.

L'état de l'organisme à ces deux âges différents rend compte des différences symptomatologiques.

La dyspepsie est une maladie de tout le tube digestif, mais c'est toujours l'estomac qui est le premier atteint et l'inflammation s'étend promptement à l'intestin chez le nouveau-né; heureusement l'intestin de l'adulte, moins impressionnable, ne se ressent qu'à la longue de la maladie d'estomac, et quand je ferai la description symptomatologique de la dyspepsie, je ferai voir en quoi consiste ce que l'on a appelé la dyspepsie intestinale.

Arrivons maintenant à la dyspepsie du vieillard.

J'ai dit que la maladie ne naît pas en général dans un âge avancé.

Le vieillard dyspeptique a été d'ordinaire dyspeptique toute sa vie. J'ai été consulté par l'illustre physicien Becquerel père, alors qu'il était âgé de quatre-vingt-huit ans, par le grand astronome Leverrier, âgé de soixante-cinq ans.

Tous deux avaient contracté la maladie dans leur jeune âge, et ont toute leur vie souffert de la maladie.

Observation XXXIX. — S., âgé de soixante-sept ans, dyspeptique depuis quarante ans. Le repas du matin, auquel il ne prend qu'une tasse de café au lait, détermine de la pesanteur d'estomac et l'émission de quelques gaz.

Le deuxième repas, composé de viande et de légumes, produit après quatre heures des régurgitations de liquide, du gonflement d'estomac, des rejets de gaz durant deux heures, jusqu'à 6 heures du soir. Le troisième repas se fait sans appétit et ne consiste qu'en un potage et une très-petite quantité de viande.

Immédiatement après le dîner, malaise pendant plusieurs heures.

Il est réveillé à minuit par de la dyspnée, suivie de rejet de gaz.

Chaque jour il y a une selle formée de matières dures et sèches. Il a fait inutilement une cure à Vichy.

Tous les faits du même genre ne sont qu'une répétition de celui que je viens de citer : la dyspepsie du vieillard ne diffère pas de celle de l'adulte ; elle n'en est que la continuation ; en résumé, les développements dans lesquels je viens d'entrer suffisent pour montrer comment il faut comprendre l'influence de l'âge sur le développement de la dyspepsie, comment l'âge imprime son cachet à la maladie.

Elle paraît très-facilement chez les très-jeunes enfants et est toujours grave.

Chez l'adulte, ce sont surtout les vices de régime qui la déterminent et l'entretiennent.

Elle est curable à tout âge; mais en général l'adulte l'entretient par ses habitudes antihygiéniques, en sorte qu'il traverse les diverses phases de la vie et arrive à la vieillesse sans être guéri de la dyspepsie.

La maladie ne naît pas souvent chez le vieillard; elle ne fait que suivre une évolution commencée depuis de longues années.

CHAPITRE XXII

SYMPTOMES

Les symptômes de la dyspepsie paraissent d'abord dans le tube digestif, mais ils se propagent promptement au système nerveux, au système musculaire, et aux différents viscères. C'est l'estomac qui est le premier atteint et les désordres s'étendent progressivement au reste du tube digestif. J'étudierai les signes auxquels on reconnaît la maladie dans le tube digestif.

La congestion de la muqueuse stomacale se réflète presque toujours sur la langue; elle est en général couverte d'un enduit blanchâtre peu épais; exceptionnellement elle conserve sa coloration normale. Quelquefois elle est rouge. On peut dire que le catarrhe de l'estomac s'accompagne presque toujours d'un état saburral de la langue. La sécrétion des glandes salivaires peut être augmentée. Les malades ont la bouche souvent remplie de liquide salivaire.

Le plus ordinairement le liquide qui remplit la bouche vient en grande partie de l'estomac, et n'est que de l'eau excrétée par cet organe et régurgitée.

Modifications de l'appétit.

Dans la dyspepsie légère, on voit l'appétit conservé, intact, mais d'ordinaire la sensation de l'appétit est troublée. Tantôt il est diminué, tantôt il est perverti; d'autres fois, quand la maladie est très-grave, il est complétement supprimé. La suppression de l'appétit, le dégoût des aliments disparaît avec la plus grande facilité, aussitôt que la maladie commence à être traitée.

La perversion de l'appétit, le goût pour certains aliments excentriques s'observent. L'appétit exagéré qui se produit chez certains malades, qui ont toujours faim, pendant le repas, après le repas, à toute heure de la journée, appétit qui ne peut pas être satisfait, la boulimie ou la faim canine, est un signe suffisant pour caractériser la dyspepsie. Aussitôt que cela se manifeste, on peut être sûr de rencontrer les signes habituels de la maladie.

Chez d'autres, l'appétit est satisfait en un instant par l'ingestion d'une ou deux bouchées d'aliments.

On a encore signalé l'appétence pour certaines substances, le vinaigre, les épices, la terre; on a même été jusqu'à dire que certains malades ne peuvent digérer la plus petite parcelle de viande, et mangent sans inconvénient des quantités énormes de pâtisseries, que d'autres, tourmentés par un peu de bouillon, se trouvent très-bien d'un plat de salade, d'épices, de charcuterie?

Ce sont là des observations erronées et si les médecins, au lieu de se contenter des impressions du malade lui-même, s'étaient donné la peine d'observer la marche de la maladie, ils se seraient facilement convaincus que les appréciations des malades, au sujet de leur état de santé, ne peuvent être prises en considération. J'ai suffisamment insisté sur cette question pour n'avoir pas à y revenir.

La sensation de l'appétit a évidemment son point de départ dans l'estomac. Toutes les fois que cet organe est lésé on peut être à peu près certain que la sensation est troublée. Peu importe le genre de trouble de cette sensation, on peut dire qu'il se rapporte toujours à une maladie de cet organe.

Je citerai une observation de dyspepsie accompagnée de boulimie, chez une jeune femme de vingt-neuf ans, qui était venue me consulter, parce qu'elle se plaignait d'avoir toujours faim, d'être obligée de manger jour et nuit, déclarant qu'elle n'avait aucune maladie d'estomac, et qu'elle n'avait à se plaindre que de ce seul symptôme. Voici en quelques mots l'histoire de cette maladie.

Observation XXXIX. — Mme G., âgée de vingt-neuf ans, n'a jamais été malade, n'a pas eu d'enfants; réglée à douze ans, elle n'a pas eu d'affection utérine.

Lorsque je l'interrogeai, elle déclara qu'elle a toujours eu un estomac délicat, qu'elle n'en a jamais souffert, parce qu'elle se nourrissait avec la plus grande sobriété. Cependant elle avoua qu'elle a toujours rendu beaucoup de gaz, qu'elle avait le ventre souvent ballonné; elle ne tenait aucun compte de ces signes et elle ne se plaignait que de souffrir tout le jour d'un appétit que rien ne calmait. Cet appétit se renouvelait à chaque instant; elle le sent fortement pendant le repas, et il est bien plus énergique quand elle a fini son repas. Il la réveille la nuit. Elle a été successivement à Plombières, à Néris, sans résultat. Il a suffi d'un traitement de quelques semaines et la boulimie a disparu.

On peut dire, en un mot, qu'il en est de l'estomac comme de tous les organes. Quand ils sont malades, toutes les impressions sensuelles sont dérangées. Quand l'œil est enflammé, il voit des feux de toutes couleurs, de dimensions différentes, des mouches, etc.

Toutes les fois que l'on constatera que l'appétit ne présente pas son caractère normal, se réveillant un grand nombre de fois, dans la journée et ne pouvant se satisfaire avec une nourriture ordinaire, on peut diagnostiquer par avance une dyspepsie, si toutefois la fonction du cerveau est intacte; car on sait que, chez les aliénés, l'appétit est désordonné; ils mangent toute espèce d'ordures, et des quantités d'aliments démesurées, mais la conscience chez eux est troublée.

Modifications de la soif.

Il en est de la soif comme de l'appétit; elle peut n'être pas augmentée, si la maladie n'est pas intense; mais aussitôt qu'elle est très-prononcée, qu'elle dure depuis assez longtemps, la soif augmente, la bouche est toujours sèche, le pharynx lui-même est desséché, rouge; il se produit une espèce d'angine qui peut en imposer et être prise pour une angine commune, d'autant plus que certains dyspeptiques, souffrant peu des symptômes stomacaux, mais beaucoup de l'état de la bouche et du pharynx, viennent consulter le médecin non pour leur estomac, qui ne les tourmente pas beaucoup, mais pour cette angine qui les agace sans cesse. Lorsque la soif existe à un certain degré, le malade a une tendance à la toujours satisfaire.

Il boit démesurément aux repas ; il boit en dehors des repas toute espèce de boissons, sans aucune retenue, des boissons glacées, des boissons acides, et ainsi il ne fait qu'entretenir la maladie.

La soif s'accroît sans cesse et le patient tourne dans un cercle vicieux dont il ne se tirera qu'avec le conseil du médecin, qui lui fera comprendre que la boisson en excès et non choisie, d'après les lois hygiéniques de l'estomac, est aussi nuisible que les aliments de tout genre, qu'on laisse prendre au malade à tout hasard, sans règle aucune. Le dyspeptique est tourmenté par la soif comme le diabétique. Ce qui est intéressant, après avoir étudié ces premiers symptômes, c'est de chercher dans l'estomac lui-même les renseignements fournis par les troubles de la sensibilité gastrique.

Il est bien rare que cet organe, que nous ne sentons pas à l'état physiologique, quand nous exerçons une pression sur lui, n'accuse pas son état morbide par des symptômes subjectifs tirés de la sensibilité même.

On peut dire que si, exceptionnellement, il n'est pas douloureux à la pression, dans la très-grande majorité des cas, il manifeste sa lésion par une douleur que l'on éveille toutes les fois qu'on le comprime. Cette douleur occupe le plus ordinairement la ligne médiane, peut être localisée dans sa partie supérieure vers l'appendice xiphoïde, ou dans sa portion inférieure plus près du nombril, ou seulement dans la partie centrale de la ligne médiane, suivant une longueur de 1 ou 2 centimètres.

En même temps, la pression exercée vers la grande tubérosité peut être douloureuse, ou bien la douleur n'existe qu'au niveau de la grosse tubérosité sans qu'aucune sensation douloureuse puisse être éveillée sur la ligne médiane.

Chez d'autres malades, la pression n'est douloureuse que dans la région droite de l'organe, à droite de l'insertion œsophagienne.

A tous les âges de la vie on peut reconnaître la maladie, par ce seul signe : la douleur ne disparaît d'ordinaire, la pression, en général, n'éveille plus de sensation pénible lorsque l'estomac est dilaté, ou bien quand, sans être dilaté, l'affection est très-ancienne, et alors apparaissent des signes éloignés qui la caractérisent, soit du côté de l'intestin, soit du côté du système nerveux, etc.

Si un très-grand nombre de personnes n'ont que ces douleurs limitées, soit sur la ligne médiane seulement, soit à la région droite ou à la région gauche de l'estomac, il en est d'autres chez qui l'organe est douloureux dans toutes ses parties, à toute heure de la journée, soit après les repas, pendant les repas, et qui n'ont jamais un instant de repos.

L'ingestion des aliments produit encore un autre genre de sensibilité. Pour les uns, ils ne sentent qu'un poids sur l'estomac durant plusieurs heures, poids qui les gêne énormément.

Cette sensation indique pour eux le travail de la digestion, et quand elle a cessé, ils disent que la digestion est faite. Elle recommencera après les repas suivants, est généralement une cause de fatigue, brise les forces, anéantit le malade, qui se sent incapable de se livrer à aucun travail. Chez d'autres, l'ingestion de l'aliment est suivie de sensation de brûlure, de douleurs lancinantes.

Lorsque l'affection commence, d'ordinaire l'ingestion des aliments n'est point ressentie ; ce n'est que trois ou quatre heures après le repas que surviennent les premiers malaises, quelques crampes qui durent plusieurs minutes, quelquefois une heure ou deux, et se calment au moment du dîner, crampes suivies d'émissions de liquide ou de gaz.

Enfin, il est une autre catégorie chez qui les nerfs sensitifs réagissent immédiatement sur le muscle de l'estomac. Aussitôt qu'une bouchée d'aliments a été avalée, et cela s'observe chez certaines femmes nerveuses, chez l'homme qui ne s'est pas soigné, le muscle de l'estomac se contracte, la bouchée d'aliments est repoussée et vomie, et ainsi seront vomis successivement la plupart de ceux qu'il prendra.

Il en est quelques-uns cependant, et parmi les plus lourds, qui peuvent être tolérés, conservés, et de là est venue cette idée singulière que cet organe est très-bizarre, qu'il peut supporter les plus indigestes, et repousser ceux de plus facile digestion. Cette interprétation n'est pas fondée ; cela signifie seulement que la substance pesante a arrêté la crampe de l'estomac, a modifié son état de contractilité, mais cela ne veut dire nullement que cet aliment n'ira pas produire fatalement son mauvais effet sur la muqueuse.

On peut comparer ce fait de l'estomac qui rend tous les aliments et qui, sous des influences quelconques, finit par en garder quelques-uns, et des plus pesants, à ce qui se passe dans les muscles du mollet quand des crampes se produisent.

Dans ces muscles, il suffit d'une pression quelconque, avec la main, ou d'une friction, pour arrêter ces crampes. Souvent aussi rien ne les arrête et elles durent un temps indéfini.

L'estomac et, on l'observe fréquemment, malade à ne plus garder un seul aliment, ni solide, ni liquide, c'est ce que l'on a appelé les vomissements incoercibles, que l'on peut arriver, en général, à combattre par un régime convenable.

Dans ces cas, le patient déclare que son estomac ne digère plus rien ; mais ce n'est pas ainsi qu'il faut expliquer ce qui se passe ; ces vomissements signifient seulement que la muqueuse est devenue si irritable que le contact de la moindre substance fait convulser le muscle et détermine le rejet de la matière.

Chez certains malades, la douleur existe seulement après le repas du soir, ou bien après le deuxième repas, et le matin ils ne souffrent pas. Quelques-uns, et ce sont généralement ceux qui sont affligés depuis longtemps, ont mal à l'estomac dès le matin au réveil.

Liquide gastrique.

Toutes les fois que l'estomac est devenu malade, il se développe un troisième symptôme. Les médecins ont déjà parlé de mucosités gastriques, de pyrosis, de pituite, et disent que l'organe rejette une certaine quantité de mucus ressemblant à une solution concentrée de gomme, mucus qui est tantôt mêlé à des aliments, d'autres fois revient seul, ou bien est rendu par régurgitation ou par vomissement.

Ils prétendaient que ce liquide venait surtout des glandes muqueuses de l'estomac, qu'il facilite la fermentation des aliments et la production des gaz.

Ce qu'ils n'avaient pas remarqué, c'est que ce liquide stomacal, s'il est mêlé à une petite quantité de mucus, n'est pas en réalité un liquide muqueux, mais se compose principalement d'eau.

Ce liquide n'a pas sa source dans les glandes gastriques. Ce sont les vaisseaux de la muqueuse dilatés qui le produisent, et sa production est encore un signe positif de la congestion stomacale de la dyspepsie. Lui seul suffit pour faire le diagnostic de la maladie.

Ce que Cullen a décrit dans un chapitre à part, sous le nom de pyrosis, ce que l'on a appelé la pituite des buveurs, tout cela n'est pas autre chose que ce liquide auquel vient s'ajouter une très-petite quantité de mucus sécrété par les glandes. J'ai vu jusqu'à huit ou dix litres de ce liquide vomi en vingt-quatre heures. Je rapporterai ces faits plus tard.

En résumé, ce sont des troubles sensoriaux, des contractions exagérées du muscle et des excrétions de liquide qui sert à définir la maladie, en tant que symptômes locaux.

On ne les rencontre pas toujours réunis. Le signe qui manque le moins souvent, c'est la douleur. Il se peut également qu'il n'y ait pas de contractions, qu'il n'y ait pas de crampes. Le liquide excrété peut ne pas remonter à la bouche, peut ne pas être régurgité, il peut s'excréter simplement dans l'estomac, et alors il donne cette sensation de brûlure dont se plaignent les malades, qui peut se produire trois ou quatre heures après le repas ou immédiatement après le repas.

Ces signes ne veulent pas dire un trouble fonctionnel, comme on l'a pensé, mais un état irritatif de la muqueuse. L'aliment n'en est pas moins chymifié, et passera dans l'intestin pour servir à la nutrition, le malade ne maigrira pas. J'insiste à dessein sur ces faits, parce qu'ils servent tous à prouver la thèse qui fait tout le sujet de mon livre.

Supposons que les contractions de l'estomac, que les excrétions de liquide atteignent un degré très-élevé, il en résultera une série de faits cliniques dont les uns ont été étudiés comme une maladie spéciale sous le nom de vomissements nerveux, bien qu'ils soient directement liés à la dyspepsie, qui n'en sont qu'une phase, et dont les autres, l'excrétion de liquide, qui tient une place si importante dans la pathologie stomacale, n'a pas été étudiée du tout.

Vomissements nerveux.

Valleix dit que le vomissement nerveux doit être considéré comme une maladie à part, et qu'elle mérite toute l'attention du médecin, parce qu'elle est très-grave et qu'elle se termine souvent par la mort, quand elle a atteint un certain degré d'intensité. Il décrit dans différents chapitres le vomissement incoercible, la dilatation de l'estomac, la dyspepsie des liquides de Chomel. Les vomissements nerveux et les vomissements incoercibles ont été aussi l'objet de recherches de la part de Chomel, de Louis, de Leudet, qui en ont cité des cas dans le *Bulletin thérapeutique* de 1849, Paul Dubois en a publié dans *l'Union médicale* d'octobre 1848, et Valleix a inséré quatre cas dans le *Bulletin thérapeutique :* « Ils ressemblent, dit-il, tellement aux vomissements des femmes enceintes, qu'on peut admettre leur identité. Pour les uns, c'est la grossesse qui les produit, pour les autres, on ne trouve aucune altération ou perturbation organique ou fonctionnelle servant de point d'origine à l'affection. »

Vigla publie un cas de mort au quatrième mois de la grossesse par des vomissements opiniâtres (*Gazette des hôpitaux*, octobre 1846). Forget a communiqué également une observation à la *Gazette des hôpitaux* en juillet 1847.

La plupart des médecins ont observé des faits de prétendus vomissements nerveux.

La définition que donne Valleix du vomissement nerveux est celle-ci : affection, maladie, où des vomissements fréquents, ordinairement muqueux, rendent impossible l'ingestion d'aliments, et finissent, après un certain temps, par amener un état grave et souvent la mort, sans qu'aucune lésion de l'estomac explique l'apparition, la persistance et la conséquence de ces vomissements.

Il les appelle essentiels, spasmodiques, incoercibles.

Il est facile de comprendre que Valleix, se maintenant sur le terrain de l'essentialité, du trouble fonctionnel, de l'absence de lésion, était bien embarrassé pour se rendre compte de ce qu'il observait. Les causes qui les déterminent sont, d'après lui, le chagrin, le choléra. Il en a, en effet, vu après le choléra de 1849, de même que Chomel en avait rencontré après le choléra de 1832.

Le choléra est une des maladies qui laissent fréquemment après elle la dyspepsie.

Comme type de vomissements nerveux essentiels, Valleix rapporte l'observation suivante :

« Une femme qu'il a soignée jusqu'à sa mort mangeait beaucoup, buvait beaucoup de vin, et depuis de longues années elle suivait ce régime ; elle fut prise de vomissements que ce savant médecin ne put arrêter, et elle succomba. » Cette femme, on en peut être certain, n'était qu'une dyspeptique ; sa maladie n'avait pas été traitée, et elle était arrivée aux vomissements en aggravant sa dyspepsie, comme cela arrive dans un très-grand nombre de cas.

Valleix ne s'explique pas la nature de ces vomissements ; il ne les comprend, dit-il, que quand ils coïncident avec la grossesse. Il avait cependant bien entrevu qu'ils sont consécutifs à la dyspepsie, puisqu'il dit que le début est annoncé par un malaise précurseur, que les malades ont pendant quelques jours de la pesanteur à l'estomac, des nausées, et que le matin ils ont du liquide à la bouche.

Il reconnaît lui-même qu'il s'agit de dyspeptiques ; ceux-ci ne savent pas à quelle date remonte leur maladie, car ils ne font pas attention à quelques symptômes qui les gênent peu, et ils ne viennent consulter le médecin que quand le symptôme grave a paru. En effet, le symptôme principal se montre, c'est-à-dire le vomissement.

C'est alors qu'ils se tourmentent; au début, le vomissement n'arrive pas chaque jour, mais à un intervalle de plusieurs jours; puis il devient quotidien, et le même jour il peut recommencer un plus ou moins grand nombre de fois.

Ce sont en général des vomissements d'eau, et les aliments sont rarement rejetés... L'attention de Valleix a été également frappée par le peu d'intensité ou l'absence des douleurs épigastriques; ou bien des douleurs se manifestent, intercostales, le long de la colonne vertébrale, ou dans l'estomac même.

« Le ventre est souvent tympanisé. L'appétit persiste. Il répète aussi que des aliments très-lourds peuvent être tolérés ; enfin le malade dépérit, il est pris de fièvre ; la bouche est sèche, la soif intense, il a 120 pulsations, du délire, et il meurt d'accidents cérébraux.

» Aussitôt que les symptômes cérébraux apparaissent, les vomissements se suppriment. Cette deuxième période de fièvre et délire dure huit jours ; la première peut durer quatre mois. » Sur trente cas, Chomel n'en a vu guérir que trois. C'est là la discussion symptomatologique que donne Valleix des vomissements nerveux. Il confond dans cette description les symptômes des vomissements sans dilatation de l'estomac et des vomissements avec dilatation. Chomel a fait la même confusion. Il est nécessaire que le clinicien fasse cette distinction très-importante.

Grisolle a aussi étudié le vomissement nerveux, et il ne voit dans le vomissement nerveux « qu'une névrose stomacale. Il les rattache à une modification survenue dans l'innervation de l'estomac. Ils diffèrent essentiellement de ceux qui dépendent d'une lésion matérielle du viscère et de ceux qui sont sympathiques d'une maladie d'un organe, le cerveau, l'utérus, le péritoine, etc. » La description symptomatologique est en rapport avec sa définition. « Les vomissements se font tout à coup sans prodrome et presque sans efforts.

» D'autres fois ils sont précédés de malaises, d'amertume de la bouche, de cardialgie, de nausées. Ils sont précédés encore des symptômes de la dyspepsie. Ils peuvent avoir lieu à jeun, et les malades rejettent des mucosités; d'autres arrivent après le repas et se composent presque toujours de matières alimentaires.

» Souvent les individus, après ces vomissements, éprouvent le sentiment de la faim, peuvent faire un nouveau repas. Ils se font à de longs intervalles ou apres chaque repas. Dans ce dernier cas, ils gardent toujours une certaine quantité d'aliments. Leur durée est très-variable. Il en est qui persistent quelques jours, d'autres des mois ou des années; il n'est pas rare de voir, par le changement de régime ou une cause quelconque, cesser la maladie. S'ils persistent, ils peuvent avoir une issue funeste. C'est surtout quand les vomissements sont sympathiques de la grossesse que la mort a été observée. Le professeur Dubois a vu succomber en treize ans une vingtaine de femmes des suites de ces vomissements. »

J'ai suffisamment cité ce que dit Grisolle sur la matière, pour montrer qu'il n'est pas plus avancé qu'on ne l'était avant lui, et qu'il n'arrive pas à se rendre compte des causes réelles de ces vomissements nerveux ou incoercibles. Du reste il n'est pas possible aux essentialistes de débrouiller ce sujet. Il faut distinguer dans ces vomissements deux types différents. Le premier, qui consiste en rejet de toute espèce d'aliments avec peu ou point de liquide, et celui-ci ne s'accompagne pas de dilatation de l'estomac. Le deuxième type, dans lequel la dilatation existe, est caractérisé surtout par la quantité de liquide rejetée, non mêlée aux aliments.

Celui-ci a une forme clinique tout à fait différente, qui se distingue du premier par sa symptomatologie, par son diagnostic et le traitement.

Cette deuxième question sera traitée dans un des chapitres suivants; actuellement je ne parlerai que du vomissement simple, qui se rattache toujours à une dyspepsie ancienne, aussi bien que le vomissement de liquide avec dilatation de l'estomac.

Vomissements.

Le vomissement est très-fréquent dans la dyspepsie ancienne. Je ne parle pas en ce moment du vomissement de liquide, mais des vomissements alimentaires. Ils sont la conséquence directe de la dyspepsie ancienne. Ils peuvent ne paraître que tous les huit jours au début, puis ils se rapprochent, arrivent trois ou quatre heures après le repas du soir, puis ils se montrent deux fois par jour, toujours un certain nombre d'heures après le repas.

Enfin les malades vomissent toute espèce d'aliments immédiatement après le repas. Ces vomissements, qui se font à la troisième ou quatrième heure, coïncident en général avec le moment du maximum de contraction des fibres musculaires de l'estomac. En effet, à la troisième ou quatrième heure, elles se contractent le plus fortement, et alors l'irritation de la muqueuse, exagérant la contractilité de ces fibres musculaires, provoque le vomissement. Du vomissement intermittent au vomissement quotidien et régulier il n'y a qu'un pas. On le rencontre chez l'homme et chez la femme.

Pour en donner un exemple, je citerai le fait d'une dame de quarante-huit ans qui m'a été adressée par mon interne à l'hôpital Rothschild, M. Schaffier.

Cette dame vomissait depuis six mois tous les aliments qu'elle prenait, sans distinction. Dyspeptique de vieille date, elle avait laissé sa maladie marcher, se développer. En présence de ces vomissements on lui avait conseillé comme toujours le régime lacté, lequel est toléré pendant quelque temps, puis les malades arrivent à rendre le lait aussi bien qu'ils rendent les autres aliments. Nous lui avons prescrit un régime alimentaire, et en quelques semaines cette femme a pu reprendre sa vie habituelle, digérant les aliments solides, les aliments liquides sans distinction.

Le vomissement, comme je l'ai dit, est dû à l'impressionnabilité du muscle et du nerf exagérée par la congestion chronique de la muqueuse stomacale. Mais il est des cas où ce n'est pas le système nerveux et le système musculaire de l'estomac qui sont seuls irrités. Le système nerveux, d'une façon générale, comme chez certaines hystériques, éveille des sensations douloureuses dans tout le corps. L'irritation locale du nerf et du muscle est entretenue et exagérée par une irritation de tout le système nerveux. On n'arrivera pas à arrêter les vomissements par le simple régime. Il faudra calmer au préalable les centres nerveux.

Ainsi je vais rapporter l'histoire d'une femme qui a passé quelque temps à l'hôpital Rothschild, et y était entrée pour ce qu'on appelle des vomissements incoercibles. Dès qu'on palpait la région de l'estomac ou une partie quelconque de l'abdomen ou de la peau du corps, elle exprimait une souffrance. Elle avait une hyperesthésie généralisée telle qu'on l'observe chez les femmes nerveuses. Tous les aliments que nous lui donnions étaient vomis immédiatement ou cinq minutes après le repas.

J'ai cherché à anesthésier la muqueuse de l'estomac au moyen du chloroforme, de l'opium et des diverses substances que la thérapeutique a à sa disposition; mais tout cela n'amenait aucun résultat : c'est que le vomissement, dû primitivement à la sensibilité exagérée du muscle et des nerfs de l'estomac, avait sa raison de durer ailleurs que dans les nerfs de l'estomac; c'est que tout le système nerveux était en jeu. Je n'ai réussi à guérir cette malade, à arrêter les vomissements qu'en anesthésiant le système nerveux dans ses parties centrales, au moyen d'injections sous-cutanées d'éther faites dans la région du mollet pendant l'espace de huit jours.

Ces faits sont extrêmement intéressants, et on voit combien, entée sur un fond toujours le même, la dyspepsie, le vomissement se modifie et dans ses phénomènes et dans sa thérapeutique.

Observation XLI.—Madame L., âgée de quarante-trois ans, entrée en avril 1878 à l'hôpital Rothschild, réglée à onze ans; elle a eu une bonne santé jusqu'à seize ans. Puis les règles se sont dérangées, venant tous les deux ou trois mois, deux fois dans le même mois. Elle avait de vraies hémorrhagies jusqu'à l'âge de vingt-six ans, époque à laquelle elle s'est mariée. Elle fit une fausse couche de trois mois, et se rétablit entièrement jusques il y a trois ans. A cette époque elle fut prise d'une pneumonie, et sa santé ne s'est jamais rétablie.

La digestion était pénible, elle avait des vomissements immédiatement après les repas, vomissements d'aliments, ou bien vomissements bilieux le matin à jeun. Ils ne revenaient d'abord que tous les six mois, duraient quelques jours, puis se rapprochèrent.

Au début elle ne souffrait de l'estomac qu'après l'ingestion des aliments; mais depuis un an la région épigastrique est toujours sensible. Sauf du lait et du bouillon, elle ne supporte aucun aliment, elle le rend deux ou trois minutes après l'avoir pris, avec des douleurs atroces. Elle a de la céphalalgie, des vertiges, des bourdonnements d'oreille, de la constipation.

L'examen actuel de la malade me permet de constater ce qui suit. Les muqueuses des conjonctives et des lèvres sont décolorées, la peau est hyperesthésiée, et la malade dit que la moindre pression sur la peau laisse une ecchymose. Le ventre est ballonné et douloureux depuis l'appendice xiphoïde jusqu'au pubis. Rien de particulier au foie ni à l'estomac, sauf cette sensibilité généralisée.

Depuis dix mois elle a notablement maigri; l'urine normale ne renferme ni albumine ni sucre. Cette femme n'a pas souffert de privations. Je prescris, en fait d'aliments, des potages, du bouillon et un litre de lait par jour, afin de tâter l'état de l'estomac. La malade vomit cinq ou dix minutes après l'ingestion de ces liquides. Le 12 avril, pour calmer la sensibilité stomacale, pour anesthésier sa partie interne, j'ajoute à son régime 5 centigrammes d'extrait thébaïque ; mais la douleur et les vomissements restent les mêmes, et une expérience de six jours n'amène aucun résultat. Le 18 avril, j'ajoute à l'aliment une potion avec dix gouttes de chloroforme. Elle prend cette potion jusqu'au 4 mai. Elle continue de souffrir et de vomir. Le 4 mai, je fais appliquer l'électricité ; après chaque séance la malade est très-agitée, très-mal à l'aise, et le troisième jour elle déclara qu'elle ne voulait plus être électrisée. Les vomissements continuaient et la douleur était toujours aussi intense.

Le 7 mai, je remplace ces diverses médications par la teinture d'opium, dont je prescris 2 gouttes avant chaque repas. Jusqu'au 16 mai la douleur avait un peu diminué, mais les vomissements n'étaient pas modifiés.

Tenant compte de l'état général de la malade, de l'état de son système nerveux, sur lequel on ne pouvait rien au moyen d'anesthésiques appliqués à la périphérie, qui n'ont aucune action sur le centre même, et me rappelant le principe établi par Claude Bernard, à savoir que l'anesthésie ne se produit que des centres vers la périphérie, et non de la périphérie vers les centres, je prescrivis de faire matin et soir une injection d'un gramme d'éther dans la région du mollet. Après la deuxième injection, les vomissements et la douleur diminuent. Après le troisième jour, c'est-à-dire au bout de six injections, les vomissements et la douleur ont disparu, et elle quitte l'hôpital le 21 mai, complétement guérie.

Ainsi on voit combien il faut rechercher le sens du vomissement ; dans l'observation précédente, il se rattachait directement à la dyspepsie. Dans cette dernière observation, ce qui le rend si tenace, c'est l'état général du système nerveux, qui vient ajouter son action à celle de la dyspepsie, et ce n'est qu'en agissant sur le système nerveux central que je suis arrivé à guérir cette pauvre malade qui vomissait depuis des mois.

En résumé, il faut tenir compte dans le vomissement de la sensibilité locale et de la sensibilité générale. Dans une dyspepsie ordinaire, la sensibilité à la pression n'est pas très-vive; mais lorsqu'il s'y ajoute une sensibilité superficielle de la peau de l'abdomen, on peut être à peu près certain que le vomissement ne cédera pas en prescrivant le régime qui convient aux dyspeptiques; qu'il faut appliquer des moyens thérapeutiques spéciaux à l'ensemble du système nerveux qui entretient le mal.

Régurgitation de liquide.

J'arrive maintenant à la description d'un autre symptôme de la dyspepsie que l'on observe dans la plupart des cas. Je veux parler de la régurgitation de liquide, du vomissement du liquide, résultant de la congestion stomacale.

Il n'est décrit jusqu'à présent que comme un phénomène accessoire dont la signification n'était pas déterminée; il importe de savoir comment il se manifeste, comment il se présente chez le malade et le sens qu'il lui faut attacher.

L'observation clinique seule permet de l'étudier et de le décrire.

Observation XLII. — P..., âgé de trente-six ans, est dyspeptique depuis quatre ans. Cette dyspepsie paraît être due à l'habitude de prendre du vin en dehors des repas. Son régime habituel est le suivant : le matin, fromage et un verre de Bordeaux, ou café au lait; à midi, viande et pommes de terre; le soir, il prend à sept heures une soupe, viande et légume. Il ressent des brûlures dans l'estomac, au pharynx, des douleurs vers la grande tubérosité et la région pylorique, des douleurs dans le dos vers la région médiane. La nuit, le sommeil est mauvais, et il se réveille régulièrement à quatre heures du matin, après un grand malaise et des transpirations qui durent toute la nuit. Puis il vomit un demi-verre de liquide, et ce n'est qu'alors qu'il est soulagé.

Réflexion. — Ce malade n'a point maigri; il ne présente que deux symptômes, la douleur locale et le vomissement d'eau acide. C'est le liquide qui s'excrète toute la nuit, et cette excrétion est toujours douloureuse.

Il ne rentre dans le repos que quand il l'a vomi le matin et que l'estomac en est débarrassé.

Observation XLIII. — G..., âgé de quarante ans, doué d'un fort embonpoint et d'un bon appétit, n'est dyspeptique que depuis quatre mois.

Immédiatement après le repas, l'estomac se ballonne, devient douloureux, et il se produit quelquefois des crampes. Les symptômes les plus accentués se montrent comme d'ordinaire après le dîner, et la nuit il rend un liquide acide. Les autres symptômes de la dyspepsie sont la céphalalgie frontale qui dure plusieurs heures après le repas, les douleurs dans les muscles lombaires.

Observation XLIV. — H..., âgé de trente-neuf ans, a eu une fièvre typhoïde il y a treize ans, et est dyspeptique depuis cette époque.

La maladie s'est aggravée depuis deux mois. La langue est blanche, l'appétit faible ; il ressent, deux heures après le repas, des vrilles et il rejette du liquide acide. Il n'a point de gaz ; il y a quatre semaines, pendant quinze jours, il vomissait ses aliments. Il a de la lourdeur dans les membres et souffre, à la façon de beaucoup de dyspeptiques, d'un lumbago.

Observation XLV.—S..., âgé de trente-huit ans, a pendant quatorze ans, en Afrique, commis des excès alcooliques, est dyspeptique depuis onze ans. Déjà la soupe du matin détermine un gonflement de l'estomac, la sensation de brûlure et des régurgitations de liquide. Ces phénomènes durent jusqu'au deuxième repas qui les calme pendant deux heures pour recommencer à deux heures de l'après-midi, plus violents que le matin. La nuit à une heure du matin, l'estomac se gonfle de nouveau, nouvelle brûlure et régurgitation de liquide.

Cet homme n'a pas maigri.

Réflexion. — L'estomac est constamment douloureux ; du liquide s'excrète continuellement après chacun des repas ; c'est ce qui caractérise une dyspepsie de vieille date.

Observation XLVI. —M..., âgé de cinquante-sept ans, dyspeptique depuis dix ans, a toujours bon appétit, mais il a de l'amertume dans la bouche. A la suite du repas il souffre au creux de l'estomac et sur les côtes de la colonne vertébrale, dans la région stomacale. Chaque repas est suivi de régurgitations d'eau salée.

Depuis deux mois, deux fois par jour, une heure après le repas, il vomit les aliments; il reste quelquefois deux ou trois jours sans vomir. Depuis cette date aussi il a de la céphalalgie, du vertige, et depuis six mois des frissons, des courbatures, etc.

Observation XLVII. — L..., âgé de trente-deux ans, homme très-vigoureux, d'une très-forte constitution, est tenu par son métier à une vie active au grand air. Il n'a pas de brûlures, il ne régurgite, après avoir mangé, qu'un liquide non acide. Le matin au réveil, il crache une grande quantité d'eau.

Observation XLVIII. — M..., âgé de quarante-quatre ans, d'un fort embonpoint, souffre depuis cinq ans de dyspepsie.

La langue est chargée d'un enduit saburral; pendant le repas, l'estomac se gonfle, ou le gonflement ne se fait qu'à la suite du repas avec un sentiment de dyspnée.

Pendant le repas ou quelques heures après, il a des régurgitations d'eau salée, et il rend des gaz. L'estomac est le siége d'une sensation de brûlure.

Observation XLIX. — L..., âgé de trente ans, d'un grand embonpoint est dyspeptique depuis dix ans. Il attribue sa maladie au travail d'écriture qui l'oblige de rester assis immédiatement après le repas. Il n'a jamais fait d'excès. Immédiatement après le repas du matin ou une heure après ce repas qui ne consiste qu'en une soupe, il a une sensation de brûlure à l'estomac, des nausées, et il crache du liquide. Le malaise cesse tout d'un coup. C'est la nuit que les phénomènes sont le plus intenses. Il se lève pour manger, son sommeil est agité, il a de la fièvre, des transpirations, et le matin il vomit une certaine quantité de liquide.

Ce malade n'a point maigri.

Observation L. — J..., âgé de trente-trois ans, a eu une fièvre typhoïde il y a un an et est dyspeptique depuis cette époque. Après avoir pris le matin du bouillon, son estomac gonfle ; il a des nausées, des régurgitations acides, et il rend des gaz. Les mêmes malaises suivent le repas de midi et le repas du soir. Mais ceux du soir sont bien plus accentués; le malade étouffe, a des douleurs sur le sommet de la tête et dans la nuque, des douleurs dans les jambes, des picotements dans les articulations du genou. La nuit, il a des frissons, de la chaleur et des transpirations, et il n'a de garde-robe que tous les trois jours.

Observation LI. — B..., âgé de cinquante ans, dyspeptique depuis dix ans, ne fait que deux repas par jour. Le matin il mange régulièrement toujours un œuf et de la viande, et le soir la soupe, viande et fromage. Quatre heures après le deuxième repas, vers dix heures du soir, il régurgite des portions d'aliments et du liquide acide. Il calme son malaise chaque soir avec quelques pastilles de Vichy; il n'a de garde-robe que tous les trois jours.

Observation LII. — L..., âgé de soixante ans, a un bon appétit, rend après son premier repas, sans aucun malaise, des gaz depuis plusieurs années. Quatre heures après le dîner, quand il est couché, il est pris chaque soir d'une sensation d'étouffement; forcé de s'asseoir sur son lit, il a des palpitations et il régurgite une certaine quantité de liquide. Ce malaise dure une demi-heure et il rentre dans le repos.

Ce malade, en venant me consulter, était convaincu qu'il avait une affection du cœur, à cause de ses palpitations violentes qui le tourmentaient. A diverses reprises, son médecin lui avait fait appliquer des vésicatoires sur la région du cœur. L'auscultation me permit de le rassurer sur son sort. Au bout d'un mois, les crises de la nuit avaient disparu, et la dyspepsie avec les palpitations avaient cédé.

Observation LIII. — Madame M..., âgée de quarante-trois ans, réglée à l'âge de dix-sept ans, d'une façon très-irrégulière. Elle était amaigrie, triste, et se croyait atteinte d'une maladie incurable. Elle toussait, avait perdu l'appétit; la langue était blanche et l'haleine mauvaise. Tout le jour elle avait des douleurs d'estomac qui s'exaspéraient après chaque repas. Elle avait des nausées continuelles. Le soir, trois ou quatre heures après le dîner, elle vomissait un verre de liquide. Les nuits se passaient sans sommeil avec des frissons, et le matin au réveil, elle avait des douleurs frontales qui duraient une partie de la matinée. Elle se croyait atteinte de phthisie. L'auscultation de la poitrine me permit de reconnaître qu'elle n'avait aucune maladie pulmonaire. Elle était dyspeptique depuis dix-sept ans, et la crainte d'avoir des crampes d'estomac lui faisait choisir des aliments de mauvaise nature, en quantité insuffisante. Son mauvais régime avait entraîné forcément de l'amaigrissement, un affaiblissement général, et à première vue elle pouvait passer pour une tuberculeuse.

Réflexion. — Si la dyspepsie était ce que pensait Beau,

cette femme, imparfaitement nourrie, présentait les meilleures conditions pour le développement de la tuberculisation. Elle mangeait mal, mais digérait évidemment ce qu'elle mangeait.

Je pourrais multiplier ce genre d'observations et, pour ne pas fatiguer le lecteur, je m'arrêterai à celles que je viens de rapporter.

Ce que je voulais mettre en évidence, encore une fois, c'est qu'il ne s'agit pas, dans la dyspepsie, de troubles fonctionnels, de digestions imparfaites, de digestions incomplètes, de peptones de mauvaise nature; tout cela n'était qu'hypothèse et non l'expression des faits cliniques.

Ce que je voulais montrer, c'est que dans un très-grand nombre de cas de dyspepsie, les symptômes principaux dérivent de la congestion de la muqueuse. Les repas, chez le dyspeptique, déterminent chacun une production de liquide avec douleurs, malaises, nausées. Ce liquide est vomi ou régurgité. Il est acide ou il est neutre, ou quelquefois même salé. Les douleurs sont moins vives quand il est neutre ; mais celui qui produit la sensation de brûlure dans l'estomac et le long de l'œsophage, et la sortie de ces liquides de l'estomac, se fait d'ordinaire avec contractions exagérées des fibres de l'estomac, avec des crampes, des sensations de vrille, et en un mot toutes ces sensations d'espèce différente qui ont été décrites par les auteurs.

Quand le muscle stomacal se contracte violemment, ce n'est pas toujours le liquide seul qui est expulsé, mais les aliments que contient l'organe peuvent être chassés en même temps.

Tantôt ce ne sont que quelques bouchées d'aliment, d'autres fois c'est tout le repas qui est rejeté. Si le liquide est vomi trois ou quatre heures après le repas, le plus souvent il ne se fait pas de vomissement alimentaire et il sort tout seul. L'aliment échappe heureusement au vomissement et a déjà passé dans l'intestin. C'est ce qui fait que beaucoup de dyspeptiques n'ayant que des douleurs et ne rendant que de l'eau, ne s'affaiblissent pas, ne perdent pas de leur embonpoint.

GAZ.

J'ai passé en revue les symptômes principaux de la dyspepsie limitée à l'estomac. J'ai indiqué comment ces symptômes sont liés à la lésion qui caractérise la maladie. Elle peut rester limitée à l'estomac, durer des mois et des années sans jamais franchir les limites de cet organe. Mais quand elle a duré un certain temps, ces symptômes stomacaux se compliquent en général de nouveaux phénomènes qui ont leur source dans l'intestin grêle et dans le gros intestin. On a vu que les symptômes stomacaux ne s'accompagnent pas d'ordinaire de production de gaz, ou bien d'une quantité extrêmement limitée Quand les gaz paraissent, on peut être sûr qu'ils viennent de l'intestin, car l'estomac n'en renferme qu'une très-faible quantité, et ceux qui s'y trouvent s'échappent avec la plus grande facilité, sans malaise, sans coliques.

Dans la partie physiologique de mon travail, j'ai rapporté les expériences qui m'ont servi à démontrer que les gaz ne viennent pas des aliments, que ceux-ci ne fermentent pas, comme on l'a cru, pour les développer.

J'ai démontré qu'ils viennent de l'air, du sang et des matières excrémentitielles, les fèces.

Comment se rendre compte de cette émission incessante de gaz que l'on observe chez certains dyspeptiques?

J'ai dit plus haut que les gaz ne paraissent que quand la dyspepsie stomacale a duré un certain temps. Alors l'irritation des fibres musculaires de l'estomac se transmet aux fibres musculaires de l'intestin; l'irritation de ces fibres altère leur contractilité; les contractions péristaltiques de l'intestin, qui, à l'état physiologique, poussent les gaz vers l'anus et les chassent de ce côté, ne se font plus et sont remplacées par des contractions antipéristaltiques, douloureuses ou non douloureuses, qui repoussent les gaz vers l'estomac et la bouche. Le dyspeptique flatulent ne rend plus, quelquefois, au fort de la maladie, un seul gaz par l'anus. Tous sortent par la bouche et en grande quantité. Mais aussitôt que la situation change, que l'état s'améliore, les gaz reprennent la direction du gros intestin, et il commence de nouveau à rendre des gaz par l'anus. Ce signe, qui coïncide avec une diminution des contractions antipéristaltiques douloureuses, lui fait sentir le début de la diminution de son mal. Les contractions péristaltiques de l'intestin reparaissent.

La quantité de gaz rendus par la bouche diminue progressivement et finit par disparaître presque entièrement. Tous seront bientôt chassés par l'anus, mais alors en quantité bien moindre que celle qui est rendue par la bouche. Quand ceux-ci auront pris leur cours naturel, ils ne sortiront plus qu'en quantité très-limitée, avant ou après le départ des matières fécales.

La quantité, chez un dyspeptique flatulent, peut être indéfinie, car à mesure qu'ils sont chassés, l'air atmosphérique, le sang en fournissent des quantités toujours nouvelles.

J'ai vérifié ce fait, à l'hôpital Rothschild, chez un vieillard qui mourait asphyxié par une tympanite intestinale. J'ai extrait trois litres de gaz au moyen de l'aspirateur de Dieulafoy; après cette extraction, l'abdomen n'était que légèrement déprimé. J'aurais pu en tirer des quantités indéfinies, si j'avais voulu continuer l'opération.

L'opération ne fut suivie que d'un soulagement passager, car le lendemain le ventre était aussi tympanisé que la veille.

DYSPEPSIE INTESTINALE.

Après avoir indiqué l'origine et la marche des gaz, et avoir rappelé qu'ils viennent de l'intestin grêle et du gros intestin, la question qu'on doit se poser est celle-ci : Y a-t-il une dyspepsie intestinale, comme l'ont dit la plupart des auteurs, aussi bien qu'il y a une dyspepsie stomacale? Si l'estomac se congestionne et s'irrite au contact des aliments, au contact des boissons, sous l'influence de différentes maladies des viscères, de diathèses, doit-on admettre que l'intestin s'irrite de la même manière?

J'ai assez longuement réfuté l'idée de l'insuffisance du suc gastrique. On ne peut pas accepter davantage l'insuffisance de la sécrétion pancréatique, biliaire ou du suc intestinal. La nature pourvoit amplement aux besoins de l'économie; c'est l'homme qui, le plus souvent, la trouble par ses excès, par sa mauvaise hygiène. Comment donc comprendre les désordres qui se produisent dans l'intestin à la suite des phénomènes dyspeptiques de l'estomac?

J'ai déjà montré sur ce point que cet organe prépare à l'intestin les matières alimentaires, les réduit en pulpe, les désagrége complétement et lui envoie des matières qui ne pourront plus nuire comme elles pouvaient nuire dans l'estomac sur lequel elles pèsent en masse, et où elles arrivent pour ainsi dire à l'état naturel. Dans l'intestin elles viennent en petites quantités à la fois, par parcelles, elles n'y séjournent pas plusieurs heures de suite; elles sont continuellement chassées plus loin, et leur contact avec la muqueuse intestinale n'est que de très-courte durée.

On ne trouve pas, quand l'estomac est lésé, de lésions de l'intestin grêle. Ce n'est que si une substance irritante, corrosive, un poison, par exemple, a traversé l'estomac, qu'il peut produire le même effet sur l'intestin. Mais avec les aliments et les boissons ordinaires, rien de pareil ne s'observe. L'intestin heureusement échappe à toute lésion, sans quoi la dyspepsie stomacale entraînerait très-souvent la mort, ce qui ne s'observe pas dans la forme commune de la maladie.

Selon moi, l'intestin grêle échappe donc d'ordinaire à toute lésion; il n'en est pas ainsi du gros intestin.

La dyspepsie s'accompagnant habituellement de constipation, le séjour prolongé des matières fécales dans le gros intestin, leur sécheresse, leur dureté irritent la muqueuse de cet organe, et très-souvent, et je le prouverai par de nombreux faits, le catarrhe chronique du gros intestin complique la dyspepsie stomacale, l'aggrave, augmente les douleurs, les renouvelle à chaque instant et empoisonne l'existence de l'individu.

On a fait de la dyspepsie flatulente une espèce morbide, tout à fait comme s'il s'agissait d'une maladie distincte, tandis qu'au contraire elle n'est que le développement de la dyspepsie stomacale.

Guipon a même cherché à diviser cette forme en flatulente dyspeptique et pléthorique. Pour bien comprendre la valeur des gaz au point de vue symptomatologique, il faut faire le même travail que j'ai déjà fait à propos du liquide de l'estomac, et montrer, par des observations cliniques, en quoi consiste ce que l'on a appelé la dyspepsie flatulente.

L'estomac et l'intestin grêle ne font qu'un tout physiologique qu'on ne peut diviser. Leur but est le même, et pathologiquement ils ne constituent également qu'un seul organe qui ne doit pas être scindé. C'est ce que prouve la clinique.

Observation LIV. — L., quarante-trois ans, homme de lettres, dyspeptique depuis quinze ans, avait au début une sensibilité très-vive de l'estomac, des brûlures, du pyrosis depuis dix ans. Cinq ans après le début de la maladie commence ce qu'on appelle communément la dyspepsie flatulente. Il rend des gaz tout le jour par la bouche. C'est toujours deux ou trois heures après le repas que l'expulsion commence. Le matin il ne prend que du chocolat à l'eau et du pain, et il a des gaz ; à midi, son déjeuner se compose d'un œuf et d'une côtelette.

Deux heures après, les gaz se produisent.

Le soir, son dîner consiste en potage, rôti et pommes de terre, et de nouveau il est tourmenté par des borborygmes et des gaz. L'estomac et l'intestin se gonflent; la nuit, son sommeil est tourmenté par des cauchemars et des sueurs abondantes. Il présente ce catarrhe du gros intestin que j'ai signalé plus haut. La pression sur l'intestin grêle ne détermine pas de sensation douloureuse. Ce n'est que le côlon ascendant et le côlon descendant qui sont douloureux. Il rend des matières fécales en petites boules enveloppées de glaires. Il a fait deux années de l'hydrothérapie en Suisse, des séjours répétés aux bains de mer, un traitement à Vichy, sans aucun résultat.

Observation LV. — M. M., âgé de quarante-six ans, est dyspeptique depuis quinze ans; le père était dyspeptique. Il éprouve une brûlure à l'estomac, depuis le début, qui persiste encore. Immédiatement après le repas, il avait des régurgitations de liquide; mais le liquide stomacal a notablement diminué. Actuellement, trois heures après le repas, paraissent les gaz; l'après-midi, vers quatre heures, et il en rend durant deux heures. De même après le repas du soir, gaz pendant deux heures. Il se réveille généralement à minuit; il est encore tourmenté pendant deux ou trois heures. Tout le ventre, l'estomac et l'intestin se ballonnent à chaque instant. Le matin, il ne prend que du café et du pain, et il y a immédiatement dégagement de gaz. A midi, son déjeuner se compose d'un bifteck et d'un verre de bière, et le soir il mange sobrement. Il ne peut rester couché sur le côté droit; il est obligé de se coucher la nuit sur le côté gauche, comme un grand nombre de dyspeptiques de cette catégorie, parce que la sortie des gaz intestinaux est empêchée dans le décubitus du côté droit.

Observation LVI. — B., âgé de quarante-neuf ans, est dyspeptique depuis un an ; après le repas il a des nausées. Une demi-heure après le premier, qui consiste en une tasse de thé et du pain, il souffre de lassitude, de brûlures d'estomac ; il a peu de gaz. A midi, le déjeuner se compose de viande et légumes ; à deux heures, il est pris de somnolence, d'étouffement et de vertige jusqu'au dîner. Le soir, le dîner, qui se compose de viande et légumes, n'est pas immédiatement suivi de malaise ; mais au lit il est pris de nouveau d'étouffements, de douleurs de reins, et il rend une énorme quantité de gaz par l'anus.

Observation LVII. — D., soixante-trois ans, d'un fort embonpoint, a toujours été dyspeptique. Il vomissait, il y a quelques années, chaque nuit une certaine quantité d'eau. L'estomac gonfle encore un peu après le repas, jamais il n'a vomi d'aliments. Le matin à huit heures, potage au lait ; immédiatement après viennent des gaz ; à midi, poisson et purée ou côtelette. Immédiatement pression sur l'estomac, malaise, il rend de nouveau des gaz. Le soir, potage et œufs à la coque ; les mêmes phénomènes se reproduisent.

Observation LVIII. — Madame G., âgée de cinquante-trois ans, n'est plus réglée depuis trois ans. Dyspeptique depuis l'âge de dix-sept ans, elle a eu toujours des régurgitations d'aliments, une grande quantité de gaz remontant par la bouche après le repas. Le soir surtout, elle a des étouffements, la nuit, des transpirations ; elle est hémorrhoïdaire depuis huit mois. Elle a des migraines, des bourdonnements d'oreille; la vue a baissé actuellement. La ligne médiane de l'estomac est douloureuse; tous les symptômes de la dyspepsie persistent, et surtout les gaz qui la gènent la nuit et souvent le jour.

On constate chez elle la sensibilité sur le côlon transverse et dans la partie descendante du côlon. Elle n'a de garde-robe qu'au moyen de lavements. Les selles sont sèches. Elle a ce catarrhe chronique du gros intestin qui accompagne souvent la dyspepsie ancienne. Elle a également des douleurs violentes dans les muscles de la nuque. A l'âge de seize ans, elle était traitée comme anémique et, selon la coutume habituelle, on lui avait administré deux ans de suite des préparations de fer. Mais sa dyspepsie ne fit que croître et ne guérit pas par cette médication.

J'ai ainsi cité un suffisant nombre d'observations pour montrer la marche des gaz dans la dyspepsie flatulente. En général, les gaz ne se produisent que deux ou trois ou quatre heures après le repas. Ils peuvent durer quelques minutes ou quelques heures, ou tout le jour. Au début, la sortie des gaz coïncide d'abord avec l'arrivée des aliments dans l'intestin. Le contact de l'aliment excite la contraction musculaire; les contractions sont antipéristaltiques et chassent le gaz vers l'estomac.

Lorsque la maladie est très-accentuée, ainsi que je l'ai dit, tous sont chassés de ce côté; chez d'autres, tous les gaz sont chassés par le bas; ils sont émis en très-grande quantité et ils se renouvellent continuellement. Chez d'autres, enfin, une partie est chassée par le haut, une autre partie par le bas.

Il sera toujours facile de distinguer dans les symptômes de la dyspepsie ceux qui sont propres à l'estomac et ceux qui relèvent de l'intestin. Si la dyspepsie flatulente est extrêmement marquée, si la maladie est très-ancienne, il n'est pas nécessaire que les aliments séjournent depuis deux ou trois heures dans l'estomac pour que l'excrétion de gaz se fasse.

L'arrivée d'une bouchée d'aliments, d'une cuillerée de liquide dans l'estomac suffit pour réagir sur la fibre musculaire de l'intestin, déterminer des contractions antipéristaltiques et produire une émission immédiate de gaz.

J'ai vu un individu (et j'ai cité plus haut une observation de ce genre) qui, reposant très-bien toute la nuit, ne rend pas de gaz aussi longtemps qu'il est couché; mais dès qu'il met le pied à terre le matin, il commence à rendre une quantité indéfinie de gaz.

Catarrhe du gros intestin.

Indépendamment des douleurs, des gaz, l'intestin grêle ne présente pas de symptômes propres se rattachant à la dyspepsie chez l'adulte. Il ne se fait pas d'ordinaire d'irritation dans le sens propre du mot ; chez les petits enfants, au contraire, elle est très-commune, et l'on voit que la diarrhée arrive avec la plus grande facilité.

Chez l'adulte, rien de pareil ; mais la dyspepsie de l'estomac réagit à distance sur le gros intestin. Lorsque les excrétions stomacales sont augmentées par le fait de la dyspepsie, celles du gros intestin sont d'ordinaire diminuées, et alors les matières fécales restent sèches, dures et ne sont plus imprégnées de liquide.

Ces matières dures, difficilement expulsées par l'intestin, altèrent la contractilité de l'organe et, au lieu même où elles séjournent pendant un temps plus ou moins long, elles appellent une irritation locale, qui se caractérise par des glaires dont sont entourées les matières, par des espèces de membranes plus ou moins épaisses, qui ont la forme quelquefois d'un véritable manchon, et qui sont rendues à la suite des excréments.

L'expulsion des membranes est très-longue à se faire et est suivie d'un malaise généralisé. Cette irritation locale du gros intestin se complique souvent d'un ténesme anal, de contracture de l'anus, et même de la vulve; le malade a des besoins continuels d'aller à la garde-robe, et ne peut arriver à débarrasser l'intestin des matières fécales.

Ajoutez à cela que la contracture anale contribue à affaiblir la contractilité de l'intestin, et à rendre l'expulsion des matières pour ainsi dire impossible. Le malade ne peut arriver à avoir une selle qu'avec des lavements purgatifs, des pilules purgatives, et l'on sait que toutes ces pilules dans lesquelles entrent du séné, de la scammonée, sont des irritants du tube digestif, et par conséquent, si on parvient à chasser les matières, cela ne sera qu'aux dépens de l'intestin qui sera irrité un peu plus à chaque garde-robe.

Dans ces cas, les garde-robes ne se font que rarement et à des intervalles de plusieurs jours, parce qu'on ne peut employer journellement des substances purgatives.

Chacune est suivie d'un malaise profond, d'abattement, de véritables crises nerveuses, qui troublent l'économie, détruisent les forces, à tel point que le malade n'ose plus manger, de peur de devoir aller à la selle. On comprendra combien cette complication du catarrhe intestinal est grave, combien elle contribue à compromettre la santé. M. le Dr Ernest Besnier a bien voulu m'adresser une malade de cet ordre, souffrant depuis des années de dyspepsie et présentant tous les symptômes de ce catarrhe intestinal.

Quelques faits sont nécessaires pour bien faire ressortir ce que présente d'intéressant ce sujet au point de vue clinique, d'autant plus qu'il n'a pas été décrit et qu'il n'est pas connu comme lié à la dyspepsie stomacale.

Observation LIX. — Mon savant ami le professeur Ball a bien voulu me charger de donner des soins au malade suivant.

B..., âgé de quarante-sept ans, dyspeptique depuis quinze ans, a la langue saburrale, l'estomac douloureux dans sa partie médiane et dans la région droite. Depuis une dizaine d'années, le gros intestin est irrité.

Au début il ne rendait que des matières blanches autour des selles, et depuis, la constipation a fait place à des garde-robes composées de matières molles, qui se répètent vingt fois par jour; toute la nuit il souffre de douleurs qui s'étendent du nombril à l'estomac et au reste du ventre. Il a des épreintes continuelles à l'anus; n'a jamais eu d'hémorrhoïdes; de temps à autre ces douleurs qui occupent tout le gros intestin, qui s'exaspèrent par la pression, excitent l'estomac et déterminent des vomissements.

Le catarrhe chronique du gros intestin est très-fréquent; on le rencontre dans la dyspepsie chronique; mais ce qui n'est pas moins fréquent, ce sont des garde-robes répétées, composées de matières molles, plus rarement liquides, se produisant immédiatement après le repas, et constituant ce que les médecins appellent la lientérie, ou bien en dehors du repas.

Trousseau a insisté avec raison sur ces besoins de défécation qui se manifestent pendant le repas ou immédiatement après le repas. Ils sont liés à la dyspepsie stomacale, et sont dus principalement à l'irritabilité de la fibre musculaire de l'intestin. La présence des aliments dans l'estomac suffit pour l'éveiller. C'est l'intestin grêle surtout qui est en jeu dans ce cas. Les selles répétées diminueront et reprendront le chiffre normal lorsqu'on guérira la dyspepsie stomacale.

Observation LX.— A..., âgé de quarante et un ans, négociant, est depuis deux ans dyspeptique; l'estomac gonfle après le repas et il rend une grande quantité de gaz. Depuis dix-huit mois, il a trois, quatre, six garde-robes par jour; elles sont précédées, surtout le soir, de douleurs; il ne rend pas de matières liquides, mais des matières mollasses. Il ne peut retenir ses garde-robes.

Observation LXI.—B..., cinquante-trois ans, peintre, dyspeptique depuis vingt-cinq ans; au début, pesanteur d'estomac, puis gaz en grande quantité. Depuis six mois, il a deux ou trois selles molles par jour, quelquefois liquides. Il a eu, il y a quatre ans, un vertige très-violent durant un an; il ne pouvait se tenir debout qu'appuyé sur un bras, et quand il était au lit, les yeux fermés, il vomissait; les vomissements s'arrêtaient dès que les yeux étaient ouverts. En résumé, la dyspepsie proprement dite a une influence très-grande sur la fonction de défécation.

Si, chez quelques individus, les selles continuent d'être régulières, le plus grand nombre, au contraire, sont constipés, et la constipation est la conséquence directe de la maladie.

Lorsque la constipation a duré un certain temps, le gros intestin devient le siège d'un véritable catarrhe caractérisé par des glaires ou de véritables fausses membranes plus ou moins épaisses, plus ou moins organisées, que les malades prennent souvent pour des vers intestinaux, et qui sont expulsés en même temps que les fèces.

Ce catarrhe se complique d'un certain nombre de phénomènes morbides que j'ai indiqués et qui aggravent la maladie originelle.

A cette constipation succèdent souvent des selles plus ou moins nombreuses, qui peuvent alterner avec elle ou même la remplacer; elles sont formées de matières molles, plus rarement tout à fait liquides, se répétant quelquefois jusqu'à quinze ou vingt fois en vingt-quatre heures.

Elles sont toujours suivies d'un brisement de forces, d'un affaiblissement général qui jettent le malade dans la tristesse et le font désespérer de la guérison. Contre des évacuations nombreuses, contre cette diarrhée suite de la dyspepsie, les médecins épuisent le répertoire pharmaceutique sans arriver à guérir le malade ; c'est qu'ils ne cherchent à combattre que le symptôme, et non la maladie dont il dérive. C'est à la dyspepsie qu'il faut s'adresser; c'est elle qu'il faut combattre, et le trouble intestinal disparaîtra consécutivement.

Symptômes sympathiques.

Il est tout à fait exceptionnel que les symptômes de la dyspepsie restent bornés entièrement au tube digestif: le grand nombre de nerfs, de ganglions qu'il reçoit en fait un foyer de sensibilité organique tel, que la plupart des systèmes peuvent être touchés quand le tube digestif est malade. Les symptômes qui se produisent dans les autres systèmes, les palpitations, les vertiges, sont quelquefois si prononcés que le malade peu tourmenté par la sensibilité épigastrique, par quelques brûlures, quelques gaz qu'il rend sans douleur, se croit fréquemment frappé d'une maladie très grave, étrangère au tube digestif.

Nous avons déjà cité un exemple où le médecin croyait avoir affaire à une maladie de cœur, alors qu'il ne s'agissait que d'une dyspepsie simple. Une observation montrera comment le malade peut être égaré dans l'appréciation de son état.

Observation LXII. — B..., âgé de vingt ans, est dyspeptique depuis un an, a peu d'appétit; il n'a pas de régurgitations; il souffre, une ou deux heures après le repas, d'un peu de dyspnée qui ne dure pas, d'une douleur au larynx, de douleurs sur le trajet des nerfs inter-costaux, dans la partie postérieure du thorax et sur le côté gauche, et en avant au niveau du cœur. Les bruits du cœur sont intacts, il se croit asthmatique.

Quelques malades, en effet, sont pris le soir seulement, au moment où ils se couchent, d'accès de dyspnée plus ou moins violents, se terminant par l'émission de quelques gaz. S'agit-il d'une dyspnée gastrique ou pulmonaire?

Les patients qui éprouvent de la dyspnée ont toujours tendance à se croire asthmatiques. Le médecin lui-même est souvent embarrassé pour reconnaître sa véritable nature. S'il ne connaît avec précision les symptômes de la dyspepsie, il pourra également faire fausse route.

On comprend donc combien il importe de bien analyser et de bien apprécier les symptômes sympathiques.

On consulte fréquemment le médecin pour des douleurs qui ont leur siége principal à la nuque, dans les épaules, dans les articulations du genou, et le malade n'appelle pas son attention sur les phénomènes de l'estomac qui, du reste, le font peu souffrir. Très-souvent, ce ne sont que des phénomènes sympathiques de la dyspepsie qui peuvent en imposer facilement pour du rhumatisme.

J'ai eu à soigner un homme dyspeptique depuis vingt-cinq ans et âgé de cinquante-quatre ans. Il n'avait plus comme signe que quelques gaz, qu'il rendait un certain nombre d'heures après le repas. Ce qui le préoccupait surtout, c'était une fatigue générale, un embarras de la parole, se produisant après chaque repas copieux. Il pensait être menacé d'une attaque d'apoplexie. Quand il fut guéri de la dyspepsie, l'état d'anéantissement, l'embarras de la parole disparurent complétement et les craintes d'apoplexie cessèrent.

Je commencerai la description par les symptômes que l'on observe du côté du système nerveux. Au début de la dyspepsie, en général, on constate deux phénomènes: la rougeur de la face et des bâillements. C'est la rougeur de la face, des taches rouges sur les joues, une congestion superficielle de la face qui accusent l'influence de l'irritation stomacale sur les vaso-moteurs à distance.

Si l'action est plus profonde, il se déclare une tendance au sommeil qui se répète après chaque repas, due à un certain degré de congestion du cerveau. Ce peuvent être là les seuls signes de la dyspepsie, et à ce moment la congestion de l'estomac ne se déclare encore par aucun phénomène local, ni douleur ni régurgitation.

C'est là la première expression d'une congestion stomacale physiologique qui persiste trop longtemps.

A une période plus avancée de la maladie, ce ne sont plus des symptômes vasculaires qui apparaissent. Toute la circulation peut être troublée. Il se produit une véritable fièvre qui revient chaque jour aux mêmes heures, le plus souvent l'après-midi ou bien la nuit. Elle peut avoir tous les caractères de la fièvre intermittente, ne paraissant que tous les deux ou trois jours ou bien chaque jour aux mêmes heures.

Chaque accès de fièvre peut se composer d'un stade de froid, de chaleur et de sueurs; mais on le voit souvent s'arrêter à la période de froid. Le dyspeptique ne se réchauffe pas la nuit; il a les pieds toujours glacés, ou, si la fièvre suit ses évolutions, le froid ne dure pas, la chaleur excessive se prononce rapidement, des transpirations abondantes accompagnées de cauchemars succèdent à la période de chaleur, et le matin au réveil il est fatigué, courbaturé.

Quand ces accès fébriles surgissent chez de jeunes personnes chétives, qui ont en même temps de la toux gastrique, bien souvent on est amené à confondre avec une phthisie qui débute, ce qui ne doit être imputé qu'à une simple dyspepsie.

La céphalalgie est un des phénomènes les plus habituels qui compliquent la maladie. Elle occupe la moitié du front, ou toute la région frontale ; elle est localisée aux parties supérieures de la tête, suit le trajet d'un nerf de la tête, ou envahit tout le cuir chevelu. Le malade peut ne ressentir que de la pesanteur, ou bien une véritable constriction des deux tempes. La douleur est tantôt sourde, tantôt aiguë, ou ne consiste qu'en une migraine.

On la voit encore siéger à la région occipitale, à la partie supérieure de la nuque ; enfin les yeux sont lourds et occupés à la fois par le mal, de telle manière que les mouvements des globes oculaires même sont rendus pénibles. Très-fréquemment la vision s'altère, ainsi que je l'indiquerai plus tard. Le mal de tête peut venir à la suite du repas, précéder le repas, et être calmé par lui, ou bien encore, ce qui est très-fréquent, il existe dès le matin au réveil, et alors la tête est pesante, le travail intellectuel difficile, la parole lente.

Dans le plus grand nombre de faits, tous ceux qui souffrent de l'estomac sont disposés à la tristesse et à s'exagérer la nature de leur maladie. Très-peu échappent à l'influence que l'affection stomacale a d'ordinaire sur l'esprit. Très-peu conservent leur gaieté, leur entrain.

Les douleurs peuvent atteindre les différents nerfs, les muscles. Il y a longtemps que Valleix avait signalé des douleurs le long des nerfs intercostaux, en avant ou en arrière du thorax, à droite ou à gauche. Les nerfs du front, le nerf sciatique, les nerfs du bras, tous peuvent être envahis, et dans la maladie ancienne on trouve aussi des fourmillements, fourmillements des bras, fourmillements des membres inférieurs, des sensations anormales dans la peau. Quelques-uns ont, par exemple, un sentiment de froid dans la peau de la cuisse, et principalement dans la portion antérieure de la cuisse droite.

En un mot, la dyspepsie peut retentir dans tout le système nerveux, sans déterminer de lésions graves du système central.

Le système musculaire est frappé aussi bien que le système nerveux. D'ordinaire le dyspeptique éprouve une énorme sensation de fatigue dans les membres inférieurs avec douleurs dans les articulations; souvent aussi il a une sensation de lourdeur dans les muscles des bras; cette lourdeur est quelquefois limitée aux muscles du côté gauche du corps. Les muscles de l'épaule peuvent être atteints, il croit sentir un véritable poids sur le dos, et dit éprouver la même impression que s'il portait une énorme charge. Les muscles des gouttières vertébrales, les muscles lombaires sont douloureux, et le lombago est très-commun dans la dyspepsie; enfin il faut ajouter que chez quelques dyspeptiques, à la suite du repas, les muscles des mâchoires sont comme contracturés et que les mouvements des mâchoires sont pénibles.

A mesure que la maladie diminue, tous ces symptômes que je viens de décrire diminuent progressivement. J'ai rencontré chez certains dyspeptiques doués d'un tempérament nerveux, non-seulement de la fatigue musculaire des bras, par exemple, mais de véritables contractures des doigts, et ce signe les impressionne très-vivement, bien que par lui-même il n'ait pas de gravité.

Beau et Trousseau ont signalé des anesthésies sur diverses parties du corps; je n'en ai pas rencontré, et je crois qu'il s'agit plutôt d'anesthésies dues à la complication de l'hystérie qu'à la dyspepsie elle-même.

L'hypochondrie est liée directement à la dyspepsie, non pas comprise à la façon des modernes, mais dan le sens que lui attribuaient les anciens, et résuman cet abattement, cette tristesse, la perte d'énergie, le désir de ne point travailler qui suit tous les malaises engendrés par la maladie d'estomac. Cette description a été très-bien faite par Louyer, Villermay. Je n'ai pas besoin de la rappeler ici.

L'hystérie a, comme le dit Beau, la même origine que l'hypochondrie. Le plus ordinairement, elle a son point de départ dans la région gastrique, et elle débute par une sensation de boule partant de l'estomac, remontant vers la gorge et produisant une dysphagie ou un spasme glottique. C'est cette boule que Beau appelle l'aura dyspnéique qui excite les mouvements réflexes de la convulsion hystérique, et puisque la dyspnée gastrique résulte toujours d'un estomac malade, il faut conclure que l'hystérie n'est que l'irradiation de la gastropathie, pour employer l'expression de ce savant observateur.

C'est le nerf pneumogastrique qui est évidemment le

siége de ces impressions de l'estomac; il transmet ses modifications au cerveau, et de là résultent les pertes de connaissance que l'on rencontre dans certains cas de dyspepsie. Le pneumogastrique transmet ses impressions au cœur et produit des palpitations violentes accompagnées quelquefois de syncope. On rencontre ces faits cliniques surtout chez la femme, mais souvent aussi chez l'homme.

J'ai donné des soins à un jeune étudiant en droit de dix-neuf ans, dyspeptique, qui avait de véritables crises convulsives, des palpitations, et quelquefois il tombait sans connaissance. Il s'est entièrement rétabli, et aussitôt que l'estomac était guéri, il n'y eut plus de crises convulsives.

La folie peut-elle être la conséquence de la dyspepsie? Je n'en ai pas vu d'exemples; en tout cas, si cela est, ces faits doivent être excessivement rares. Je sais bien que Georget admettait que l'aliénation mentale était très-souvent le résultat d'une action sympathique de quelques viscères du bas-ventre. Pinel avait aussi dit que la région de l'estomac et des intestins est le siége primitif ou la cause de l'aliénation mentale.

La justesse de toutes ces opinions aurait besoin d'être démontrée. Les quelques observations que ces différents auteurs citent à l'appui de leur thèse ne me paraissent pas suffisantes pour croire que la dyspepsie est capable d'engendrer l'aliénation mentale.

Je n'ai observé qu'une seule fois un homme de cinquante ans très-dyspeptique qui paraissait avoir des hallucinations liées à la dyspepsie. Il a cru voir plusieurs fois dans la journée sa petite-fille écrasée par une voiture. Ces hallucinations n'ont été que passagères et ont très-rapidement cédé avec la maladie.

Vertige.

Le vertige est un phénomène extrêmement commun. Il varie selon les malades; tantôt il se produit le matin à jeun, tantôt dans le cours du repas ou quelques heures après le repas. Il peut être très-léger ou très-violent.

Il paraît quand le malade est debout, quand il est couché, quand il fait le moindre mouvement de tête et qu'il la remue un peu brusquement. S'il la porte en arrière ou s'il la relève, s'il dresse la tête, le vertige survient; chez d'autres, au contraire, il se produit quand il baisse la tête. On comprend donc que toutes les explications qu'on a cherché à en donner jusqu'à présent sont en défaut.

Sée prétend pouvoir l'attribuer à l'anémie consécutive à la dyspepsie; je l'ai trouvée aussi fréquemment chez les gens obèses que chez les gens maigres et qui ne sont pas le moins du monde anémiques.

Ce vertige, comme le dit Trousseau, peut consister en un étourdissement ou en un sentiment de vide ou de vague dans la tête. A certains malades il semble que la tête est serrée dans un étau.

Généralement, si le phénomène est accentué, tout tourne autour de l'individu; il ne peut marcher seul, et il est obligé de s'appuyer pour avancer.

Le vertige est bien plus fort au grand jour; certains malades n'osent traverser une place d'une certaine étendue sans être accompagnés; ils ont peur de l'espace, ils ont peur de tomber à chaque instant et souvent ils tombent. D'autres fois, assis sur leur chaise, ils sont emportés par une force étrangère, jetés en bas de leur chaise, sans même qu'ils perdent connaissance.

J'ai donné des soins à un jeune homme qui, à diverses reprises, a été jeté en bas de la chaise sur laquelle il était assis pour travailler, et les chutes arrivaient sans qu'il eût perdu connaissance.

D'autres, couchés sur le lit, se figurent que le lit tourne avec eux; ils sont forcés de s'y attacher; alors le symptôme devient extrêmement pénible.

Les vertiges reviennent tous les jours ou tous les deux jours, le soir ou le matin. Lorsque le dyspeptique se couche en proie à ce symptôme, celui-ci cesse d'ordinaire au bout d'une heure, et il peut s'endormir, ou bien encore il se réveille dans le courant de la nuit et devient vertigineux.

Lorsque le vertige se manifeste avec la sensation du vide dans la tête, le malade se préoccupe, et j'en ai rencontré bon nombre qui ont peur de devenir aliénés.

Il est également très-commun chez les vieillards dyspeptiques, et il est bien rare qu'ils échappent complétement à ce symptôme. La plupart l'éprouvent pendant quelques instants après le repas ou à une heure quelconque du jour. On le confond avec le vertige qui peut annoncer une affection cérébrale, si on n'y prend garde. J'ai vu durer ce symptôme pendant plusieurs mois chez des adultes; mais d'ordinaire il disparaît assez rapidement.

Organes des sens.

La vue, l'ouïe et le goût sont aussi atteints par la maladie. Une diminution de l'acuité visuelle, des nuages au-devant des yeux, des mouches volantes, un rétrécissement du champ de la vision : voilà les principaux points qui ont frappé mon attention. Landolt, Galezowski ont signalé certains symptômes : la dyscromatopsie, le scotome. A l'ophthalmoscope on a constaté les milieux dioptriques, la papille rouge, grise au dedans, pâle dans la partie externe, des atrophies papillaires. Il y a là tout un champ d'études à parcourir : des rapports de la vision avec la dyspepsie simple et qui est d'un grand intérêt pour les ophthalmologistes.

Le bourdonnement d'oreilles, moins fréquent que le trouble visuel, s'observe assez souvent. C'est le plus souvent l'oreille gauche qui est affectée de bourdonnement d'abord. Il peut y rester localisé, d'autres fois il s'étend à l'oreille droite, et alors l'ouïe est gênée, obscurcie ; le bourdonnement double qui entrave une fonction aussi importante attriste le malade et augmente l'hypochondrie développée par la maladie.

Dans ces faits de bourdonnement, mon ami le Dr Menière a bien voulu examiner le fond de l'oreille; jamais il n'a trouvé la moindre lésion.

L'organe du goût est plus rarement dérangé. Quelques-uns ont un goût salé, d'autres ont un goût de sucre, ou bien ils trouvent aux aliments une odeur de putréfaction ; mais ces désordres du goût sont généralement très-passagers, et il n'y a pas grande importance à y attacher.

Sécrétions.

La sécrétion urinaire est modifiée. Elle est en général diminuée ; plus rarement les malades urinent à chaque instant et rendent une grande quantité d'urine claire, transparente. Chez la femme on rencontre un écoulement leucorrhéique entretenu par la maladie, qui disparaît à mesure que l'estomac se guérit.

La dyspepsie a une influence immédiate sur la fonction génitale et même chez de très-jeunes sujets. Les érections sont diminuées, il en est qui restent des années sans aucun désir vénérien ; c'est exceptionnellement que la fonction génitale n'est pas atteinte. J'ai rencontré quelques sujets (et j'en ai déjà cité des observations) chez lesquels la spermatorrhée est venue compliquer la dyspepsie.

L'enrouement, l'aphonie, la toux nerveuse sous forme de quintes sont autant de symptômes qui se rattachent directement à la maladie. L'aphonie peut durer plusieurs semaines ou plusieurs mois. La dyspnée, si commune, a été expliquée par la compression du diaphragme et le refoulement du poumon. Mais on voit des individus qui à jeun ont une énorme oppression.

Ce n'est par conséquent pas la réplétion stomacale qui rendra compte de ce phénomène. C'est une action directe sur le pneumogastrique qui engendre la dyspnée provoquée par l'irritation stomacale. Il n'est pas rare non plus d'observer la toux nerveuse provoquée par la maladie d'estomac.

De la dilatation simple de l'estomac.

J'ai donné la description symptomatologique de la dyspepsie et j'en ai cité un nombre d'observations suffisant pour montrer que rien n'est fixe dans la symptomatologie, qu'elle varie continuellement.

Les symptômes se succèdent, se remplacent ; aucun n'a un caractère spécial pouvant se rapporter à une espèce particulière de dyspepsie.

Ce que l'on a appelé dyspepsie gastralgique, névrosique, flatulente, n'est que la maladie proprement dite dans laquelle un symptôme saillant a appelé l'attention du clinicien qui croyait devoir l'attribuer à une forme particulière.

La maladie peut être localisée à l'estomac ; elle peut étendre ses effets jusque sur l'intestin grêle et le gros intestin ; on a alors les symptômes produits par la lésion stomacale, ou bien à ces symptômes s'ajoutent ceux que peut produire le canal intestinal.

Mais elle n'en conserve pas moins son unité pathologique au milieu de sa diversité symptomatologique.

L'affection est très-simple dans ses manifestations. Les auteurs ont voulu à l'envi en faire quelque chose de complexe.

Il est cependant une forme clinique extrêmement intéressante qui s'en détache et par la symptomatologie et par l'anatomie pathologique. J'en ai déjà parlé au chapitre de l'anatomie pathologique; il s'agit de la dilatation simple de l'estomac, que je dois décrire dans ses symptômes, sa marche, le diagnostic et le traitement. C'est un type de dyspepsie que l'on rencontre souvent et digne de toute l'attention du clinicien.

Symptômes. — Lorsque la dyspepsie a duré un certain temps et qu'elle s'est compliquée souvent de crampes d'estomac, ou même sans crampes, la maladie apparaît. D'ordinaire la sensibilité stomacale, la douleur à la pression, ont disparu. Ce signe, qui ne fait presque jamais défaut dans la dyspepsie simple, manque d'ordinaire dans la dilatation. Immédiatement après le repas, ou quelques heures après, la douleur devient très-vive, les contractions stomacales que produit le travail digestif sont convulsives, le malade ressent des ondulations dans toute la région stomacale, qui ont leur point de départ vers le nombril, c'est-à-dire au point extrême où se trouve l'estomac. Ces ondulations durent un quart d'heure, une demi-heure, s'accompagnent de nausées, de régurgitations de liquide, de quelques régurgitations alimentaires, et il rentre au repos.

Ces malaises se compliquent de production de gaz, de liquide, de brûlure à l'estomac et le long de l'œsophage, de frissons, de froid.

Tous les symptômes sympathiques que j'ai décrits dans la dyspepsie commune se retrouvent dans cette forme. Le soir, quand il se met au lit, il a la sensation d'un glouglou qui se produit dans une bouteille; il croit avoir une amphore dans le ventre. Cette sensation est perçue par quelques malades. Au début de la maladie, l'estomac ne renferme de liquide que le soir, vers dix ou onze heures, c'est-à-dire après la troisième congestion physiologique. Chaque repas appelle une certaine quantité de liquide dans l'organe. Puis le liquide est formé dans l'estomac vers cinq heures du soir, après le deuxième repas; enfin, si la maladie s'est développée encore, l'estomac est déjà plein d'eau le matin à jeun; il finit par se produire indépendamment du travail digestif. L'estomac est alors toujours rempli d'eau. Le malade entrera bientôt dans une phase nouvelle. Il commencera à vomir le liquide, d'abord tous les quinze jours, puis tous les huit jours, et enfin tous les trois et deux jours, et finalement tous les jours.

Au début, la quantité vomie consiste en un verre de liquide, puis un demi-litre, un litre est rendu. Elle croît sans cesse si la maladie est abandonnée à elle-même. Il vomira 2, 3, 4 et 5 litres, et j'ai vu rendre jusqu'à 8 à 10 litres dans une journée. Lorsque l'excrétion de liquide arrive à ce degré, l'appétit diminue rapidement, le malade a peur de manger, pour ne pas subir les crises suscitées par l'excrétion du liquide et qui précèdent le vomissement.

Chaque vomissement est suivi d'un véritable anéantissement, d'un état de fatigue générale, et il perd pendant quelques heures conscience de sa personne.

Toutes les fois que le malade vomit une assez grande quantité d'eau à la fois, on peut être sûr que, dans le plus grand nombre des cas, il s'agit d'une dilatation de l'estomac. La dilatation existe souvent sans se manifester par des régurgitations de liquide ou des vomissements. Pour reconnaître la dilatation, il faut coucher le malade horizontalement, en appliquant un oreiller sous la région lombaire, et alors, percutant avec une main tandis que l'autre main est appuyée sur la partie opposée de la région stomacale, on pourra percevoir la sensation de flot. La limite extrême où se perçoit cette sensation indique immédiatement le degré de dilatation de l'estomac. Il n'est pas nécessaire d'introduire une sonde dans l'estomac pour mesurer exactement cette limite extrême, ou bien il suffira de percuter fortement la région stomacale avec la main appliquée à plat pour percevoir le choc du liquide.

Le malade lui-même peut se rendre quelquefois facilement compte de la présence de l'eau en faisant un grand effort d'inspiration.

Si l'estomac est vide d'aliments, on pourra encore, au moyen de la percussion, apprécier le degré de développement de l'organe. La percussion et la sensation de flot perçue par la main fourniront les éléments du diagnostic et feront constater le degré de la dilatation.

Ce qui est remarquable dans cette forme de la maladie, c'est que les individus vomissent très-rarement leurs aliments; ils ne vomissent que du liquide. L'aliment passe dans l'intestin, se digère et s'absorbe. Mai la dilatation se présente en général avec des phénomènes si pénibles que le malade, ainsi que je l'ai déj dit, n'ose plus manger une quantité d'aliments nécessaire pour la nutrition.

D'ordinaire la langue est blanchâtre, l'appétit diminue progressivement à mesure que la quantité de liquide augmente, et lorsque cette quantité atteint plusieurs litres, il n'est pas rare de voir survenir le dégoût absolu des aliments. Les selles sont rares comme dans toute dyspepsie; les matières fécales dures, rendues en très-petite quantité, et la colite complique très-fréquemment la maladie.

Je n'ai pas à rappeler les vertiges, les fourmillements, l'état hypochondriaque, cortége habituel de la dyspepsie.

Aux troubles de la fonction stomacale se rattachent d'ordinaire un trouble marqué de la fonction urinaire. Dès que l'estomac sécrète du liquide, le rein sécrète moins d'urine.

Un malade qui vomissait 3 litres de liquide en 24 heures ne rendait en 24 heures que 350 grammes d'urine. Un autre qui vomissait 1 litre rendait de 6 à 700 grammes. Aussitôt que le liquide stomacal diminue, la quantité d'urine augmente. Les malades savent bien apprécier l'amélioration de leur état et la juger par l'accroissement de la quantité d'urine qu'ils rendent. Dans certains cas, la sécrétion urinaire ne change pas.

La qualité de l'urine est aussi bien modifiée que la quantité. Le premier ne rendait que 4gr 7 d'urée en 24 heures; le deuxième en perdait 15gr 4. La quantité de chlorure de sodium est notablement diminuée. Le premier perdait 1gr 35 par litre et le deuxième 2gr 50, alors que le chiffre moyen est de 8 à 10 grammes par litre. C'est évidemment le liquide de l'estomac qui emporte le chlorure de sodium. Dans un cas de cancer de l'estomac avec dilatation, chez un malade qui vomissait aussi plusieurs litres de liquide par jour et qui mangeait à peu près comme les précédents, l'urine renfermait 29 grammes d'urée par litre et 8 grammes de chlorure de sodium. Ces différences dans la composition des urines sont-elles accidentelles ou sont-elles liées à la nature de la maladie ? c'est ce que nous apprendrons des observations ultérieures, et si on pouvait en déduire des signes différentiels au point de vue du diagnostic de la dilatation simple et de la dilatation avec cancer de l'estomac, la tâche du clinicien serait souvent simplifiée.

La dilatation de l'estomac est une maladie très-curable au début, si elle est traitée convenablement. On verra la quantité de liquide excrété diminuer rapidement. Au lieu de remplir l'estomac dès le matin à jeun, il ne se montrera plus que l'après-midi; puis, peu à peu, à mesure que l'amélioration s'accentuera, le liquide ne paraîtra plus que le soir vers 10 ou 11 heures; enfin il peut disparaître complétement, et l'estomac reprendra ses dimensions normales.

Comment ce liquide disparaît-il ? Il peut disparaître soit par résorption, soit par le vomissement ou par les selles. Lorsqu'il est excrété en petite quantité, la résorption arrive à se faire; mais quand il est abondant, quand il existe de très-vieille date dans l'estomac, il semble que le système circulatoire est devenu impropre à le reprendre tout entier, et alors il en reste toujours une certaine quantité dans l'estomac; mais la santé, le bien-être est très-compatible avec la présence d'une petite quantité de liquide en permanence dans l'organe; seulement, dans ce cas, le moindre écart de régime augmente immédiatement le liquide et détermine la genèse de troubles digestifs.

Quand il se forme en grande quantité et rapidement, il ne peut plus être repris par résorption; le malade s'en débarrasse d'habitude par le vomissement et beaucoup plus rarement par les selles. Il se débarrasse en plusieurs fois; il rend en dehors de ses matières fécales par l'anus ce liquide. Il ne faut pas confondre ces selles avec la diarrhée; du reste, elles ne le fatiguent pas, et amènent, au contraire, un état de bien-être. Il se sent l'estomac débarrassé immédiatement après ces garde-robes et disposé à manger. Il n'éprouve point de fatigue dans les jambes, comme cela arrive après des selles diarrhéiques. Si le liquide est expulsé par le vomissement, ce vomissement ne se produit pas tous les jours au début, mais à des intervalles irréguliers, tous les jours, ou tous les 8 jours, tous les 5 jours, puis enfin tous les jours, et même plusieurs fois dans la même journée. Lorsque ce vomissement arrive ainsi tous les jours, la situation devient grave; l'excrétion de ce liquide est douloureuse, s'accompagne de petites crampes, empêche le malade de dormir, lui ôte le goût des aliments et lui enlève l'appétit. C'est alors qu'il s'amaigrit de plus en plus, que sa faiblesse augmente; bientôt il vomira du liquide à chaque instant de la journée. Il est réduit à ne plus manger un seul aliment solide, absolument comme un cancéreux; il tombe dans l'inanition, dans un état cachectique qui a la plus grande ressemblance avec la cachexie cancéreuse; à cette période de la maladie, le médecin est généralement induit en erreur. Il prend un cancer de l'estomac pour ce qui n'est souvent qu'une dilatation simple de l'estomac.

J'aurai à revenir au chapitre diagnostic, sur la question du diagnostic différentiel.

Pour bien faire connaître et saisir cette question de

la dilatation simple qui, jusqu'à présent n'a pas encore été décrite, et pour instruire le lecteur, je ne saurais mieux faire que de citer un certain nombre d'observations de malades que j'ai eu à soigner.

Observation LXIII. — C., âgé de cinquante-deux ans, rentier, malade depuis dix ans ; après chaque repas, il souffre de brûlures d'estomac, de régurgitations, de coliques abdominales. Il rend une grande quantité de gaz ; la langue est blanche, il a une soif vive ; douleurs au milieu de la tête, douleurs dans les yeux ; il a les yeux comme serrés. La pression fait reconnaître que l'estomac est à un centimètre au-dessous de l'ombilic, et qu'il est chargé de liquide. Les selles sont rares et composées de petites matières dures et sèches ; il a les jambes toujours fatiguées, des douleurs dans la nuque.

Réflexions. — Ce malade n'a point de vomissement ni d'aliment, ni de liquide, mais il a une dyspepsie très ancienne, qui ne lui laisse point de repos, dyspepsie caractérisée par la dilatation de l'estomac ; en même temps que l'estomac est chargé de liquide, il rend chaque jour une énorme quantité de gaz, et il a des régurgitations de liquide, du pyrosis.

Observation LXIV. — D.., âgé de quarante ans, demeurant à Chaville, malade depuis huit ans, dyspeptique depuis cette époque, souffrant après le repas, rendant des gaz en quantité, du liquide acide ; il est constipé. De temps à autre, il est pris de crampes stomacales. Depuis sept ans, ce qui est une complication assez fréquente de la dyspepsie, des coliques hépatiques paraissaient deux fois par an et duraient deux ou trois mois.

Quand il s'est présenté pour la première fois à ma consultation, il vomissait chaque nuit 3 ou 4 litres de liquide ; quinze jours avant il ne vomissait que tous les deux ou trois jours. L'estomac n'est pas douloureux à la pression, il est dilaté et s'étend jusqu'à un centimètre au-dessous du nombril. Il vomit sans efforts. Il est toujours plein d'eau ; il n'a de garde-robes que tous les deux ou trois jours. Bourdonnement de l'oreille droite, névralgie frontale à droite. Cet homme est complètement affaibli, amaigri, il a un teint pâle et cachectique, ne dort plus depuis un mois.

Durant deux mois, il a été mis au régime du lait; durant deux autres mois, on l'avait purgé chaque jour pour débarrasser l'estomac du liquide, mais ce genre de traitement ne fait qu'exaspérer le mal, augmente la quantité d'eau ; il était complètement désespéré et se croyait voué à une mort certaine. Après quatre mois de traitement, il est revenu à la santé ; il mangeait et avait pu reprendre son travail. Ce malade m'avait été adressé par le docteur Denis de Viroflay.

J'ai rapporté ces deux observations pour montrer les degrés de la maladie. Dans le cas précédent, le malade n'a pas encore de vomissements. Dans cette observation, il vomit déjà des quantités considérables de liquide, et alors le mal a acquis un haut degré de gravité.

Il avait les apparences d'un cancéreux.

Observation LXV. — Mme D., âgée de cinquante-deux ans, a cessé d'être réglée, il y a cinq ans. Il y a vingt ans qu'elle souffre de dyspepsie. Elle a fait un voyage en Amérique et est restée trois mois à vomir tout le temps. Depuis deux mois, elle vomit chaque soir ce qu'elle a mangé et rend une cuvette d'eau, malgré le régime sobre qu'elle suit. Le matin, elle prend du café au lait et n'éprouve pas de douleur, à dix heures une côtelette et un œuf. Le déjeûner ne détermine pas de de malaise, et le soir elle ne prend qu'une soupe et boit du lait. Deux ou trois heures après ce repas, l'estomac se gonfle, devient douloureux et elle rend des aliments et du liquide. L'estomac s'étend jusqu'au niveau du nombril, et je trouve du liquide dans l'après-midi.

Observation LXVI. — D..., âgé de quarante-six ans, marchand de bois, dyspeptique depuis douze ans; son état s'était aggravé depuis trois ans avec des intermissions durant un an, mais depuis cinq mois il était gravement repris.

Depuis le début de la maladie, crampes d'estomac; le matin, brûlures et eau acide dans la bouche. Il vomit depuis quatre à cinq ans et est resté un an sans vomir. Jamais il ne rend d'aliments. Il rend tous les deux ou trois jours une cuvette de liquide, et ses vomissements sont précédés de nausées durant vingt-quatre heures, le jettent dans un état de malaise indescriptible. Il a eu, il y a un mois, un vomissement de matière noire, et ces vomissements, qui n'ont qu'une importance secondaire selon moi, se sont produits deux fois. Ils s'accompagnent en général de ballonnement du ventre.

Il y a deux ans, le vomissement de liquide avait été aussi abondant durant six à sept mois. Il n'a actuellement aucune sensibilité dans la région de l'estomac, ni dans le ventre; l'estomac est étendu jusqu'à l'ombilic, plein de liquide; la langue est saburrale, l'appétit est diminué, il n'a pas de sommeil. Ce n'est pas seulement par les vomissements qu'il débarrasse son estomac. Depuis six semaines, il a dix selles liquides par jour et ce liquide a les plus grandes analogies avec celui de l'estomac. La maladie a été chez lui consécutive à des excès alcoliques. Il buvait 3 ou 4 litres de vin par jour pendant quinze ans, et il mangeait peu.

Observation LXVII. — D. D..., âgé de trente-six ans, a toujours eu l'estomac délicat; malade surtout depuis huit ans, il a eu, il y a cinq mois, une série de crampes durant huit jours. Il a déjà eu de ces crises douloureuses, il y a huit ans, mais avec des intervalles assez longs; depuis cette époque il n'a vomi que dix fois environ et rendait chaque fois un demi-litre de liquide acide. L'estomac est dilaté jusqu'au nombril, chargé d'eau. Le liquide ne remonte pas à la bouche; il n'a de garde-robe que tous les huit jours; depuis un an, il ne dort plus : aucune sensibilité dans la région stomacale.

Observation LXVIII. — G..., âgé de cinquante et un ans, employé de bureau, a une dilatation de l'estomac qui est survenue très rapidement. Depuis trois mois il avait les signes d'une dyspepsie simple. Une bronchite survenue incidemment aggrava cette dyspepsie. Depuis six semaines à deux mois, l'appétit est complètement perdu.

Nausées chaque jour et toute la journée. Il crache et vomit de l'eau, un à deux litres par jour; il avait plusieurs syncopes le même jour. Il éprouve dans l'estomac des ondulations très-pénibles, précédant les vomissements, et, pour employer son expression, il sentait dans le ventre une bouteille qui se remplissait continuellement. La nuit il ne pouvait s'endormir. Tous les traitements, vin de quinquina, magnésie, eau de Vals, eau de la Bourboule, ne firent qu'aggraver la situation. Le 12 juillet, il vint me voir pour la première fois. Cet homme avait essayé la veille de manger un beefsteak; l eut un tel malaise stomacal, qu'il tomba à la renverse. Actuellement, après cinq semaines de traitement, il n'a plus de vomissement, mange de la viande, reprend des forces et a recommencé à dormir.

Observation LXIX. — G..., âgé de trente ans, peintre, dyspeptique depuis l'âge de dix-sept ans, sentait, disait-il, déjà une boule d'eau dans son estomac à l'âge de vingt ans. Depuis plusieurs mois il a des régurgitations chaque jour, sans douleur; l'estomac se remplit de liquide tous les deux ou trois jours, puis ce liquide disparaît; aucune douleur stomacale à la pression. Ce n'est qu'à la suite du repas que, immédiatement, le malaise commence. L'estomac est dilaté. Il sent le flot de liquide le matin à jeun, les régurgitations commencent immédiatement après qu'il a pris du lait.

Réflexion. — Dans cette observation, il s'agit d'un malade qui n'a point de liquide tous les jours, chez qui le liquide ne se produit que sous l'influence de congestions répétées, dues à des repas multiples. C'est ce qui arrive dans la dilatation au début.

Observation LXX. — H... Voici l'histoire d'un malade qui était arrivé à un état de maigreur extrême, un véritable état cachectique, que j'ai eu à traiter en août 1877 pour la première fois. Je l'ai vu en consultation avec M. le professeur Potin. Ce malade étant actuellement entièrement rétabli, son observation est digne du plus grand intérêt.

H..., âgé de cinquante-quatre ans, ingénieur, souffre depuis quinze ans de mal d'estomac. Au début, pendant plusieurs années, chaque soir vers quatre heures, il avait des crampes violentes qui duraient une, deux et trois heures. Pendant ces crampes, il avait toujours de l'eau acide à la bouche, et un goût salé ; il se calmait avec de la morphine ; une saison à Plombières a fait disparaître les crampes ; mais la maladie d'estomac n'en continuait pas moins. Depuis deux ans il sent du liquide dans l'estomac ; l'eau ne remonte pas à la bouche, mais il a une sensation de brûlure à la gorge. Tous les soirs, vers cinq heures, il éprouve de violentes douleurs stomacales ; la nuit, à minuit, de nouvelles douleurs apparaissent, douleurs sourdes. Aussitôt qu'il est couché il a du malaise et le liquide remonte. S'il se lève et marche doucement, il ne sent plus rien. Jamais il n'a vomi les aliments. Il prétend que, quand il prend du bicarbonate de soude, il se forme des gaz, et l'eau se résorbe après un quart d'heure. C'est l'opinion du malade.

A peine le repas fini, il éprouve une sensibilité vive dans la région de l'estomac ; il sent des ondulations une demi-heure après ce repas, dans la région droite et gauche de l'organe, durant trois ou quatre heures. Il a des gargouillements dans l'intestin succédant aux ondulations. Selle tous les deux jours, matières dures ; quand l'estomac est chargé de liquide, les urines diminuent. Depuis deux ans il a un vertige très fatigant qui le prend s'il est couché et qu'il ouvre les yeux. Il lui semble que sa tête va de droite à gauche ; il a la sensation de tournis, et cette sensation dure quelques instants; quatre ou cinq fois il a eu des syncopes.

Lors de ma consultation avec M. le professeur Potin, il était tellement affaibli qu'il ne pouvait rester assis dans son lit; l'appétit était complètement perdu. L'estomac, plein de liquide qu'il vomissait toute la journée. Il rendait environ trois ou quatre litres de liquide par jour. L'estomac s'étendait à deux centimètres au-dessous de l'ombilic. A peine le viscère est-il vidé, que la sensation d'appétit revient de temps à autre. Il rend son liquide non seulement par le vomissement, mais par les garde-robes.

Je sondai, à trois jours d'intervalle, l'estomac. Chaque fois je ramenai un litre de liquide; mais chaque sondage fut suivi d'un tel abattement que je renonçai à l'usage de la pompe. Il eut, à deux reprises, des vomissements de liquide noir. Il fut pris d'un hoquet durant huit jours, tel qu'il n'eut plus un instant de repos. Le malade ne pouvait se coucher ni à droite ni à gauche. J'abandonnai le sondage ; je lui fis prendre 8 grammes de phosphate de chaux par jour et le mis au régime alimentaire ; le liquide diminua peu à peu ; au bout de six semaines il ne paraissait plus que le soir, les vomissements étaient complètement arrêtés, et après quatre mois ce malade qui était mourant, fut entièrement rétabli.

Observation LXXI. — L..., âgé de cinquante-neuf ans, officier de marine retraité, souffrant depuis 1868. Au début : crampes d'estomac, nausées, vomissements. Depuis deux ans il vomit du liquide, jamais d'aliments. Il rend des gaz par la bouche et l'anus. Estomac dilaté; selle chaque jour; amaigri. Tous les traitements, pepsine, charbon, magnésie, extrait de ratanhia, térébenthine, nitrate d'argent liquide : rien ne l'a soulagé.

Observation LXXII. — M..., âgé de trente-quatre ans, comptable; il ne souffre de l'estomac que depuis huit mois, et déjà l'organe est dilaté. Une heure et demie après le repas, il sent un poids dans l'estomac, de la brûlure et il rend une grande quantité de gaz. Il souffre également après le repas du soir. Toute la nuit se passe sans sommeil; il crache continuellement, a de la fièvre chaque nuit et des transpirations de temps en temps. L'estomac est douloureux sur la ligne médiane, et s'étend à un centimètre au-dessous du nombril. Liquide dans l'estomac. Les douleurs durent toute la journée.

Observation LXXIII. — M..., âgé de trente-deux ans, employé de commerce; estomac toujours faible, sans avoir jamais fait d'excès. La maladie s'est aggravée depuis dix-huit mois. Depuis cette époque il vomissait son premier repas et une grande quantité d'eau, une fois par jour. Les applications de vésicatoires, le bicarbonate de soude, la poudre d'yeux d'écrevisses, le colombo administrés pendant trois mois, ne changèrent rien à la situation. Un médecin lui fit prendre de l'eau de Vals, du vin blanc et de l'eau de Birminstorf chaque jour, et les symptômes devinrent plus graves. Depuis trois mois, après le repas, il éprouve une sensation d'ondulation qui débute au nombril, s'étend à tout l'estomac. Ces sensations douloureuses abattent les forces et sont suivies de vomissements.

Le soir en se couchant il sent comme une poche qui ballotte; le liquide commence à apparaître surtout l'après-midi, et arrive à son maximum le soir ; si on exerce une pression sur la ligne médiane de l'estomac on provoque de la douleur. Selles chaque jour. Depuis un mois et demi, il est absolument dégoûté des aliments. Comme il est très pâle et amaigri, un autre médecin, confondant la dilatation avec l'anémie, lui avait fait prendre pendant cinq mois du fer avec du quinquina. Le mal n'avait fait qu'empirer. Après trois mois de traitement le malade se rétablit entièrement, il n'eut plus de liquide dans l'estomac, et la dilatation avait disparu.

Observation LXXIV. — S..., âgé de quarante-cinq ans, agent de change, malade depuis plusieurs années, se plaint surtout de céphalalgie violente, de vertiges. Il ne peut traverser une place sans être appuyé sur le bras d'un compagnon; dès qu'il dresse la tête ou la porte un peu brusquement de droite à gauche ou inversement, il a du vertige. Plusieurs fois il est tombé sans connaissance, et il a été forcé pendant deux mois d'abandonner son travail. Toute la région gauche et la médiane de l'estomac sont douloureuses à la pression. La région lombaire, les muscles du cou, les muscles des membres sont tellement douloureux qu'il peut à peine marcher. Il rend continuellement des gaz par la bouche et par l'anus. L'estomac est chargé d'eau et il ne vomit jamais. Il n'a que des nausées. Les doigts sont raides, les bras également. Il a une espèce de contracture des doigts de la main. La région du foie est douloureuse dans toute son étendue ; le foie est gros, congestionné, comme cela est fréquent dans la dyspepsie ancienne. Ce malade est pâle, triste, et se croyait obligé d'abandonner son métier. Après deux mois de traitement, il fut entièrement rétabli.

Observation LXXV. — V..., âgé de quarante-cinq ans, dyspeptique depuis 1870. Douleurs d'estomac éveillées par la pression et qui augmentent beaucoup après le repas. Il a eu des crampes, des nausées, rend continuellement du gaz, et avait sept à huit selles par jour composées de matières molles ; il etait arrivé à un tel degré de faiblesse qu'il ne pouvait plus monter l'escalier. L'estomac s'étend à un demi-centimètre au-dessous du nombril et est chargé de liquide. Céphalalgie continuelle. Depuis cinq ans les érections sont complètement supprimées. Il ne peut dormir la nuit.

Observation LXXVI. — V..., âgé de quarante-deux ans, négociant, homme très nerveux et amaigri, souffrait de dyspepsie il y a quatre ans durant quinze mois, puis le mal avait cédé. Depuis plusieurs mois il est repris, au moment des repas, de fringales et de nausées. Après le repas, lourdeur d'estomac, brûlures et petites crampes. Il régurgite, en mangeant, de l'eau, des gaz ; tout le ventre se ballonne ; la pression n'éveille aucune douleur d'estomac, mais fait constater facilement la présence du liquide. Plusieurs fois par semaine il vomit, vers onze heures du soir, trois verres de liquide. Ce malade est toujours tourmenté par des malaises de tout genre. Dès le matin à jeun, les crampes recommencent et le gargouillement se produit. Elles entraînent des nausées. Tous les deux jours il a une selle composée en matières dures et sèches.

En résumé, il n'est pas nécessaire de donner un plus

grand nombre d'observations pour montrer au lecteur la physionomie de cette maladie qui constitue la forme la plus grave de la dyspepsie et a échappé jusqu'ici à l'attention des cliniciens.

Lorsque l'irritation est de vieille date, c'est-à-dire si la muqueuse et les divers éléments anatomiques sont lésés depuis longtemps, les fibres musculaires s'allongent, le volume de l'organe se développe à l'excès, et alors il se produit dans son intérieur un véritable flux d'eau. On comprend que la présence de cette eau qui se produit à des heures différentes, qui s'excrète avec des douleurs, avec des sensations d'ondulations lesquelles sont suivies de nausées, jette un véritable trouble dans le fonctionnement organique. Tant que ce liquide n'a pas dépassé une certaine quantité, les repas peuvent encore se faire sans trop de malaise, mais bientôt les désordres sont devenus tels, que le malade n'ose plus manger, et alors il s'amaigrit, il s'inanitie. C'est ici que paraît l'anémie que l'on a voulu placer à côté de la dyspepsie simple, c'est-à-dire lorsque la dyspepsie n'a pas été soignée, lorsque la dilatation est faite, et qu'arrive le dépérissement de l'individu ; mais ce n'est pas à ce point de vue seulement que cette maladie est grave. Il en est de la dilatation comme de certains flux intestinaux ; elle se complique quelquefois d'accidents nerveux, souvent bénins, mais qui peuvent entraîner la mort.

Complications.

Kusmaul avait déjà signalé les contractures des membres, se produisant à certains intervalles dans cette maladie. J'ai cité, au chapitre de l'anatomie pathologique, un de ces faits de contractures suivi de mort en quarante-huit heures. J'avais trouvé à l'autopsie l'estomac dilaté jusqu'au pubis ; il occupait tout le ventre, cachait tous les viscères abdominaux. Cette dilatation s'était produite tout d'un coup, sans cause appréciable, et était cause certainement des accidents graves qui ont déterminé la mort. Des faits de cette nature ont été observés très rarement. Andral en cite un cas qu'il a trouvé par hasard à l'autopsie.

Voici une nouvelle observation de contracture suivie de mort.

Observation LXXVII. — B..., âgé de trente-trois ans, comptable, n'a jamais fait d'excès et est malade depuis onze ans. Pour la première fois, en 1869, il a eu des crampes d'estomac. En 1872 il a présenté des signes de l'ulcération stomacale et il a eu depuis, trois fois, des vomissements noirs. En mai 1873 il vomissait tous les deux jours, en juin tous les jours du liquide trois heures après le repas, et en juillet deux fois par jour sans nausées. En février 1874 on le mit au régime du lait pendant deux mois. On lui donna des pilules de nitrate d'argent, sans aucun résultat. Il alla enfin consulter une somnambule qui lui prescrivit du sirop capillaire, de l'orge, de la queue d'asperges, des lavements de mouron, et une friction d'huile de croton sur l'estomac. En juin il vomit soixante-quinze fois et il se décide à entrer à l'hôpital Beaujon. Là l'estomac fut sondé trois fois par jour ; ce sondage fut suivi d'un lavage de l'estomac avec l'eau de Vichy. Il ne vomit plus que tous les trois ou quatre mois, mais il avait continué de se sonder l'estomac trois fois par jour, et souvent la nuit, pour le débarrasser du liquide qui se reproduisait toujours.

En 1878, l'hiver, il est pris de convulsions. Les doigts de la main se contracturent, l'avant-bras reste fléchi sur le bras, et tout le membre supérieur des deux côtés est porté en avant de la région stomacale et maintenu immobile de telle manière que le malade ne peut écarter son bras du ventre. De même la jambe est fléchie sur la cuisse, et la cuisse sur le bassin. Ces crises durèrent deux heures et demie et se reproduisirent trois fois. L'estomac est dilaté, chargé de liquide, non douloureux à la pression; l'appétit est parfaitement conservé, il vomissait deux litres par jour environ. Ces crises se calmèrent, disparurent et la santé paraissait revenir.

Le malade avait repris son travail; mais au bout de dix jours, les vomissements recommencent et il vomit en un jour sept litres de liquide, et alors une nouvelle crise convulsive parut.

Elle dura quelques heures pour reparaître après trois jours; la dernière persista quarante-huit heures; le malade tomba dans le coma, et mourut.

Ces crises convulsives s'observent surtout quand le malade excrète une grande quantité de liquide; elles sont très souvent bénignes, ne se prolongent pas au delà de quatre ou cinq heures; si leur durée augmente, elles acquièrent de la gravité et peuvent amener le coma et la mort.

Marche de la maladie.

La dilatation de l'estomac au début peut être enrayée pourvu qu'on la traite convenablement. Le liquide diminuera peu à peu; on ne le retrouvera plus dans l'organe que l'après-midi vers quatre ou cinq heures, puis, diminuant encore, il ne fera son apparition que le soir vers dix ou onze heures.

A mesure que l'état s'améliore, ce n'est pas chaque jour que l'estomac se remplira d'eau ; il se passera plusieurs jours durant lesquels l'excrétion de liquide ne se fera plus, et il reparaîtra après trois ou quatre jours. Il importe de connaître les phases diverses de la maladie.

L'affection guérira après quelques mois de traitement et le viscère peut reprendre ses dimensions normales. Si la dilatation existe depuis longtemps et que le liquide soit excrété en très grande abondance, et qu'on le trouve déjà le matin à jeun ; si le malade vomit journellement de l'eau, le traitement est bien plus long ; il sera plus difficile de tarir la source, et tout en diminuant la quantité par la médication et le régime alimentaire, on peut ne pas arriver à supprimer entièrement l'excrétion. La digestion ne s'en fera pas moins ; mais le malade sera contraint de suivre un régime sévère durant un temps très long ; quand les vomissements sont abondants, et qu'ils s'élèvent jusqu'à la quantité de deux, trois, quatre litres de liquide par jour, la guérison ne s'en fera pas moins ; mais il faut se hâter de traiter la maladie, de peur de voir arriver les crises convulsives dont je viens de parler, et qui peuvent devenir très graves en se répétant.

Dans les faits de dilatation, le patient livré à lui-même peut mourir d'inanition, ou bien encore la fièvre, le délire peuvent se manifester. Si la fièvre, le délire paraissent, les vomissements seront supprimés dans cette dernière période; mais la mort ne se fera pas attendre et mettra fin en une ou deux semaines aux souffrances qu'a provoquées cette maladie si fréquente.

Chomel et Walleix ont cité des faits de cet ordre sans se rendre un compte exact de la nature de l'affection.

Etat du foie dans la dyspepsie.

Lorsque la dyspepsie dure depuis un certain temps, elle finit souvent par réagir sur le foie, entraîner les congestions de cet organe et déterminer des coliques hépatiques. Ces faits s'observent. Il est utile d'en donner quelques observations.

L'observation LXXIV montre un cas d'augmentation de volume du foie, avec sensibilité marquée de cet organe, survenue dans une dyspepsie stomacale ancienne.

Observation LXXVIII. — Mme Ve L..., âgée de quarante-quatre ans, a eu trois enfants. Dyspeptique depuis plusieurs années : l'estomac gonfle après les repas. Émission de gaz, selles tous les deux ou trois jours. Si on presse la région de l'estomac, ou ne détermine aucune douleur; le foie est gonflé, dépasse de trois centimètres le rebord des fausses côtes. Dans toute la région de l'hypocondre droit, la pression est très douloureuse. Cette femme souffre toujours de névralgies frontales et de fatigues de jambes.

Observation LXXIX. — A..., depuis un an, vers cinq heures de l'après-midi, éprouve des tiraillements d'estomac, des brûlures. Durant plusieurs semaines, il a eu, à la suite du repas, des régurgitations de liquide; le soir, vers dix heures, il souffre de crampes d'estomac. Il rend de l'eau et des gaz. Aucune sensibilité à la région stomacale. La sensibilité dans la région du foie est très vive. Cet organe dépasse de quatre centimètres les fausses côtes, il est volumineux. A la suite des repas, le malade a des douleurs dans les mâchoires et de l'embarras de la parole, des douleurs dans les muscles des membres. Il a été mis l'année dernière pendant douze mois au régime du lait, mais son état ne s'était pas amélioré.

Ce ne sont pas seulement des congestions qu'on observe consécutives à la dyspepsie, mais aussi des coliques du foie. De même que les coliques hépatiques souvent renouvelées entraînent la congestion de l'estomac, de même aussi la dyspepsie peut produire, quand elle a duré un certain temps, des calculs hépatiques.

Observation LXXX. — Mme A..., trente-sept ans, réglée à l'âge de treize ans et demi, souffre de l'estomac depuis quinze ans. Brûlure dans la région stomacale, brûlure le long de l'œsophage; l'estomac est dilaté jusqu'à l'ombilic et est chargé de liquide. Elle rend à la suite du repas de l'eau, et a de la diarrhée depuis un an. Depuis dix ans, elle a des coliques hépatiques au moment de ses époques : ces coliques durent douze heures et se calment.

La région du foie hypertrophiée est très-douloureuse, elle souffre de douleurs entre les épaules, de névralgies des deux côtés de la face. Deux saisons à Vichy ne l'ont pas guérie.

Observation LXXXI. — Voici une observation recueillie dans mon service à l'hôpital Rothschild. S... âgé de quarante-cinq ans, employé de commerce. Depuis l'âge de dix-huit ans il a de la dyspepsie, des douleurs stomacales; depuis huit ans il commençait à vomir ses aliments ou de l'eau. Il rendait des gaz. Après les repas les douleurs stomacales étaient plus intenses, il éprouvait une lassitude générale, des étourdissements et des vertiges; les douleurs siégeaient de préférence à l'hypocondre gauche. Depuis six mois ce malade a eu la jaunisse à deux reprises. Actuellement la peau est jaune, la langue saburrale, la bouche amère; soif, inappétence; il a une douleur vive au creux épigastrique, augmentant à la pression, une douleur moins forte dans un point du rachis correspondant au creux épigastrique. Le foie est augmenté de volume, douloureux à la pression; si on enfonce les doigts sous le rebord des fausses côtes, on sent l'organe et on détermine la douleur. On sent le foie au toucher jusque dans la région du creux épigastrique.

L'examen des garde-robes m'a permis de découvrir les calculs biliaires dont deux ont la grosseur d'une noisette, et quelques autres sont beaucoup plus petits. Ils sont composés de cholestérine en grande quantité, ils renferment la matière colorante de la bile, une petite quantité d'albumine, des chlorures et des sulfates alcalins. Le traitement améliora rapidement l'état de souffrance du malade. L'ictère diminua progressivement, la sensibilité dans la région hépatique diminua et après un mois le malade sortit, ne souffrant plus de l'abdomen.

Ces observations me paraissent intéressantes pour montrer que dans la dyspepsie le foie devient assez souvent malade. Ce n'est évidemment pas dans la majorité des cas, mais il faudra toujours examiner l'organe hépatique chez tous les dyspeptiques. Ces observations montrent aussi que les coliques hépatiques peuvent être la conséquence de la dyspepsie.

Il y a là toute une série de faits utiles à connaître en clinique, et auxquels jusqu'à présent on n'a pas prêté attention. La dyspepsie peut créer les coliques hépatiques ; on comprendra combien chez un individu affecté de coliques, il est nécessaire d'éviter tout aliment pouvant irriter l'estomac.

On voit journellement des cas de coliques hépatiques dans lesquels les douleurs reviennent trois ou quatre heures après les repas, c'est-à-dire au moment des plus fortes contractions de l'estomac, surtout si le malade a pris un aliment indigeste.

CHAPITRE XXII

Diagnostic de la dyspepsie.

Les ouvrages qui ont été écrits sur les maladies de l'estomac ou bien les traités classiques de pathologie, quand ils se proposent de faire le diagnostic de la dyspepsie, établissent le diagnostic entre la dyspepsie et la gastralgie, la dyspepsie et la gastrite, la dyspepsie et l'ulcère de l'estomac.

Ils font de même le diagnostic des vomissements nerveux, de l'embarras gastrique avec la gastrite ; il ne s'agit pour eux; tantôt que d'une névrose, de dyspepsie, de gastralgie, de vomissements nerveux, tantôt ils disent qu'on a à faire à une gastrite, c'est-à-dire à une inflammation.

Les cliniciens sont dans un embarras extrême. Aucun des signes différentiels qui servent à séparer, par exemple, la gastralgie et la dyspepsie, la dyspepsie et la gastrite, aucun de ces signes n'a une valeur positive. Tous se confondent, et prêtent à la plus grande incertitude. Il est donc nécessaire, avant d'entrer dans la question même du diagnostic, de montrer comment je comprends la question du diagnostic.

« La gastralgie est, d'après Grisolle, une névralgie de

l'estomac, caractérisée par une douleur vive à l'épigastre, et s'irradiant le plus souvent aux parties voisines, s'accompagnant d'un sentiment de malaise et d'anxiété des plus pénibles, ainsi que de divers troubles fonctionnels du côté des organes digestifs. Les symptômes sont une douleur vive lancinante, dilacérante, brûlante, ou bien c'est un sentiment de pression, de constriction qu'éprouve le malade. La douleur peut aussi ne consister, d'après Barras, qu'en un malaise pénible et indéfinissable à la région de l'estomac, avec nausées, découragement, anxiété et quelquefois des sensations bizarres. Aux uns l'organe paraît gonflé et rempli, pour d'autres il est vide. Souvent les malades ont une chaleur ou un froid glacial à l'estomac. La pression exercée progressivement sans secousses, avec la paume de la main sur l'épigastre, les calme le plus souvent mais non toujours. Il n'est pas rare que la douleur gastralgique prenne une acuïté énorme dans le dos à la fin de la région dorsale. La douleur est intermittente ou rémittente. Quand les crises sont fortes, ils sentent qu'ils vont suffoquer; d'autres ont des syncopes; ils ont des nausées incessantes, des régurgitations amères ou acides; la crise peut durer quelques minutes, dix ou douze heures, et la fin de l'accès est marquée par un dégagement de gaz qui s'échappe par la bouche.

» Dans l'intervalle des crises, quelques malades sont tout à fait bien portants; d'autres ont des troubles permanents du côté des fonctions digestives. Ils éprouvent des douleurs à l'estomac, des pesanteurs, des crampes, soit à jeun soit après le repas. Le plus souvent c'est deux ou trois heures après le repas ou immédiatement après qu'ils souffrent; ils sont tourmentés par des baîllements, ont des nausées et des renvois; L'estomac est le siége de brûlures qui se propagent jusqu'à la gorge et sont suivies de l'expulsion de matières acides. Les vomissements sont rares, le plus souvent muqueux. Ils rendent des liquides et les solides sont conservés.

» L'appétit est bizarre, normal chez les uns, aboli chez d'autres, exagéré chez quelques uns et irrégulier chez la plupart. Quelques uns ne supportent que du lait; d'autres sont moins fatigués par les viandes que par les légumes; ceux-là recherchent les pâtes et les préparations du même genre, et les digèrent facilement.

» On peut dire d'une manière générale, que l'alimentation analeptique est mieux tolérée que l'alimentation douce. La soif est variable, la langue humide, sans enduit; quelques uns ont un goût acide, salé; la constipation est un état habituel.

» Pendant la digestion, ils ont des palpitations; beaucoup ont de la céphalalgie, des vertiges, de la somnolence, sont tristes ou moroses, et finissent par être hypocondriaques. La plupart conservent leur embonpoint et leurs forces. Il n'est pas rare d'en voir qui se plaignent pendant quinze ou vingt ans, ou toute leur vie de douleurs d'estomac et de difficultés dans la digestion. »

C'est là la description que donne Grisolle de la gastralgie. C'est la description classique que donnent tous les auteurs. En dehors de l'acuïté de la douleur, il n'y a pas, en résumé, d'autres symptômes que ceux de la dyspepsie que j'ai décrits.

Si la douleur est plus vive, est-ce une raison pour

faire une maladie spéciale? S'il s'agit d'un individu nerveux, d'une jeune femme nerveuse au moment de ses époques, on verra se produire ce que les auteurs appellent des crises de gastralgie, et j'ai insisté sur cette question.

Il se fait une congestion stomacale accompagnée de tous ses symptômes habituels. Tous peuvent se calmer par le repas, s'exaspérer par le repas, et comme je l'ai dit, cette congestion avec douleur ne se distingue pas de la dyspepsie ordinaire. L'intensité de la douleur ne suffit pas pour faire une espèce morbide.

Du reste, cette question de la gastralgie, considérée comme une maladie à part, ne peut pas se comprendre. La gastralgie et la dyspepsie ne font qu'une; ni l'une ni l'autre ne peuvent être considérées comme des névroses. Je ne ferai donc pas un diagnostic différentiel entre la dyspepsie et la gastralgie. Ces deux espèces morbides se confondent, n'en forment qu'une seule et il est impossible de les distinguer; la gastralgie est la dyspepsie des gens nerveux. Les classiques décrivent encore une autre névrose, les vomissements nerveux. « Ces vomissements, dit encore Grisolle, tiennent uniquement à une modification survenue dans l'innervation de l'estomac et diffèrent essentiellement de ceux qui dépendent d'une lésion matérielle du viscère, et de ceux qui, beaucoup plus communs que les précédents, sont sympathiques de la souffrance d'un organe, comme le cerveau, l'utérus ou les reins. »

Cette question a déjà été traitée, et point n'est besoin d'y revenir.

Il n'y a pas plus de vomissements nerveux indépendants d'une lésion matérielle du viscère, qu'il n'y a une gastralgie sans lésion.

Toutes les fois que le vomissement se produit, on peut être sûr qu'il y a congestion de l'organe, et c'est d'ordinaire comme symptôme de la dyspepsie simple qu'il se présente.

J'aurai à reparler de ce sujet des vomissements quand il s'agira de faire le diagnostic différentiel de la dyspepsie avec ou sans cancer.

L'embarras gastrique aussi est étudié dans un chapitre spécial; il n'est plus groupé dans les névroses, et pour Grisolle, c'est par l'énumération de ses symptômes qu'il faut le définir.

« L'enduit blanchâtre de la langue, l'inappétence, le dégoût pour les aliments, soif, nausées, vomissements, douleurs à l'épigastre, constipation ou diarrhée, douleurs de tête, céphalalgie sus-orbitaire; les malades ont du frisson, de la courbature, de l'insomnie. L'affection se passe sans fièvre ou avec fièvre. »

Celle-ci se confond encore dans la plupart de ses symptômes avec la dyspepsie, dyspepsie passagère, ne durant que quelques jours, survenant comme elle sous l'influence de la fatigue, d'un mauvais régime, etc., s'accompagnant d'un état fébrile en général; mais si on veut se donner la peine d'analyser les symptômes de l'embarras gastrique, on reconnaîtra les phénomènes de la dyspepsie comme constituant le fond de la maladie.

Après avoir insisté sur ces divisions sans nombre qu'on a fait subir à la dyspepsie, et avoir montré que toutes ces divisions ne sont fondées sur aucune base sérieuse et qu'elles correspondent à diverses formes d'une même entité morbide, il me faut maintenant parler de la dyspepsie avec laquelle se confondent la gastralgie, la gastrite, les vomissements nerveux, etc.

Elle est le plus souvent d'un diagnostic facile; si le malade a moins d'appétit, des nausées après le repas, de la douleur à l'estomac, des brulûres, de la flatulence, il est bien clair que le diagnostic ne présentera aucune difficulté. Il sera bien plus difficile quand la maladie est déjà ancienne; alors tous ces symptômes locaux diminuent et font place à des symptômes éloignés. Ainsi les douleurs de l'estomac, qui se manifestent immédiatement après le repas ou quelques heures après le repas, peuvent disparaître. Les régurgitations de liquide ne se font plus; le malade éprouve un symptôme auquel il ne fait plus grande attention. Il a quelques gaz dans l'après-midi ou le soir.

Il viendra consulter le médecin pour un embarras de la parole, se manifestant après le repas, et des douleurs de jambes. J'ai cité déjà un fait de ce genre. D'autres consultent le médecin pour des palpitations, se produisant même plusieurs fois par jour à des heures éloignées des repas ou tout de suite après le repas. Quelques-uns sont pris de phénomènes asthmatiques la nuit, et tout le jour ne souffrent pas de l'estomac.

On comprend combien il importe d'analyser avec soin les phénomènes et de voir ce qui se passe du côté de l'estomac. Le malade peut ne rendre que des gaz par en bas, n'avoir point de régurgitations, ne présenter aucun symptôme bien appréciable. Seulement, si l'on palpe la région de l'estomac, si on la percute, bien souvent on trouvera la douleur sur la ligne médiane de l'estomac, dans sa région gauche, quelquefois à droite, et ce signe est suffisant pour diagnostiquer la dyspepsie.

D'autres fois les malades ont des accès fébriles intermittents, se reproduisant tous les jours à la même heure, avec des phénomènes d'embarras de l'estomac. Il faudra se garder de confondre cette forme de dyspepsie avec une fièvre muqueuse ou autre. J'ai vu commettre cette erreur par des médecins très-instruits.

Les signes principaux qu'il faut toujours avoir présents à l'esprit, la sensibilité de la région stomacale, la douleur réveillée par la pression dans un point quelconque de l'estomac, le gonflement de l'estomac, les brûlures, les régurgitations de liquide, l'émission des gaz, et la constipation; tous ces signes peuvent se rencontrer à la fois, de même qu'un seul suffit pour diagnostiquer la dyspepsie. Au début tout à fait, tous peuvent manquer, et les symptômes éloignés, chaleur à la tête, somnolence et bâillements suffisent pour caractériser le commencement de l'affection.

Il faut avoir soin de bien différencier l'affection de l'estomac de l'affection du foie et savoir distinguer ce qui appartient à l'un ou à l'autre de ces organes, car tous les deux peuvent être pris en même temps, ainsi que je l'ai dit.

Si le foie est congestionné, il peut déborder les fausses côtes, et alors la palpation directe produit de la douleur qui est limitée au côté droit. S'il ne déborde pas, en introduisant les doigts sous le rebord des fausses côtes, on peut déterminer des sensations douloureuses.

Il y a des cas où le diagnostic différentiel entre les coliques hépatiques, et la dyspepsie avec douleurs vives est très-difficile. Ainsi des douleurs très-fortes se produisant trois ou quatre heures après le repas, tous les jours, sans ictère, sans la présence de calculs dans les fèces, peuvent être causées par le foie ou l'estomac : il faudra avoir soin d'étudier les symptômes avec précision pour bien distinguer ceux qui appartiennent à l'estomac, tenir compte des aliments qui ont été pris aux repas précédents, fixer le siége exact de la douleur, etc.

Ce qui souvent tirera le clinicien d'embarras, c'est la palpation du foie. Le toucher, la présence de la douleur dans la région du foie, indique une hypérémie de l'organe et la présence possible de calculs.

Lorsque le diagnostic est posé, il faut toujours rechercher les causes qui ont produit le mal. Le plus ordinairement c'est le régime alimentaire, les excès de boisson, ou bien encore ce sont les causes morales qui ont provoqué la maladie. Chez la femme, il faut s'enquérir de la fonction menstruelle; car elle appelle tous les désordres de l'estomac. Celui-ci ne pourra guérir qu'après que la maladie utérine elle-même sera guérie. Il faudra rechercher de même si la maladie n'est pas due à quelque affection arthritique ou herpétique, non pas que la thérapeutique de la maladie diffère ; car qu'il s'agisse de la dyspepsie d'une femme qui a une maladie utérine, d'un homme qui a la goutte, les principes du traitement ne varient pas ; seulement il y aura à recommander des précautions hygiéniques différentes, nécessaires à suivre, pour que la maladie d'estomac ne se reproduise pas si facilement.

Diagnostic de la dilatation de l'estomac.

Tous les signes qui indiquent la présence de la dyspepsie se retrouvent dans la dyspepsie avec dilatation. Dans la dyspepsie avec dilatation, deux signes nouveaux apparaissent, la distension de l'estomac, le développement de cet organe, qui peut arriver à dépasser l'ombilic de plusieurs centimètres et la présence du liquide dans sa cavité aux diverses heures de la journée.

Les symptômes, douleur provoquée par la pression, qui manque si rarement dans la dyspepsie simple, manque d'ordinaire, au contraire, dans la dyspepsie avec dilatation. La douleur dans la dilatation de l'estomac n'existe pas à toute heure de la journée, mais naît en général immédiatement après le repas, et plus rarement plusieurs heures après le repas, comme dans la dyspepsie simple.

La sensation d'ondulation, qui n'existe jamais dans la forme simple et se rencontre quelquefois dans la dilatation, est due à la contraction des fibres musculaires, et l'on peut chez certains individus amaigris percevoir à travers la peau de l'abdomen ces ondulations.

Tant que la maladie reste dans ces limites le diagnostic ne présente pas de grandes difficultés; le diagnostic exact de la dilatation est très-important.

Il indique une maladie dont la guérison ne se fera que lentement, dans laquelle le traitement devra être bien plus sévèrement suivi si l'on veut arriver à quelque résultat. La moindre infraction peut déterminer des vomissements, et donner à la maladie un caractère de gravité immédiat.

Lorsque la dilatation s'accompagne de vomissement, c'est ici que le diagnostic deviendra difficile. J'ai vu, bon nombre de fois, la dilatation simple confondue avec le cancer, c'est-à-dire une maladie essentiellement curable, confondue avec une maladie incurable. Si le médecin ne traite pas la maladie et l'abandonne à elle-même, elle peut prendre la physionomie du cancer de l'estomac et se terminer par la mort.

On comprend donc combien il importe d'insister sur tous les éléments du diagnostic différentiel, combien il est nécessaire de préciser tout ce qui est relatif à cette question.

On distinguera tout d'abord la dyspepsie avec vomissement sans dilatation et la dyspepsie avec dilatation et vomissement. La percussion permettra de reconnaître immédiatement l'étendue de l'estomac.

Arrivons maintenant au diagnostic de la dilatation simple et du cancer de l'estomac.

Le cancer ne se distingue par aucun signe spécial, excepté s'il y a une tumeur : il peut déterminer la dilatation de l'estomac, laquelle est capable de masquer même la tumeur s'il y en a une.

Une observation fera comprendre plus nettement cette proposition.

Observation LXXXII. — J... L..., garçon de magasin, âgé de quarante-sept ans, entré le 6 janvier 1876, à l'hôpital Rothschild. Il s'est toujours bien porté jusque il y a six mois, jamais il n'avait fait d'excès d'aucun genre.

Il n'a jamais souffert de dyspepsie; il n'a eu au début que des coliques qui s'irradiaient dans tout l'abdomen, et il est pris, au mois d'août 1875, après le repas, de vomissements de matières alimentaires. Ces vomissements revenaient tous les jours huit à dix fois par jour, et deux heures après le repas. Tantôt il ne vomissait que du liquide acide, tantôt il ne vomissait que des aliments. La région épigastrique n'est pas douloureuse à la pression; jamais il n'a eu de vomissements noirs, des vomissements de sang. Il était constipé.

Depuis que les vomissements ont commencé, il a perdu trente-deux livres. On lui administra comme traitement des purgatifs. Depuis cinq semaines il est au régime lacté, il vomit son lait comme les autres aliments.

État actuel. — Très-amaigris, très-affaibli; l'appétit est entièrement perdu. La langue est bonne; point de soif, point de fièvre, ni d'œdème des jambes.

L'estomac est plein de liquide. Le foie, la rate, les poumons sont tout à fait sains.

Je lui ai prescrit le premier jour 100 grammes de viande hachée et un œuf cru pour tâter les forces de l'estomac. Il vomit quatre litres de liquide acide.

Le lendemain, avec la pompe, j'ai extrait 200 grammes de liquide. Après l'évacuation du liquide les coliques recommencent. A cinq heures, de nouveau, il vomit un litre et il vomit de l'eau toute la nuit. Le lendemain il rejette trois litres, 200 grammes de liquide en 24 heures et je retire avec la pompe 300 grammes de liquide. Il prend 100 grammes de viande râpée et deux œufs à la coque en deux repas. Il ne peut avaler la viande. Le soir un litre de liquide est vomi de nouveau. Le jour suivant, il rend 1 kilogramme 900 gr. de liquide et il urine 400 grammes. Après l'évacuation du liquide avec la pompe il n'a plus de douleurs à l'estomac, mais il a une sensation de constriction à la gorge.

Il prend de la gelée et un œuf, du poisson haché; nouveaux vomissements abondants. Il rend en vingt-quatre heures 1500 grammes de liquide dont 250 grammes de liquide noir. Les forces diminuent de plus en plus. Lors de la dernière extraction de liquide avec la sonde, en faisant saillir la sonde, j'ai pu sentir que les parois de l'estomac étaient indurées.

Quinze jours après son entrée, la langue se sèche, il ne répond plus aux questions; les vomissements sont arrêtés, il rend par le rectum 150 grammes de sang; le lavage de l'estomac était suspendu depuis deux jours. Il tombe dans le coma et meurt.

A l'autopsie je trouve l'estomac énormément distendu, s'étendant de la cinquième côte gauche jusqu'à environ cinq centimètres au-dessus de l'arcade crurale droite.

Plein de liquide noir, il présente des injections et des dilatations vasculaires dans toute son étendue, mais principalement sur la paroi postérieure et dans la région moyenne. Toute la région pylorique et le coude de l'estomac sont le siége d'un tissu dur, lardacé, squirrheux, rétrécissant l'orifice pylorique, permettant encore cependant l'introduction d'un stylet. Les autres organes sont sains.

Réflexion. — Tous les phénomènes qui caractérisent la dilatation se retrouvent dans cette observation. Aucun des symptômes que l'on observe dans le cancer de l'estomac ne se constate ici. Il n'y avait pas plus de douleur à la palpation et à la percussion qu'il n'y en a d'habitude dans la dilatation simple de l'estomac. Cet homme vomissait le lait ; il a vomi le poisson et les autres aliments. L'hémorrhagie, qui existe dans 42 pour 100 des cas d'après Brunton, ne s'est pas observée dans ce cas particulier. Ce n'est que deux ou trois jours avant la mort qu'il a rendu une petite quantité de liquide noir.

Il n'y avait pas à rechercher la présence de cellules cancéreuses dans les substances venant de l'estomac ; il n'y avait pas d'exfoliations de la muqueuse ni d'eschares, et cependant j'avais posé le diagnostic cancer pour les raisons suivantes : La dilatation simple succède en général à une dyspepsie ancienne de quelques mois ou de quelques années. Ici rien de pareil. Cet homme a pendant six mois des coliques non limitées à l'estomac, qui s'irradient dans tout l'abdomen. Ces coliques cessent et sont remplacées par des vomissements, immédiatement, vomissements se répétant sans cesse, que rien ne peut arrêter, avec un dégoût invincible des aliments et un amaigrissement rapide. Dans la dilatation simple, la marche des symptômes n'est pas la même. Les malades peuvent continuer de manger pendant un certain temps, et le dégoût profond des aliments n'arrive que s'ils vomissent continuellement du liquide.

Lorsque les parois de l'estomac sont occupées par un tissu morbide, les fibres musculaires, la muqueuse, sont continuellement troublées dans leurs fonctions.

Le dégoût de l'aliment ne se produit dans beaucoup de cas que parce que la présence de l'aliment ajoute à l'état de malaise créé par le tissu nouveau. La constriction de la gorge, les douleurs inter scapulaires, qui sont quelquefois les seuls symptômes douloureux, s'aggravent beaucoup par l'introduction d'un aliment solide. Ce malade consentait bien à avaler un œuf, de la gelée, mais le poisson et la viande faisaient naître des crises intolérables.

Lorsqu'il ne s'agit que d'une dilatation, aussitôt que par un régime alimentaire approprié on aura diminué le liquide, le dégoût de l'aliment disparaît très-vite, et l'estomac manifeste son état d'intégrité, ou l'absence de tout tissu morbide par le rétablissement prompt de l'appétit, et l'ingestion de l'aliment n'est presque jamais suivie de crises douloureuses, comparables à celles que produit le tissu cancéreux.

En quelques jours, le malade qui n'a qu'une dilatation dit que l'appétit est revenu, sent une amélioration réelle.

On ne pourra pas toujours faire le diagnostic immédiatement parce que le cancer n'a aucun symptôme propre quand il n'y a pas tumeur. Il faudra pendant quelques jours étudier l'état de l'estomac au moyen de l'alimentation pour arriver à se faire une idée de la maladie. Les aliments ne sont pas également tolérés dans la dilatation et le cancer.

Si la dilatation masque dans un certain nombre de cas les symptômes du cancer, il y a bien d'autres cas où il n'y a pas dilatation et où le cancer ne se manifeste que par l'inappétence, l'impossibilité de se nourrir, et l'induration de la région stomacale.

Observation LXXXII. — D..., cinquante-huit ans, propriétaire, était d'une très-bonne santé jusqu'il y a dix-huit mois, il n'avait pas de dyspepsie. L'appétit se perd tout d'un coup. Il est tourmenté toute la journée par des tiraillements d'estomac qui se calment immédiatement après le repas, pour revenir; il est tourmenté par des fringales.

Il rend de la pituite chaque jour; ce liquide stomacal coulait en quelque sorte de lui-même.

Il ne peut supporter aucun aliment solide, toute sa nourriture, depuis cette époque, consiste en lait, café, œufs, quelques cuillerées de vin, un peu de Revalescière; mais tous les aliments solides le dégoûtent. La langue est blanche, la région stomacale présente une induration énorme, la pression n'éveille pas de douleur. Il a maigri de soixante livres en quelques mois; selles régulières chaque jour.

Réflexion. — Le cancer peut n'être précédé d'aucun phénomène dyspeptique. Il s'installe tout d'un coup, manifeste sa présence par des tiraillements continuels de l'estomac, par une excrétion continuelle d'eau, par l'impossibilité d'avaler un aliment solide qui augmenterait trop les souffrances du malade (et instinctivement il ne prend plus qu'une nourriture légère liquide). Les aliments solides lui font éprouver des douleurs intolérables.

Dans la dilatation, rien de pareil. Tous les troubles sont proportionnés à l'état de l'estomac. Celui-ci a conservé sa vigueur; sa puissance fonctionnelle se rétablira, dès qu'il sera placé dans des conditions convenables. Avec le cancer, sa fonction est immédiatement annulée, il ne peut plus recevoir une alimentation solide, il ne peut plus accomplir son rôle de chymificateur des aliments.

Pour bien faire comprendre ce point, quelques observations sont encore nécessaires. On n'arrive à faire le diagnostic du cancer qu'en se rendant compte du mode de fonctionnement de l'organe, puisque, comme je l'ai dit, il n'y a aucun signe positif, sauf la tumeur, qui manque le plus ordinairement.

Observation LXXXIII. — R..., cultivateur âgé de cinquante-deux ans, n'a jamais été dyspeptique ; il ne souffre que depuis un an et demi ; il est arrivé au dernier degré de maigreur, ne peut plus se mouvoir. Cet homme qui avait toujours été d'un fort embonpoint est complétement décharné. Depuis trois mois l'appétit est perdu, le pain, la viande le dégoûtent. Il prend actuellement, depuis cette époque, un litre de lait, du bouillon, un œuf tous les deux ou trois jours. Aussitôt qu'il a pris un de ces aliments, les douleurs recommencent, il souffre tout le jour, et il ne vomit que tous les deux ou trois jours. Il vomit du mucus, de l'eau, et point d'aliments. Dès qu'il a vomi, il se croit guéri jusqu'à ce qu'une nouvelle quantité d'aliments irrite de nouveau l'estomac. Cet organe est sensible à la pression dans toute son étendue, mais on ne sent aucune tumeur. Il y a trois semaines, dit-il, il a mangé six asperges et les a vomies trois heures après. Jamais il ne vomit du sang ni d'aliments. Il ne vomit que de l'eau. Toute la nuit il crache du liquide stomacal et rend des gaz. Les jambes sont enflées ; il a eu quelques vomissements de liquide noirâtre.

Réflexion. — Il n'y a ici aucune transition entre l'état de santé et la maladie de l'estomac. L'organe est frappé brusquement, sa fonction se supprime entièrement; il ne peut tolérer que quelques aliments liquides, et encore ces aliments produisent des douleurs, il se fait une excrétion d'eau abondante; quand cette eau s'est accumulée en une certaine quantité, il s'en débarrasse au moyen de vomissements.

Observation LXXXIV. — D..., âgé de cinquante-sept ans, a un teint jaune-paille, un œdème des membres inférieurs; il présente avec un cancer de l'estomac une dilatation de cet organe. Les organes digestifs étaient dans un excellent état jusqu'il y a sept ou huit mois. Tout d'un coup l'appétit se supprime, il est dégoûté de la viande, il commence à vomir après les repas; les vomissements ne deviennent quotidiens qu'au bout de quelques semaines; avec les aliments il rend une cuvette de liquide; aucune sensibilité dans la région stomacale. L'estomac s'étend à 4 centimètres au-dessous de l'ombilic, et dessine sa présence par des contractions qui remontent vers l'œsophage, et alors le malade rend du liquide. Tous les jours il vomit, il ne veut plus manger que la soupe, il a même le dégoût du lait.

Chaque matin, pendant quinze jours, je débarrasse au moyen de la pompe l'estomac de son contenu, et alors il peut déjeuner ; il mange de la viande, des légumes, mais les malaises recommencent immédiatement après le repas. Ce sondage le débarrasse des vomissements, lui donne un peu plus de goût pour les aliments.

Après trois semaines de traitement, il n'a pas récupéré des forces, mais il a mangé quelque peu et a moins souffert.

Réflexions. — Il faut distinguer dans ces faits ce qui est le résultat du cancer et ce qui appartient à la dilatation.

Le cancer dans l'estomac empêche le malade de prendre des aliments, supprime l'appétit et détermine comme le cancer en général, un affaiblissement rapide, un état cachectique.

L'excrétion de liquide qui remplit l'estomac augmente les nausées provoquées par le tissu cancéreux, et le malade, au bout d'un certain nombre de jours ou d'un certain nombre d'heures, a besoin de vomir pour décharger l'organe.

Le lecteur comprendra que le diagnostic différentiel de la dilatation et du cancer sera fondé, non pas sur la valeur absolue des symptômes, car le cancer n'a pas de symptômes propres, et le cancer échappe souvent au toucher le mieux fait.

Mais c'est surtout l'étude de la fonction, l'analyse des troubles gastriques, la façon dont les phénomènes se sont développés, la marche brutale de la maladie, qui guideront le clinicien.

Le cancer ne se produit pas toujours ainsi ; il peut succéder à une longue irritation de l'estomac, à une vieille dyspepsie. Il faut donc distinguer en clinique le cancer qui se développe sous l'influence de l'hérédité, et celui qui est consécutif à une affection ancienne de l'estomac. Lorsque la congestion stomacale a duré des années, on voit le cancer quelquefois s'établir. Il apparaît assez souvent après dix, quinze ou vingt ans de dyspepsie. Quelques auteurs ont prétendu qu'il pouvait s'annoncer à de très-longs intervalles, par les phénomènes de la dyspepsie. C'est là, selon moi, une erreur. Il en est des tissus de l'estomac comme des tissus des autres organes; si un tissu est enflammé pendant un certain nombre d'années, on voit souvent apparaître, sur le tissu enflammé, du cancer, de l'épithélioma, par exemple.

De même, l'estomac qui a été longtemps tourmenté par la dyspepsie peut devenir cancéreux.

J'ai vu, il y a quelques jours, en consultation avec mon savant confrère, le Dr Salet, à Saint-Germain, une dame de soixante-cinq ans, dyspeptique depuis trente ans.

Cette dame est dégoûtée de tout aliment solide et ne peut plus prendre qu'un peu de bouillon et du lait.

Elle avait mangé quelques asperges, et il a suffi de la présence de cet aliment pour éveiller des crises de douleurs très-violentes.

Elles est très-amaigrie, a de l'œdème des jambes, et peut à peine s'asseoir sur son lit.

Elle n'éprouve aucune douleur dans la région stomacale, ni spontanée, ni provoquée par la pression. On ne sent pas de tumeur, et il ne s'est pas fait de dilatation de l'organe.

Jamais elle n'a eu de vomissements de sang. Il s'agit, à n'en pas douter, d'un cancer à l'estomac survenant après une dyspepsie qui a duré trente ans.

Cette forme clinique du cancer est toute différente de celui qui s'établit d'emblée chez un individu qui devient cancéreux par le fait de l'hérédité sans dyspepsie antérieure.

Ce qui est positif, et je l'ai plus d'une fois observé c'est que la dyspepsie, si elle se complique souvent de dilatation, peut aussi amener le cancer de l'estomac.

C'est dans ces cas de cancer tardif, succédant à la dyspepsie, qu'Andral a dit avec raison, que le cancer peut souvent être précédé pendant des années par la dyspepsie.

Il est impossible de préciser par la symptomatologie le moment où le tissu morbide se développe dans l'organe malade, où les symptômes de la dyspepsie se compliquent de ceux du cancer.

En résumé, le cancer de l'estomac, qu'il s'établisse d'emblée ou consécutivement à la dyspepsie, ne se reconnaîtra par aucun symptôme propre.

La dilatation simple et le cancer se manifestent par les mêmes faits objectifs, sauf dans les cas où il y a une tumeur.

Le diagnostic ne sera possible qu'en observant le malade et en étudiant le fonctionnement de l'organe.

Quand il y a cancer, il ne tolère aucun aliment solide, et il finit par rejeter même les liquides.

Si l'on a affaire à une dilatation simple, on arrive facilement à arrêter les vomissements de liquide et d'aliment. Ceux-ci seront bientôt conservés et digérés, si le régime est convenablement réglé.

Et la question du diagnostic différentiel sera promptement jugée.

Ulcère de l'estomac.

Ferai-je le diagnostic différentiel de la dyspepsie et de l'ulcère de l'estomac.

Depuis que Cruveilhier a décrit l'ulcère de l'estomac comme maladie, tous les auteurs ont donné la description de l'ulcère. Ils ont rapporté à l'ulcère ce qui appartient à la dyspepsie. Ils ont décrit une symptomatologie spéciale à l'ulcère, et cette symptomatologie n'est que celle de la dyspepsie.

En un mot, l'ulcère est une complication de la dyspepsie, se présente dans le cours de cette maladie et n'est pas une maladie particulière. Lorsque des membranes de l'estomac ont été congestionnées et que cette congestion a duré un certain temps, la mauvaise nutrition de la muqueuse entraîne l'ulcération. Toutes les fois que l'on verra une hémorrhagie stomacale, on pourra être sûr qu'il s'agit d'une dyspepsie ancienne. L'ulcération n'est qu'un accident fréquent dans la dyspepsie.

Observation LXXXV. — Mme A..., âgée de vingt-cinq ans, couturière, dyspeptique depuis six ans, souffre de l'estomac; une heure et demie après le repas, elle rend une grande quantité de gaz; depuis deux mois elle vomit les aliments. La douleur stomacale est située sur la ligne médiane, à 3 centimètres de l'appendice xiphoïde, et en arrière, au niveau de la sixième vertèbre, et à 2 centimètres de la vertèbre. Depuis deux semaines elle rend deux ou trois caillots de sang tous les deux ou trois jours. Garde-robe tous les quatre ou cinq jours seulement.

Elle n'a jamais été bien menstruée. Les règles restaient absentes cinq ou six mois. Depuis deux mois elle n'ont pas reparu.

Observation LXXXVI.— Mme X..., trente ans, vernisseuse. Depuis plusieurs mois, douleurs d'estomac; elle vomit, le matin, des aliments et de l'eau; douleurs dans la région gauche de l'organe; depuis trois semaines elle vomit des caillots de sang trois fois par jour. Selle chaque jour. Depuis cinq mois les règles sont absentes.

Observation LXXXVII.— Mme B. U..., âgée de vingt-cinq ans, dyspeptique depuis plusieurs mois, souffre à 2 centimètres au-dessous de l'appendice xiphoïde, sur la ilgne médiane de l'estomac. Elle a une douleur vive au niveau de la septième vertèbre dorsale. Elle rend des gaz et ses aliments un quart d'heure après avoir mangé. Elle a eu à diverses reprises des hématémèses.

Les symptômes qui caractérisent l'ulcère n'ont rien de particulier à l'ulcère même.

En effet, Brinton dit que la maladie s'annonce par des troubles de la digestion stomacale. La douleur qu'on a voulu indiquer comme propre à l'ulcère se rencontre dans la dyspepsie. Brinton dit qu'elle apparaît en général deux à dix minutes après la déglutition de l'aliment; qu'elle dure une heure ou deux et disparaît, qu'elle est limitée à la ligne médiane, que la douleur dorsale décrite par Cruveilhier est aussi importante. Il prétend même avoir pu localiser l'ulcération d'après le siége de la douleur. Il ajoute que la douleur peut coïncider avec l'ingestion des aliments ou cesser par cette ingestion. Mais tout cela s'applique exactement à la dyspepsie.

Tous les signes de l'ulcération se confondent absolument avec ceux de la dyspepsie.

Lorsque j'ai à traiter un malade qui a des vomissements de liquide sanguinolent, je ne me préoccupe pas de cette complication.

Les liquides chargés de pigments sanguins peuvent se produire même sans qu'il y ait ulcération de l'estomac.

L'ulcération n'a d'intérêt, au point de vue clinique, que quand un vaisseau de gros calibre est ulcéré et quand il se fait une hémorrhagie abondante. Dans ce cas l'ulcération est une complication sérieuse, inquiétante. Il n'est pas nécessaire d'insister plus longtemps sur le diagnostic différentiel de la dyspepsie et de l'ulcère de l'estomac.

CHAPITRE XXIII

TRAITEMENT.

Dans la dyspepsie sans dilatation de l'estomac, tout le traitement consiste dans la réglementation du régime alimentaire et dans la médication.

La question dominante est celle du régime.

Les médecins, suivant les conseils de Johnson et Trousseau, ne donnent aucune indication sur la nature du régime à suivre, et s'en rapportent à l'expérience du malade qui, disent-ils, doit s'habituer à reconnaître quels sont les aliments qu'il digère le plus facilement, ceux qui conviennent à son estomac et ceux qui lui sont nuisibles.

Il faut supposer une profonde perspicacité à la personne qui, composant son repas de trois ou quatre mets différents, peut discerner celui qui lui a fait mal, celui qui a été le mauvais aliment.

Pourquoi consulter le médecin si le patient est réduit à se gouverner lui-même? A quoi peut servir son intervention, s'il n'en sait pas plus que le malade sur l'effet de l'aliment, s'il ne le connaît pas par avance, et s'il faut que le malade attende une indigestion ou une série d'indigestions avant qu'il puisse arriver à diriger convenablement son alimentation?

Du reste, le plus souvent, le dyspeptique abandonné à lui-même sera dévoyé dans ses investigations, dans les jugements qu'il pourra porter sur la bonne ou mauvaise influence des aliments.

J'ai déjà dit dans un autre chapitre que les souffrances de l'estomac ne suivent pas toujours immédiatement un repas nuisible, et qu'il faut quelquefois douze ou dix-huit heures avant que le mal soit devenu sensible et celui-ci pourra ne s'éveiller qu'après le repas suivant.

Est-il composé de la substance la plus innocente, d'une tasse de bouillon ou d'un bol de lait?

La douleur suivra, de très-près, l'ingestion du bouillon ou du lait.

Que fera l'individu pour expliquer ses malaises?

Il a déjà oublié le repas de la veille composé d'aliments indigestes; c'est lui qui, en réalité, a irrité l'estomac et est cause de tout le mal.

Il incriminera le bouillon, le lait, qui n'en peuvent mais.

Il aura bien garde de reprendre du bouillon ou du lait sous prétexte qu'il ne peut les digérer : c'est ainsi qu'il arrivera à établir son expérience sur laquelle le médecin compte; c'est ainsi que, guidé par des impressions erronées, il arrivera à se composer un mode alimentaire tout à fait mauvais.

Cet exemple montre ce qu'il faut attendre du malade en fait de réglementation du régime.

Pourquoi voulez-vous que lui, ne sachant rien de l'action de l'aliment ou de la boisson sur l'estomac, n'ayant aucune idée du fonctionnement de l'organe, puisse se guider?

Pourquoi serait-il plus expérimenté pour traiter sa dyspepsie qu'il ne peut l'être pour soigner une bronchite dont il peut être affecté un jour ou l'autre?

Jusqu'à présent, on n'a tenu aucun compte du régime alimentaire; il était laissé aux caprices, aux fantaisies, à l'instinct du malade.

C'est lui qui était maître de le régler selon son appétit, selon ses convenances.

Qu'en pouvait-il résulter?

C'est que la maladie continuait d'évoluer, si toutefois elle ne s'aggravait pas. J'ai vu bien des cas de dilatation de l'estomac dus uniquement à la mauvaise hygiène alimentaire que personne n'avait corrigée.

Les médicaments de l'estomac ont eu meilleure chance que le régime alimentaire, ils ont été moins négligés.

Sur le terrain de la pharmacologie, les médecins se sont donné libre carrière.

Que de médicaments ont été préconisés contre la dyspepsie !

Le nombre en est considérable.

Tout un groupe d'agents favorisant la digestion a été décrit ; ce groupe a été dénommé les Eupeptiques.

Inspirés par la doctrine de la lésion fonctionnelle, les thérapeutistes ont imaginé d'emprunter à l'estomac des animaux le principe digestif, la pepsine pour l'administrer à l'homme dont les digestions sont pénibles.

Corvisart, le premier, a eu cette idée et a rapporté bon nombre d'observations de malades guéris par cet agent.

Encouragés par l'exemple de ce savant physiologiste,

divers expérimentateurs ont essayé l'action de la diastase, de la pancréatine, et disent avoir obtenu une guérison complète de la dyspepsie.

Si la dyspepsie est en réalité un trouble de la fonction digestive dû à l'insuffisance sécrétoire des glandes digestives, il est clair qu'en réunissant ces trois espèces de ferments, diastase, pepsine et pancréatine, nos aliments composés de matières amylacées, albuminoïdes et grasses, n'auraient pas de peine à être digérés, et qu'en les administrant au malade, tous les symptômes de la dyspepsie disparaîtraient comme par enchantement.

On aurait à sa disposition une véritable panacée.

J'ai vu pour ma part beaucoup de dyspeptiques qui avaient fait usage de ces trois ferments, et ils n'en avaient tiré aucun bien.

Brinton avait souvent essayé la pepsine et a fini par nier son efficacité.

Ce n'est pas seulement le principe digestif lui-même qu'on a cherché à utiliser; la pepsine étant toujours accompagnée d'un acide, les médecins ont cru que dans la lésion fonctionnelle, l'acide pouvait ne pas être sécrété en quantité suffisante, et ont songé à donner de l'acide chlorhydrique.

Il a paru soulager ou même guérir les dyspeptiques et il a été classé auprès de la pepsine.

On a prétendu qu'il facilitait la sécrétion de la salive, du suc pancréatique et il a été dénommé eupeptique.

Où sont les expériences démontrant cette action physiologique?

L'observation clinique m'a prouvé qu'il est nuisible

plutôt qu'utile et qu'il ne donne aucun soulagement.

Il n'en est pas de même des alcalins (eau de Vichy). Donné à faible dose, au commencement du repas, il n'est pas douteux que l'alcalin ne facilite la digestion.

Longet et Bernard ont cru pouvoir expliquer cet effet parce qu'il accroîtrait la sécrétion du suc gastrique, mais leurs expériences ne sont pas démonstratives.

Enfin, les amers sont également rangés dans la catégorie des eupeptiques.

Ce qui est certain, c'est que la classification de toute cette série de médicaments que je viens d'énumérer n'est étayée sur aucune expérience plausible, c'est qu'elle est tout hypothétique.

On ne peut contester le bon effet des alcalins, des amers.

Comment agissent-ils? On n'en sait absolument rien.

Mais tout ce qui a été écrit sur l'action de la pepsine, de la pancréatine, de la diastase, n'est rien moins que démontré.

L'étude de ces substances a été faite avec l'observation clinique.

Le traitement de la dyspepsie comprend deux facteurs.

Le premier, le principal, est l'aliment.

Celui-ci a été complétement négligé, passé sous silence.

Parmi les aliments, les uns conviennent à l'estomac, ne le troublent pas; les autres l'irritent, lui sont nuisibles.

Si vous ne tenez pas compte de ce premier facteur, qui a un rôle si important, comment pouvez-vous apprécier l'influence du deuxième facteur, le médicament?

Comment voulez-vous déterminer son action sur l'organe?

Corvisart, qui a vulgarisé l'emploi de la pepsine, ne s'est nullement préoccupé de l'alimentation de ses malades.

Leur guérison était-elle due au ferment ou au régime alimentaire qu'ils avaient suivi, il ne peut le savoir.

On peut adresser les mêmes objections à ceux qui recommandent la pancréatine ou bien les trois ferments réunis, et soutenir contre eux que l'amélioration qu'ils ont observée chez certains dyspeptiques est due à l'aliment et non au médicament.

Toute cette pharmacopée des ferments, qui est le fruit de la doctrine du trouble fonctionnel, est acceptée par les uns, rejetée par un grand nombre de médecins.

Elle est appelée à disparaître avec la doctrine elle-même, qui n'a engendré que des erreurs pour toutes les questions qui se rapportent à la pathologie du tube digestif.

Ne connaissant pas la nature d'une maladie, les médecins ne peuvent faire que la médecine des symptômes.

C'est ce qui est arrivé pour la dyspepsie.

On a prescrit l'opium pour calmer les douleurs. La noix vomique est journellement employée, mais sans résultat, pour stimuler la fibre musculaire de l'estomac, pour augmenter sa contractilité qui serait diminuée dans la dyspepsie. Cette dernière médication date de Cullen, qui avait émis le premier cette idée sur l'état du muscle et lui rapportait la maladie. On a fait appel à toutes espèces de médications, et on n'arrive à guérir le malade que par le fait du hasard.

La raison en est que l'on n'a considéré jusqu'à présent la dyspepsie que comme un symptôme, alors qu'elle est une unité morbide caractérisée par l'anatomie pathologique, l'étiologie, la symptomatologie, etc.

Elle se compose d'un groupe de symptômes, symptômes localisés dans l'estomac et symptômes éloignés ou sympathiques. Pour en devenir maître, il faut user tout à la fois du régime alimentaire et des médicaments ; il faut régler en même temps l'hygiène de l'estomac et prescrire la médication.

L'une sans l'autre ne mènerait qu'à une curation incomplète. Avec une thérapeutique rationnelle, inspirée par la nature, par l'essence de la maladie, on constatera l'amendement progressif de tous les symptômes, locaux et éloignés.

Les phénomènes locaux de l'estomac, douleurs, ballonnement, régurgitations de liquide, etc., disparaîtront peu à peu, en même temps que les phénomènes sympathiques, migraines, vertige, douleurs musculaires ou articulaires, fièvre, transpirations, etc.

Du régime alimentaire.

Il faut commencer par fixer le régime.

Celui-ci variera selon l'intensité de la maladie, selon sa gravité.

Il comprend la détermination du nombre de repas que le dyspeptique peut faire.

On ne permettra qu'un seul repas composé d'aliments solides, lorsque l'affection se présente avec des symptômes très-sérieux, et on aura soin aux deux autres repas de prescrire des liquides, œuf, lait, potages, etc.

L'alimentation ne devra jamais être composée exclusivement d'aliments liquides.

L'estomac, pour se rétablir, doit se congestionner au moins une fois en vingt-quatre heures, c'est-à-dire qu'il a besoin de l'apport de solides une fois dans la journée.

Si le régime lacté, dont on fait si grand abus aujourd'hui, ne réussit pas à guérir la dyspepsie et n'amène que du soulagement, c'est qu'il n'appelle jamais dans l'estomac cette congestion nécessaire pour la guérison complète.

Il faut ajouter à ce repas unique des mets liquides, en quantité suffisante pour les besoins de la vie.

Si le dyspeptique n'est pas malade depuis longtemps, on autorisera deux ou même trois repas.

Des médecins ont prétendu que dans les formes graves du mal, il convenait de multiplier ce nombre, de répéter souvent les repas en ne donnant qu'une petite quantité d'aliments à la fois.

Les nombreuses observations que j'ai faites m'ont démontré que si la diète absolue, que si le régime exclusivement composé de liquides nuit à l'estomac, la multiplication du nombre des repas n'est pas moins nuisible.

L'organe a besoin de repos durant un certain nombre d'heures, quel que soit le genre d'aliment qu'il ait reçu, solide ou liquide.

Aliments.

C'est au médecin qu'il appartient d'indiquer non seulement le nombre de repas, mais le genre d'aliments dont le dyspeptique devra faire choix.

Le meilleur de tous, celui qui doit invariablement commencer le repas du dyspeptique, c'est la viande grillée ou rôtie, c'est le pot au feu, viande de bœuf ou de mouton.

C'est à ces deux espèces que la préférence sera accordée. Le veau a des fibres plus fortement serrées, sur lesquelles l'estomac a moins de prise, et a une action moins stimulante.

Je ne sais pour quel motif on le considère comme une viande légère et on le place dans la catégorie des viandes blanches, près du poulet.

C'est la couleur seule qui peut expliquer cette mauvaise classification.

Dans la société actuelle, le dîner s'ouvre toujours par un potage, un poisson, et la viande ne vient qu'en troisième ligne. Cet agencement ne convient pas au malade et jure avec les données physiologiques.

Il faut lui défendre le potage, et le poisson doit succéder à la viande et non la précéder.

Ces détails ont une réelle importance.

Il ne suffit pas d'indiquer les aliments permis, les viandes qu'il est autorisé à prendre, et leur mode de préparation. Le médecin lui fera connaître égalemen celles qui sont prohibées, comme les viandes trop grasses, le porc, le foie, les rognons, les charcuteries.

Il devra interdire leur assaisonnement avec des condiments, les préparations culinaires si variées qu'on leur fait subir. Le malade consommera la viande telle que la nature nous la présente ; prise au naturel, elle est le mieux appropriée à l'organe chargé de la chymifier; au point de vue de l'estomac, elle ne doit pas être considérée seulement comme un aliment, mais elle est pour lui, ainsi que je l'ai dit, un véritable médicament, le véritable régulateur de sa congestion physiologique.

Elle est indispensable au rétablissement de l'organe. Toutes ces qualités bienfaisantes s'évanouissent, si, sous prétexte de la rendre plus agréable au goût, elle est préparée avec du beurre ou sous forme de ragoût, de boudin, etc.

Le poisson mérite d'être placé immédiatement après la viande dans le régime du dyspeptique ; il est un aliment sain, mais à la condition que sa chair ne soit pas chargée de graisse.

On permettra le merlan, qui ne contient que 0,38 d'huile, mais on proscrira le maquereau, le saumon, qui est chargé de 4,85 p. 100 d'huile.

Il est nécessaire de donner également, à propos des légumes, des indications précises.

Ils peuvent faire partie du régime, mais à la condition que l'on fasse choix de ceux qui ne peuvent nuire, ni par leur texture (marrons), ni par leur composition chimique (choux), ni par la grande quantité de cellulose, de ligneux qu'ils renferment ; j'ai suffisamment insisté sur ce sujet dans le chapitre de l'étiologie pour n'avoir pas à y revenir.

Les fécules, le sucre, peuvent aussi être conseillés.

Les règles concernant l'aliment étant posées, on aura soin de fixer les règles relatives à la boisson.

Boissons

Quand la dyspepsie est invétérée, il convient de boire très peu. Moins le dyspeptique boira, moins il aura de souffrances.

Il faut réagir contre la tendance de boire pour calmer la soif.

La boisson ne sert pas à faciliter la digestion ; elle l'entrave ; et très souvent elle est cause de la maladie.

Le genre de boisson est loin d'être indifférent.

C'est surtout l'eau qu'il faut permettre ; c'est elle qui est le mieux adaptée à l'estomac, elle ne l'excite pas, elle ne l'irrite point.

Le vin sera prohibé ; le malade sent bien que toutes les fois qu'il en prend, il éprouve dans l'organe une sensation de brûlure, de fer chaud, quel que soit le genre de vin.

La bière est bien mieux tolérée.

Le thé, le café, le lait, sont au nombre des boissons qui n'ont pas un mauvais effet.

Les deux premières ne sont contre-indiquées que si l'on a à traiter un individu très nerveux, très impressionnable. Il faut redouter les palpitations, les excitations du système nerveux.

Donnés dans le cours du repas, ou à la fin du repas, le thé, le café stimulent la fonction digestive.

On n'en pourrait dire autant du chocolat.

Substance très nourrissante, il est vrai, à cause de la grande quantité de matières azotées qu'elle renferme, mais dangereuse à cause de la grande quantité de graisse dont elle est chargée.

Il sera éliminé du régime.

J'ai passé en revue les principales questions relatives à l'hygiène du malade, celles de l'aliment et de la boisson.

Elles doivent être présentes à l'esprit du médecin, toutes les fois qu'il aura à régler le genre de vie du dyspeptique.

Rien ne doit être laissé au hasard ; il faut déterminer le nombre des repas, la nature des aliments et boissons ; il est même utile d'indiquer leur quantité.

Toute infraction au régime est immédiatement suivie d'une aggravation du mal.

Que le dyspeptique se laisse aller à ses caprices une seule fois, et qu'il prenne un mauvais aliment ou une mauvaise boisson, il aura une rechute, et la guérison sera retardée.

Il n'y a pas de maladie où l'observation de l'hygiène s'impose plus sévèrement, et où une infraction quelconque soit plus rapidement et plus vivement ressentie.

Médicaments.

Le régime aura pour effet de diminuer le ballonnement de l'estomac, les douleurs, les crampes ; mais il ne suffit pas pour faire disparaître tous les phénomènes morbides.

L'excrétion de liquide, les régurgitations acides, qui tourmentent tant les malades, ne céderont pas avec la seule hygiène.

L'aliment solide, l'aliment liquide tendent à entretenir, à accroître la production de ce liquide; l'excitation de la muqueuse, par son contact, détermine le suintement de l'eau à sa surface; et on constate qu'à la suite de chaque repas sa quantité a augmenté.

L'excrétion d'eau s'accompagne de contractions des fibres musculaires, de douleurs plus ou moins vives.

C'est ce flux aqueux qu'il faut combattre par la médication. Les symptômes gaz, constipation, etc., diminueront à mesure que le liquide diminuera.

La constipation, résultant de la dyspepsie, cédera peu à peu, mais bien souvent elle survit à la guérison de la dyspepsie; elle exige une médication spéciale; on se gardera d'administrer un purgatif au dyspeptique, toute substance purgative est un irritant de l'estomac, et dangereuse : la diarrhée provoquée par le purgatif entraîne une constipation plus tenace.

On en peut dire autant du vertige, des fièvres à forme intermittente ; ils exigent aussi une médication à part. Un traitement rationnel de la maladie diminuera le vertige, et peut même le faire passer; mais quand il existe depuis des mois ou des années, il y a bien des chances pour qu'il résiste et dure.

Les médicaments qui s'adressent à l'estomac seront impuissants souvent pour débarrasser le malade du vertige, de la fièvre.

Il importe d'insister en détail sur ces divers points, qui ont un véritable intérêt clinique.

Ce flux aqueux, qui est si commun dans la dyspepsie, cette véritable diarrhée de l'estomac, qui est un si grand sujet de souffrances, et se reproduit à l'occasion de chaque repas, cette hydropisie stomacale qui n'avait jamais été étudiée avant mes recherches, et n'avait pas un instant arrêté d'une façon sérieuse l'attention des médecins, appelait une médication toute nouvelle.

Jusqu'à présent les médicaments usités dans la dyspepsie ne visaient pas ce fait morbide, qui est l'un des principaux symptômes. Le liquide régurgité, ou qui encombre l'estomac, a sa source (ainsi que je l'ai démontré dans la partie physiologique de mon livre), dans les vaisseaux dilatés de la muqueuse.

Il ne se produit pas dans l'état de santé, il est le résultat de la congestion excessive.

Comment l'enrayer? Comment arrêter son excrétion, diminuer les qualités exosmotiques de la muqueuse?

J'ai constaté, dans un très grand nombre d'observations, qu'en faisant absorber par cette muqueuse des sels ne se décomposant pas au contact des acides de l'estomac, l'exosmose se modifiait rapidement. Mon expérimentation a porté sur plusieurs centaines de malades, et j'ai pu grouper un certain nombre de substances qui jouissent à divers degrés de la propriété de modifier et d'enrayer l'exosmose.

Il semble que l'état pathologique de la muqueuse est influencé par un simple fait physique.

Le chlorure de sodium, le sulfate de soude, l'iodure de potassium, le bromure de potassium, le phosphate de chaux, le phosphate de soude répondent entièrement à l'indication thérapeutique. Ce n'est qu'à très faible dose qu'ils doivent être donnés, immédiatement avant le repas ; c'est à la dose de 20 à 30 centigrammes qu'on les ordonnera.

Si l'on dépasse cette dose et que l'on prescrive 1 gramme ou 2 grammes de ces médicaments, on a bien des chances de déterminer des crampes d'estomac, de déranger l'organe.

Quelques observations me serviront à montrer l'action de ces sels.

Observation LXXXVIII. — C., âgé de quarante-quatre ans, employé de bureau, est dyspeptique depuis trois ans. La maladie l'a fait maigrir, il a une toux d'origine gastrique continuelle.

On l'avait considéré, au début, comme atteint de phthisie, et il avait pris durant plusieurs mois de l'huile de foie de morue, du charbon de Belloc.

Son état ne s'améliora pas.

Trois fois dans la semaine, il éprouve des douleurs de tête qui le rendent incapable de tout travail intellectuel.

Actuellement il souffre de ballonnement du ventre, qui se produit après le repas, de brûlures d'estomac, de gaz et de constipation.

Le matin, au réveil, il a des régurgitations abondantes de liquide que la soupe du matin calme momentanément. Les régurgitations reviennent à la suite de chaque repas.

Il ne dort pas la nuit, ou bien le sommeil est tourmenté par des cauchemars.

Je prescris le régime alimentaire, et la seule médication que je lui donne est du chlorure de sodium, à la dose de 40 centigrammes, avant chaque repas, dissous dans de l'eau tiède.

Les régurgitations diminuèrent peu à peu et cessèrent au bout de six semaines.

Observation LXXXIX. — G., âgé de quarante et un ans, employé de bureau, dyspeptique depuis quinze ans.

Il a des céphalalgies continuelles, du vertige.

Après chacun des repas, l'estomac est lourd, douloureux, et principalement le soir.

Il régurgite du liquide une grande partie de la journée.

Durant cinq ans il avait fait de l'hydrothérapie ; le vin de quinquina, le charbon, lui furent ordonnés plusieurs années de suite.

Ces diverses médications n'eurent aucune influence sur la dyspepsie.

Du bromure de potassium, à la dose de 30 centigrammes à chaque repas, suffit pour déterminer le rétablissement du malade, après quelques semaines.

Observation XC. — H., dessinateur, âgé de 38 ans, doué d'un fort embonpoint, est dyspeptique depuis dix ans.

La langue est blanche ; chaque repas est suivi de ballonnement, de douleurs de l'estomac.

Il rend du liquide trois heures environ après chacun des repas.

La nuit il souffre de vertige, de dyspnée stomacale et de transpirations.

Il avait pris du vin de quinquina et tous les médicaments usités dans la dyspepsie.

Il a suffi de fixer son régime, et de lui donner une dose de 30 centigrammes de bromure de potassium à chacun des repas, et le malade fut rétabli presque entièrement au bout d'un mois.

Observation XCI. — D... âgé de quarante cinq ans, dyspeptique depuis dix ans.

La langue est chargée d'un enduit saburral épais, l'appétit est conservé, mais il souffre de l'estomac toute la journée.

De trois en trois jours il a des crampes d'estomac; depuis quelque temps il a de la diarrhée et a notablement maigri.

Ses malaises l'obligèrent à une grande sévérité de régime, et c'est à peine s'il osait manger.

Le matin, il mange une côtelette et du thé, et le soir le repas se compose d'une soupe et viande.

Le dîner amène des régurgitations de liquide acide, et des douleurs d'estomac qui atteignent leur paroxysme vers sept heures du soir.

Il a eu, à deux reprises, de véritables hallucinations; la nuit il avait de la fièvre et des transpirations; mais le jour aussi il était en proie, à quatre heures de l'après-midi, à un accès de fièvre qui présentait tous les caractères de la fièvre paludéenne.

Ce genre d'accès fébrile n'est pas extrêmement rare dans la dyspepsie.

Ni le fer, ni le quinquina, etc., ne purent rien contre l'affection.

Le bromure de potassium en eut raison.

La fièvre ne disparaît pas avec la plupart des autres symptômes, et ne peut être combattue qu'avec le sulfate de quinine.

Observation XCII. — M., employé, âgé de soixante-huit ans est dyspeptique depuis vingt ans.

Chaque repas détermine des brûlures d'estomac, de la dyspnée, du vertige.

Le mal cède encore au bromure de potassium.

Le phosphate de chaux, le phosphate de soude agissent à la façon du bromure de potassium.

Je rapporterai deux exemples pour le démontrer; les différents sels que j'ai énumérés plus haut m'ont rendu les mêmes services que le chlorure de sodium, le bromure de potassium.

Il n'est point nécessaire de citer d'autres observations pour le démontrer.

Que le lecteur sache qu'il peut user de ces diverses substances et qu'il arrivera au même but.

Observation XCIII. — J., vernisseur, âgé de vingt-neuf ans, est affecté, depuis trois ans, d'une dyspepsie d'origine alcoolique.

La langue est saburrale, l'estomac douloureux sur la ligne médiane; il souffre également sur le trajet des deux dernières vertèbres cervicales.

Abondantes régurgitations de liquide acide à la suite des repas.

Le matin il a du vertige, et la nuit il est tourmenté par la fièvre et des transpirations.

Le phosphate de soude, à la dose de trente centigrammes, donné au commencement du repas, arrête les régurgitations.

Observation XCIV. — H., âgé de quarante-cinq ans, est dyspeptique depuis six mois; le matin il vomit du liquide, chaque repas détermine des brûlures d'estomac.

Il est en proie à des vertiges continuels.

Pour le guérir, on lui donna durant des mois de la

pepsine, du bismuth, du bicarbonate de soude ; aucun de ces médicaments n'eut prise sur la maladie.

Le phosphate de chaux eut raison des principaux symptômes.

Le vertige seul lui resta. Pour s'en rendre maître, il fallut ajouter une prise de un gramme de bromure de potassium par jour.

Ces observations prouvent, et j'en pourrais publier un grand nombre d'autres, donnant la même démonstration, à savoir que tous les remèdes actuellement employés contre la dyspepsie sont impuissants pour la guérir.

La raison en est qu'ils ne visent pas les véritables symptômes liés à la maladie; ils sont tous dictés par l'empirisme; mais si on se place sur le terrain clinique, et qu'on suive les indications de la nature, la médication n'est plus incertaine.

Actuellement chaque médecin a son mode de traitement, chacun a son remède favori qu'il emploie ; pourquoi ne guérit-il pas? on n'en sait rien; la variabilité dans la médication indique le vague des opinions. Le remède favori ne guérit pas, mais où en trouver d'autres.

Tous sont destinés plutôt à satisfaire le malade qu'à le débarrasser de son mal.

Les sels dont je conseille l'usage ne répondent pas à toutes les indications.

J'ai cité plus haut le fait d'un dyspeptique dont le vertige ne se calma qu'avec le bromure de potassium à une dose élevée.

Le vertige est un des symptômes fréquents qui ne cèdent pas, quand il est très violent; il survit à la guérison de l'estomac. On en peut dire autant du bourdonnement d'une oreille ou des deux oreilles.

Le bromure de potassium peut débarrasser le dyspeptique du vertige et du bourdonnement.

Mais souvent le bourdonnement résiste à toute médication, tandis que le vertige disparaît plus facilement.

La constipation est souvent difficile à guérir ; liée à l'affection, elle diminue ou elle cesse avec elle ; mais il n'est pas rare qu'elle reste indéfiniment.

J'ai déjà insisté plus haut sur les conséquences quelquefois sérieuses de cette constipation, et j'ai dit qu'il faut se garder d'employer des purgatifs pour débarrasser l'intestin. C'est toujours à des lavements purgatifs qu'il faut avoir recours.

Quand la constipation alterne avec la diarrhée, c'est le traitement général de la maladie qui servira surtout à rétablir la fonction de défécation.

Il en est de même de la diarrhée provoquée quelquefois par la dyspepsie.

En général, j'ai observé que, quand la diarrhée existe, le médecin ne s'occupe que de l'intestin, que la maladie stomacale n'est pas prise en considération, et que tous les efforts des thérapeutistes sont dirigés contre le flux intestinal.

Les opiacés de tout genre sont utilisés pour arrêter la diarrhée ; elle s'arrête en effet durant quelques jours pour recommencer plus forte : l'opium exerce son action momentanée sur l'intestin ; mais le dyspeptique continue son régime, qui ne vaut rien, sa médication, et il est repris, après quelques jours, des mêmes accidents qui l'affaiblissent et le découragent.

Jamais vous n'arriverez, par ces moyens, à le débarrasser de la diarrhée ; j'ai vu bon nombre de malades auxquels il a suffi de faire suivre un bon régime et un des médicaments indiqués dans ce chapitre pendant quelques semaines pour diminuer et faire cesser la diarrhée.

Dyspepsie flatulente.

La flatulence n'est qu'un symptôme de dyspepsie stomacale invétérée. Le charbon est le remède le plus anciennement usité dans cette forme morbide ; la magnésie, le bicarbonate de soude sont également conseillés.

On a prétendu que c'est en absorbant les gaz que le charbon soulage le malade ; cette interprétation est en désaccord avec le fait physique : si le charbon en bloc absorbe les gaz, il n'en est plus de même du charbon pulvérisé ; il n'absorbe rien.

Il est probable qu'il sert à calmer la muqueuse irritée de l'estomac, comme la pepsine, comme l'amidon ou une poudre inerte quelconque.

Son effet ne va pas plus loin.

Ce qui est certain, c'est qu'il n'a jamais servi à guérir la dyspepsie flatulente.

Aux médecins qui traitent le symptôme et non la maladie, il a fallu trouver un remède contre les gaz, et ils pensaient l'avoir trouvé.

La flatulence se manifeste quand la dyspepsie stomacale existe depuis longtemps ; ce que l'on a appelé dyspepsie intestinale, et n'est en réalité que la dyspepsie flatulente, n'est que l'extension de la dyspepsie stomacale.

Les deux se confondent ; point n'est besoin d'un médicament contre les gaz ; que l'on traite la dyspepsie de l'estomac, et l'on verra celle de l'intestin diminuer peu à peu et se guérir.

Il n'y a pas à faire un traitement spécial à propos de la dyspepsie flatulente, qui ne doit pas être séparée de la dyspepsie stomacale.

Vomissements.

Le vomissement est une complication de la dyspepsie, complication très fréquente que j'ai rencontrée maintes fois dans des cas de dyspepsie stomacale ancienne, non traitée.

Le vomissement est toujours la conséquence de l'irritation de l'estomac; il ne signifie pas que l'estomac n'est pas capable de digérer les aliments, comme on le répète journellement, mais que la fibre musculaire de l'organe est irritée, et qu'elle est sujette à des contractions morbides, anti-péristaltiques.

Quand ces contractions se produisent, l'aliment est rejeté. Il peut être de deux espèces différentes; il peut être aqueux ou alimentaire.

D'ordinaire, quand les vomissements sont aqueux, ils proviennent d'un estomac dilaté, et je traiterai plus loin la question du traitement de la dilatation de l'estomac.

Ils peuvent se produire encore sans qu'il y ait dilatation.

La thérapeutique n'est alors que celle de la dyspepsie commune ; j'en ai parlé à propos de la régurgitation du liquide.

La question change si les aliments sont vomis sans liquide.

Ils peuvent être rejetés tout d'un coup, quelques heures après le repas ou immédiatement après le repas.

Ils peuvent être rejetés par une série de régurgitations qui durent plus ou moins longtemps, pendant une demi-heure ou une heure, et débarrassent l'organe de tout le repas ou de la plus grande partie du repas.

Le vomissement d'aliment est plus sérieux que le vomissement de liquide.

Un de mes anciens internes, M. le docteur Schafier, m'a adressé une malade qui vomissait depuis six mois ses aliments, quelques heures après le repas.

La prescription d'un régime alimentaire, le phosphate de chaux à petite dose, firent cesser rapidement ces vomissements.

Ils recommençaient dès qu'elle reprenait du vin.

Il ne s'agissait que d'une dyspepsie ancienne chez une dame déjà âgée qui avait été traitée avec de la pepsine, de la magnésie, du charbon, etc., sans aucun résultat.

On n'arrivera pas toujours à enrayer ce symptôme de la dyspepsie aussi facilement :

La maladie se développe fréquemment chez des femmes très nerveuses, douées d'une hyperesthésie généralisée, hystériques.

La dyspepsie est un des accidents multiples qui sont provoqués par l'exaltation du système nerveux.

Si le régime arrive à les calmer, à les diminuer, il ne parvient pas toujours à les supprimer.

Le vomissement qui n'est dû qu'à une crampe de la fibre musculaire de l'estomac, s'arrête quelquefois par les causes les plus diverses; il suffit d'agir mécaniquement sur la fibre musculaire; je l'ai vu s'arrêter après l'introduction d'une sonde dans l'estomac; ou bien encore un changement d'air a suffi pour le faire cesser.

Je l'ai arrêté chez une femme très nerveuse, et j'ai cité l'observation plus haut, en faisant des injections d'éther matin et soir dans la région du mollet.

C'est en calmant le système nerveux central que j'ai pu modifier l'état de la fibre musculaire de l'estomac.

Le phosphate de chaux à très haute dose, à la dose de 10 grammes par jour, m'a servi encore à guérir ce symptôme.

Quelques observations viendront à l'appui de ce que je viens de dire.

Observation XCV. — Madame C..., âgée de vingt-huit ans, femme très nerveuse et en proie à des crises d'hystérie, est dyspeptique depuis plusieurs années. Elle a eu deux enfants, et le dernier il y a quatre ans. Elle a eu de fréquentes et abondantes métrorrhagies pendant plus de six mois.

Quand sa maladie utérine fut guérie, elle me fut adressée parce qu'elle vomissait depuis neuf mois chaque jour ses aliments, sitôt le repas fini.

Elle souffrait de toute la région de l'estomac; dès qu'on touchait une partie quelconque de l'abdomen, il se développait une sensibilité douloureuse; cette excessive sensibilité existait sur toute la peau du corps.

L'appétit était nul; le repas était suivi de nausées continuelles, était rendu sitôt fini.

La nuit se passait sans sommeil; elle avait de l'aphonie depuis plus de deux mois.

Le régime atténua les phénomènes dyspeptiques, mais les vomissements persistèrent et ne disparurent qu'après un voyage à la mer.

L'observation suivante est celle d'une jeune fille dyspeptique qui vomissait depuis trois mois son deuxième repas.

Il a suffi d'introduire la sonde une fois et de faire un lavage de l'estomac avec de l'eau de Vichy pour les arrêter.

Observation XCVI. — L..., fleuriste, âgée de quinze ans, entrée à l'hôpital Rothschild en 1877.

Elle se portait bien jusque il y a un an. Elle travaillait à l'atelier, de sept heures du matin à sept heures du soir.

Elle devint dyspeptique par mauvaise alimentation et par un travail excessif.

Elle ne se nourrissait que de charcuterie et de pommes de terre.

Ce qui a facilité le développement de la maladie, c'est qu'elle était à la période de la formation menstruelle.

Réglée depuis dix mois; mais les règles ne venaient pas, le plus souvent. Leucorrhée abondante.

Chaque repas, depuis plusieurs mois, est suivi de sensation de pesanteur à l'estomac, de nausées, céphalalgie, vertige et bourdonnements d'oreille.

Elle vomit le déjeuner, immédiatement après l'avoir

pris, ou bien une demi-heure ou une heure après. Le vomissement se composait en partie d'aliments, en partie d'eau.

Le soir elle n'avait que des nausées; le sommeil était agité et à son réveil elle était courbaturée.

Lors de mon examen, l'estomac était vide, ne contenait ni aliments, ni liquide.

Je la soumis au régime pendant quelques jours; puis, quand elle fut à jeun, j'introduisis la sonde, qui me permit de m'assurer que l'estomac n'était pas dilaté, et j'injectai deux verres d'eau de Vichy qui baignèrent la muqueuse pendant cinq minutes, et je retirai avec une pompe la plus grande partie de ce liquide.

A partir de ce jour, les vomissements ne se reproduisirent pas.

Les nausées durèrent encore quelques jours et cessèrent sous l'influence du phosphate de chaux associé au bismuth.

Réflexion. — Ce n'est évidemment pas l'eau de Vichy qui nous aida à débarrasser cette jeune fille du vomissement; elle en avait déjà pris auparavant; mais le rôle mécanique de la sonde peut seul être invoqué pour expliquer son arrêt.

Ces faits sont intéressants, parce qu'ils montrent au médecin le sens qu'il doit attacher à ce phénomène qui jusqu'à présent n'a pas été justement interprété.

C'est un phénomène accidentel qui est loin d'avoir le sens grave que lui attachait Brinton, lequel le considérait comme lié toujours à une maladie grave de l'estomac.

Il peut durer très longtemps, il peut disparaître tout

d'un coup, par les moyens les plus simples ; il se surajoute à la dyspepsie, et la première indication est de commencer par traiter la maladie, et souvent le vomissement disparaîtra.

J'ai donné dans ces derniers temps des soins à un malade qui m'a été envoyé par mon savant confrère M. Henri Gueneau de Mussy.

Il avait des vomissements qui duraient depuis trois ans, et comme depuis plusieurs mois il était mis au régime du lait, il vomissait le lait.

Les vomissements ne revinrent plus dès qu'il fut soumis à un régime rationnel.

Enfin quand, avec le phosphate de chaux à la dose de dix grammes par jour, je fais cesser le vomissement, je pense que ce médicament a agi, comme la sonde, mécaniquement ; il n'y a pas d'autre interprétation à donner.

Observation XCVII. — Madame L..., âgée de vingt-sept ans, commis-voyageur, entrée à l'hôpital Rothschild en 1876.

Fortement constituée, elle se portait bien jusque il y a sept ans.

Elle était devenue dyspeptique par son mauvais régime alimentaire ; elle mangeait très irrégulièrement.

Le repas produit des douleurs stomacales, des aigreurs.

Depuis dix mois elle vomit chaque jour, un quart d'heure ou une demi-heure après le repas, ses aliments ; le matin elle rend de l'eau, et environ de 400 à 500 grammes.

Depuis dix semaines les vomissements sont plus

abondants et plus fréquents; elle s'affaiblit et elle est obligée d'entrer à l'hôpital.

Elle n'a pas d'appétit, la moindre pression sur la région de l'estomac éveille de violentes douleurs; nausées après le repas et vomissements.

Le phosphate de chaux fut donné durant quinze jours et la malade *ne rejeta plus ses aliments.*

En résumé, ces diverses observations feront comprendre qu'il n'y a pas, en réalité, une thérapeutique spéciale contre le vomissement, complication de la dyspepsie.

Il convient de commencer d'abord par le traitement de la maladie.

S'il résiste au traitement, c'est alors qu'on pourra essayer ces divers moyens que j'ai indiqués et qu'on pourra arriver à débarrasser le patient.

Dilatation de l'estomac.

La dilatation est une des formes de la dyspepsie chronique; la dyspepsie flatulente et la dilatation sont les deux formes de la dyspepsie chronique.

L'une et l'autre s'observent fréquemment, elles peuvent coexister ou se manifester indépendamment l'une de l'autre.

Toutes les fois que la dyspepsie stomacale dure un certain temps, elle se complique de flatulence ou de dilatation.

La dilatation, quand elle a acquis un haut degré, peut ne jamais disparaître, quelle que soit la médication.

Si elle n'est pas de date ancienne, l'estomac peut revenir à ses dimensions normales ; le liquide cessera de s'excréter, et la maladie guérira.

Cette forme de dyspepsie, qui n'a pas été décrite jusqu'à présent, est très commune ; je l'observe journellement et elle existe surtout chez les malades de la ville plutôt que chez ceux des hôpitaux. La première des indications est de donner un régime sévère, de ne permettre pendant un certain temps qu'un nombre restreint de repas ; on en augmentera le nombre à mesure que la maladie diminuera.

Les médicaments conseillés dans la dyspepsie simple seront maniés avec la plus grande prudence ; car l'estomac a une susceptibilité toute particulière quand il est dilaté.

Ils pourraient facilement déterminer des crampes, étant moins facilement absorbés que dans le fait de la dyspepsie simple.

Le liquide de l'estomac est-il très abondant, est-il rendu en grande quantité à la dose de un ou plusieurs litres : toute la thérapeutique devra changer.

Il ne sera pas toujours possible de faire tolérer même un seul aliment solide.

L'organe est devenu d'une telle impressionnabilité que le poids, le contact même de la viande excitera à l'excès les fibres musculaires, augmentera la quantité du liquide et produira des vomissements d'eau.

Il faudra que pendant un certain temps la viande soit hachée, étendue dans du bouillon.

On se contentera de prescrire des aliments liquides

pour revenir à l'aliment solide aussitôt qu'il sera possible.

Dans ce cas, tout médicament est inutile ; car la substance médicamenteuse sera diluée dans le liquide, non absorbée et rendue avec le liquide.

Il faut ne donner le médicament que s'il y a peu d'eau et s'il peut venir en contact avec la muqueuse.

En admettant que l'aliment soit conservé, ce qui ne peut tarder, il ne faut pas penser que le vomissement d'eau et d'aliment cessera immédiatement.

En admettant que le malade soit traité rationnellement, on observera l'arrêt du vomissement durant deux, trois ou quatre jours, et il recommencera durant un jour pour débarrasser l'estomac de la grande quantité de liquide qui s'est excrétée durant ce temps sous l'influence des divers repas. Chacun d'eux produit des contractions des fibres musculaires de l'estomac, une certaine quantité de liquide qui, au bout de deux, trois ou quatre jours, deviendra excessive, et l'estomac sera forcé de la rejeter.

Il peut s'écouler par l'intestin, ce qui arrive rarement. Il peut être résorbé, ce qui arrive encore beaucoup plus rarement.

Ces vomissements sont précédés de crises de souffrances stomacales, de nausées, d'une prostration des forces, du dégoût des aliments. Dès qu'ils se sont produits, le malade redevient calme, et sent un bien-être ; il recommence à manger avec un véritable plaisir. Peu à peu le flux aqueux diminuera, grâce au traitement ; le vomissement ne se fera plus que tous les huit jours, deviendra de plus en plus rare, et cessera même tout à fait.

Mais il se renouvellera à la moindre infraction du régime. Celui-ci sera scrupuleusement suivi durant des mois, et la santé se rétablira.

Le viscère pourra ne jamais se déshabituer d'excréter une certaine quantité d'eau; mais sa production en petite quantité n'est pas incompatible avec des digestions faciles, et l'état de santé. Il n'en est plus ainsi si la dilatation atteint sa limite extrême, si l'estomac arrive à s'étendre à trois ou quatre centimètres au-dessous de l'ombilic.

La maladie est alors bien plus longue, plus difficile à guérir. Le patient rend trois ou quatre litres de liquide le même jour; ce liquide se refait sans cesse, l'organe est toujours lourd, pesant, le dyspeptique a des malaises continuels, il ne peut rester debout, car il lui semble que l'estomac va se détacher; il rend des gaz tout le jour : le ventre se tympanise à chaque instant, des ondulations douloureuses, partielles ou générales, se font sentir dans l'estomac; il a des nausées; il voudrait rendre le liquide, mais il n'y arrive pas; il s'introduit le doigt dans la gorge pour provoquer le vomissement qui se fait attendre trop longtemps, celui-ci arrive tout d'un coup et la crise est terminée, ou bien les titillations ne suffisent pas pour décharger l'estomac.

Il faut ajouter que l'eau acide irrite la muqueuse, qu'elle est cause des contractions, que sa présence prolongée tend à accroître sans cesse le flux, et que la vie devient intolérable pour le malade. La thérapeutique, dans cette phase du mal, est absolument impuissante. Que voulez-vous attendre des médicaments pour soulager?

Rien.

Kusmaul eut l'idée ingénieuse de tirer le liquide par des moyens mécaniques, au moyen d'une pompe.

L'extraction du liquide ne suffisait pas, car il a tendance à se refaire sans cesse.

Il pensa qu'il serait possible de diminuer ou d'enrayer le flux en modifiant la muqueuse enflammée; lorsqu'il eut aspiré le liquide, il introduisit de l'eau tiède, de l'eau chargée de substances médicamenteuses qu'il laissa séjourner quelques minutes dans l'estomac.

C'est en général d'eau de Vichy qu'il se servait.

Il ne retirait qu'une partie, la plus grande partie de l'eau de Vichy : le reste devait continuer son effet sur la membrane irritée.

Il a employé cette méthode dans un assez grand nombre de cas : il a publié ses observations, et il semble que beaucoup ont été soulagés, quelques-uns ont même été entièrement guéris. Le savant médecin allemand dit que le sondage, le lavage de l'estomac est applicable, même qu'il y ait ulcération, cancer de l'estomac.

Cette méthode ne présente, d'après lui, aucun inconvénient, aucun danger.

Les malades supportaient le sondage avec la plus grande facilité et s'habituaient à se sonder eux-mêmes.

Certaines maladies de la vessie, le catarrhe, que les chirurgiens arrivent à guérir en sondant et en lavant la vessie, avaient fait penser à Kusmaul qu'il en pourrait être de même pour l'estomac, qu'on pourrait le guérir par les mêmes moyens. Ce rapprochement n'est pas tout à fait exact.

S'il y a du liquide dans l'estomac et dans la vessie,

enflammés tous deux, il n'est pas excrété par l'organe dans les deux cas; l'estomac excrète bien le liquide qu'il contient, mais la vessie n'excrète pas l'urine; elle la reçoit du rein.

La méthode fit rapidement son chemin.

Je fus l'un des premiers à l'essayer en France; elle se généralisa promptement; elle fut appliquée par un très grand nombre de médecins.

Mais, il faut le dire, elle fut, sur la foi du médecin allemand, appliquée un peu à tort et à travers, empiriquement. Personne n'a pu jusqu'à présent porter un jugement précis sur sa valeur, et la plus grande incertitude règne encore à son égard.

Je l'ai étudiée chez un grand nombre de malades, dans des cas de dilatation simple, dans le cas de dilatation avec ulcération, dans le cas de cancer.

J'ai reconnu qu'elle peut rendre de grands services, qu'elle peut être dangereuse si on en fait abus, qu'il ne faut pas, comme le faisait Kusmaul, confier au malade la direction du traitement, et qu'elle ne doit pas être employée dans tous les cas de dilatation.

Des observations feront bien comprendre ma pensée et apprendront au lecteur ce qu'il doit penser de ce moyen de traitement.

Les deux premières observations se rapportent à deux malades dont l'un a été soulagé, et le deuxième guéri.

Observation XCVIII. — X..., quarante-cinq ans, manœuvre, est dyspeptique, depuis sept ans, par alcoolisme.

Depuis huit mois, il rend du liquide acide et vomit ses aliments. Dès qu'il a pris un repas composé d'aliments solides, les malaises commencent; les contractions douloureuses chassent l'eau et les aliments. L'estomac est énormément dilaté et s'étend à trois centimètres au-dessous de l'ombilic.

Je fais le cathétérisme de l'estomac.

Le premier jour, j'extrais un litre et demi d'eau le matin, et le soir la même quantité.

Le neuvième jour, l'estomac ne donnait plus que 60 centilitres de liquide.

La sécrétion urinaire s'était modifiée parallèlement.

Le premier jour, il n'urinait qu'un demi-litre.

Le neuvième jour, il urinait un litre et demi.

Ce malade, qui vomissait tous ses repas, conservait le neuvième jour 200 grammes de viande hachée, des œufs crus et une centaine de grammes de poisson.

Réflexions. — Le cathétérisme et le lavage ont heureusement soulagé le malade et amélioré sa situation.

L'observation suivante montre encore mieux le parti qu'on peut tirer de cette thérapeutique, d'autant plus que la maladie avait été traitée, dans plusieurs hôpitaux, par toutes espèce de médicaments, sans résultat.

Observation XCIX. — R..., âgée de vingt-sept ans, entrée à l'hôpital Rothschild en 1876. Elle devint dyspeptique à la suite d'une suppression des règles.

Cette femme a été bien réglée depuis l'âge de treize ans jusqu'à dix-sept ans et demi. Elle devient enceinte, accouche facilement.

A vingt-cinq ans, nouvelle grossesse suivie d'avortement; durant six semaines le placenta fut retenu dans la matrice.

A partir de sa délivrance, les règles ne reparaissent pas, et la dyspepsie commence.

Inappétence, douleurs d'estomac, crampes et vomissements de liquide durant quinze jours de suite.

La dyspepsie persiste et les vomissements cessent quinze jours pour recommencer le même temps.

Bientôt ils reparaissent tous les huit jours, et enfin elle vomit chaque jour plusieurs litres de liquide.

Un médecin lui prescrit chaque jour un purgatif et un lavement purgatif pour décharger l'estomac.

Les vomissements augmentent, et elle se décide à entrer à l'hôpital Saint-Antoine.

On lui administre un vomitif, et on la soumet au régime lacté. Les vomissements deviennent encore plus abondants.

De l'hôpital Saint-Antoine elle va à l'hôpital Necker.

On lui fait prendre de la glace, de l'eau de chaux, du chloroforme, et on la nourrit avec du lait.

Comme toujours, la glace diminue quelques jours le vomissement.

Il revient plus fort ensuite.

Elle rentre à son domicile et son médecin lui ordonne de l'extrait de malt, du champagne et du lait.

La situation ne s'améliore pas.

Elle entre à l'hôpital Lariboisière.

Elle est soumise au régime de la glace et de la viande crue.

La situation ne changeant pas, elle se décide enfin à entrer à l'hôpital Rothschild.

La malade a la figure pâle, défaite ; elle est en proie à des douleurs continuelles.

Elle ne dort plus depuis deux mois.

Les douleurs sont surtout vives dans le creux épigastrique et augmentent à la moindre pression.

L'état nauséeux ne discontinue pas, l'estomac est plein de liquide et s'étend jusqu'au niveau de l'ombilic. En imprimant à la malade une secousse brusque, on perçoit à distance le bruit de ballottement.

La dilatation de l'estomac ne se complique d'aucune autre maladie.

Les poumons sont sains; on entend à la base du cœur un bruit de souffle au premier temps et il se propage dans les vaisseaux.

Je pratique le cathétérisme le lendemain du jour d'entrée et j'introduis dans l'estomac trois verres d'eau de Vichy que je retire après cinq minutes.

Dès la première nuit, elle dort, et l'appétit, qui ne s'était pas fait sentir depuis plusieurs semaines, reparaît.

Elle demande à manger.

Le lendemain, elle n'a que des nausées et des régurgitations acides. Le surlendemain, du liquide s'étant reformé, je fais de nouveau le cathétérisme et j'injecte deux verres de Vichy.

Elle vomit le liquide avant que j'aie eu le temps de le chercher avec la pompe.

Le troisième jour, des nausées se reproduisent jusqu'à dix heures du matin et cessent. A partir de ce jour, la malade ne vomit plus.

Je pus alors lui donner, à ses divers repas, qui étaient composés de 100 grammes de viande hachée, de purées de pomme de terre, d'œufs à la coque et d'un litre de lait, une prise de phosphate de chaux.

J'ai revu cette malade après deux ans; la dyspepsie n'avait pas entièrement disparu, mais les vomissements ne se sont pas renouvelés.

Réflexion. — Cette observation est intéressante à plus d'un titre.

La méthode de Kusmaul m'a servi à débarrasser des vomissements une malade qu'aucun traitement n'avait pu soulager.

Ce qu'il faut remarquer, c'est que cette méthode doit apporter un soulagement immédiat; il faut qu'après une ou deux séances de cathétérisme, une amélioration soit ressentie, ou il y a bien des chances pour qu'elle soit plutôt nuisible qu'utile.

J'ai eu à traiter un malade âgé de cinquante-deux ans qui, après chaque séance de cathétérisme, éprouvait un malaise indéfinissable. Chaque application de la sonde était suivie de hoquet et de symptômes nerveux.

Je me serais gardé d'insister, après la troisième séance, sur ce moyen.

Du reste, le malade lui-même, qui était très impressionnable et souffrait depuis longtemps de vomissements de liquide, refusa le cathétérisme après ces premières épreuves.

Il fut guéri après six mois de traitement par le simple régime.

Il ne faut pas penser que toujours le sondage puisse enrayer l'excrétion de liquide.

Pour en tirer un bon effet, il ne faut en user que quand il y a une indication pressante.

L'abus du sondage peut servir à entretenir la production de liquide; il est certain que l'introduction trop souvent répétée de la sonde est une cause d'irritation de la muqueuse stomacale.

J'ai donné une consultation à un officier de marine qui était devenu dyspeptique par suite de fièvres paludéennes contractées au Mexique et en Chine.

Il vomissait du liquide trois heures après chaque repas, et de temps à autre le liquide était noir, chargé de pigment sanguin. Un traitement à Vichy, le régime lacté ne servirent pas à enrayer le vomissement.

Le jour où il était venu me consulter, il avait eu trois vomissements en douze heures.

Ce malade, dont l'estomac s'étendait au niveau du nombril et n'était point douloureux à la pression, s'était habitué à se sonder lui-même, et il se sondait une dizaine de fois par jour.

Il tirait chaque jour environ deux à trois litres de liquide, et la quantité ne diminuait pas.

Il n'est pas douteux que le traitement, ainsi appliqué, ne pouvait qu'entretenir la maladie, l'aggraver et non la guérir.

Cette sonde mise en contact avec la muqueuse un trop grand nombre de fois, l'excitait, l'irritait.

L'abus du sondage peut entraîner des accidents graves; j'ai rapporté plus haut l'observation d'un jeune homme de trente-deux ans qui s'était habitué, depuis deux ans et demi, à se sonder lui-même.

Il se sondait trois fois le jour; la nuit, dès qu'il sentait du malaise, il se levait et se sondait.

La première fois qu'il vint me consulter, je lui expliquai que la sonde déterminait une production incessante d'eau, parce qu'il en usait trop et qu'il fallait ne plus se sonder aussi souvent.

Il était décidé à suivre mes conseils ; mais le lendemain il fut pris de crises convulsives qui se terminèrent par la mort en quarante-huit heures.

Ces divers exemples montrent ce que l'on doit attendre du sondage.

Il peut être très utile, à condition qu'on l'emploie avec une grande précaution.

S'il doit servir, le bon effet doit se manifester rapidement.

Si après deux séances il ne paraît pas avoir soulagé le malade, il faut se hâter de l'abandonner.

Ils prouvent que l'abus du cathétérisme entretient la maladie ou bien peut entraîner des accidents mortels.

On ne doit pas confier au malade l'opération du sondage, comme le fait Kusmaul.

Il ne peut saisir le moment opportun pour faire cette opération; il sera toujours porté à la renouveler plus souvent qu'il ne le faut.

Du reste, si Kusmaul a le mérite d'avoir imaginé cette méthode, pouvant souvent être utile, il faut dire qu'il ne se rendait pas un compte bien net de l'affection pour laquelle il la conseillait.

Il a imaginé un moyen mécanique dont il ne pouvait pas clairement apprécier l'action thérapeutique.

Il pensait que la dilatation de l'estomac était toujours

consécutive à une ulcération de la région pylorique ; il n'avait sur la dilatation que les idées anciennes.

Pour qu'il y ait dilatation selon lui, il faut que la région pylorique soit obstruée par une tumeur ou une ulcération.

Il ne connaissait pas la dilatation spontanée, et par conséquent il ne pouvait juger réellement le parti qu'on pouvait tirer de son procédé mécanique, ni apprécier sa véritable influence sur l'organe qu'il se proposait de guérir.

Lorsqu'une fois on a réussi à arrêter les vomissements par le lavage de la muqueuse, lorsque le liquide a diminué, il faut suspendre le cathétérisme.

Mais la tâche du médecin n'est pas achevée ; jusqu'à présent Kusmaul et les médecins qui ont fait le sondage de l'estomac se contentaient de pratiquer l'opération du cathétérisme et abandonnaient le malade à lui-même, ne se préoccupant pas de la dilatation et du traitement qu'elle nécessite.

Si on n'a pas soin de faire suivre le cathétérisme d'un traitement rationnel de la dilatation, c'est comme si l'on n'avait rien fait.

Au bout de quelque temps, les vomissements recommenceront et le malade n'aura tiré aucun profit de l'opération.

Ulcération et cancer.

L'opération du sondage n'est pas contre-indiquée par une ulcération superficielle de la muqueuse de l'estomac, par des vomissements noirs.

Ce n'est que s'il se fait une hémorragie grave, ce n'est que dans le cas où l'on pourrait soupçonner qu'un vaisseau de grand calibre a été ulcéré, qu'il faudrait se garder d'introduire une sonde dans l'estomac.

S'il y a cancer, le sondage peut apporter les plus grands soulagements au malade; il peut permettre au malade de prendre des aliments, alors que, pour éviter les souffrances, il s'était condamné à une diète presque absolue, et par conséquent de prolonger son existence.

L'observation suivante le démontrera.

Observation C.—B...,âgé de cinquante-sept ans, m'est adressé par un de nos savants confrères de province.

Il y a huit mois, sa santé était bonne; la fonction digestive s'exécutait facilement.

Tout d'un coup l'appétit se supprime et les repas sont suivis de malaise, il commence à vomir les aliments. Le matin il ne prenait plus qu'un potage, à midi un peu de viande et le soir du lait.

Au début le vomissement ne se produisait que tous les huit jours, immédiatement après le repas ou un certain nombre d'heures après le repas, puis il se répétait tous les quinze jours et enfin chaque jour.

Depuis un mois, il rend chaque matin une cuvette de liquide contenant une certaine quantité d'aliments chymifiés. Jamais il n'a vomi de sang et n'en a perdu par l'anus. Il a un teint jaune paille, de l'œdème des membres inférieurs. L'estomac est dilaté et est descendu à deux centimètres au-dessous du nombril.

Depuis deux mois il n'a pris que du lait; il le vomissait. Il s'est décidé à ne plus prendre que du potage.

Tout le jour il est en proie à des nausées, à des

crampes stomacales qui lui ôtent toute envie de prendre un aliment quelconque. Je pratique le cathétérisme pendant quinze jours, chaque matin. Dès le premier jour il mange à midi viande et légume.

Ces aliments pèsent; les nausées ne commencent qu'à cinq heures du soir, et il peut dormir la nuit.

Il attend avec impatience l'heure du sondage qui le débarrasse du contenu de l'estomac, d'une grande quantité de liquide et de quelques restes d'aliments.

Le sondage était suivi d'un certain nombre d'heures de repos et d'un bien-être relatif qui lui permettait de se mouvoir.

Cet individu avait, outre le cancer, une dilatation considérable de l'estomac qui déterminait l'excrétion de l'eau (un litre environ) que je retirais chaque matin par le cathétérisme.

Le traitement n'améliora pas l'état général du malade, ne rétablit pas les forces, mais l'aida à manger quelque peu, en souffrant moins que quand il ne prenait que du lait et des potages.

FIN

TABLE DES MATIÈRES

FIN DE LA TABLE DES MATIÈRES.

PARIS. — IMPRIMERIE ÉMILE MARTINET, RUE MIGNON, 2.

www.ingramcontent.com/pod-product-compliance
Ingram Content Group UK Ltd.
Pitfield, Milton Keynes, MK11 3LW, UK
UKHW021902260726
13966UKWH00006B/161